맨몸의 전사

THE NAKED WARRIOR

맨몸의 전사

2012년 6월 20일 초판 1쇄 발행

옮긴이 | 정건, 최하란
펴낸이 | 권영두
펴낸곳 | 대성의학사
주소 | 경기도 고양시 일산동구 정발산동 1210 일산빌딩 501호
전화 | 031) 918-3444
팩스 | 031) 918-0108
출판등록 | 2009년 06월 22일(제396-2009-000082호)
홈페이지 | www.medibook.co.kr

값 25,000원
ISBN 978-89-97436-02-6 03690

Published in the United States by;
Dragon Door Publications, Inc.
First edition published in January, 2004. This edition published in March, 2011.

Printed in China
ISBN: 978-0-938045-55-7 0-938045-55-5

맨몸의 전사
THE NAKED WARRIOR

지은이 파 벨
옮긴이 정 건, 최하란

무술가, 체조선수, 리프터
그들이 지닌 **초강력 힘의 비밀**을 마스터하기
– 오직 맨몸운동만으로

대성의학사
www.medibook.co.kr

CONTENTS

할 수 있나요? | 맨몸운동을 케틀벨과 바벨 트레이닝에 포함시키는 방법은? | 고도의 긴장 테크닉과 **GTG** 시스템을 웨이트운동에 적용할 수 있을까요? | 고도의 긴장 테크닉과 **GTG** 시스템을 힘의 지구력 훈련에도 적용할 수 있을까요? | 오버 트레이닝을 할 수밖에 없습니다다. 어떻게 해야 할까요? | 맨몸의 전사 프로그램을 지속적으로 따라할 수 있나요? | 맨몸의 전사 프로그램에 다른 운동을 추가할 수 있을까요? | 단 두 가지 운동만 하면 발전에 불균형이 생기지 않나요? | 웨이트나 철봉을 사용할 수 없을 때 당기는 운동으로 광배근을 작동시키는 방법이 있나요? | 문짝 턱걸이 | 맨몸운동으로 하는 힘 훈련에 대해서 어디서 더 배울 수 있지요? | 저반복으로 실패지점을 피해 운동하기? 이런 훈련은 너무 쉬워요! | 비상시에는 모든 테크닉들을 잊어버리지 않을까요? | 책 내용이 테크닉에 너무 할애된 것 아닌가요? | 테크닉이 결정적인 이유 | 평범에서 비범으로 | 작별의 말 | 변명은 없다!

맨몸의 전사
그 비밀의 무기

수백 년에 걸쳐서, 무술가들은 몸속에 흩어져 있는 에너지를 한데 모아서 놀랍도록 힘을 향상시키는 고도로 효과적인 테크닉들을 조용히 발전시켜왔다.

『맨몸의 전사』는 이 테크닉들을 현대의 스트렝스 트레이닝 시스템으로 체계화했다. 이러한 테크닉들은 파벨이 발명한 것이 아니다. 그러나 그는 추상적이고 모호했던 것들을 구체적이고 논리적인 체계로 정리했다.

- 철포삼(鐵布衫), 18나한수(十八羅漢手), 오금희(五禽戲), 전사경(纏絲勁), 형의권(形意拳) 등등의 깜짝 놀랄 만한 무림 비술.
- 고주류 가라데의 대가 고겐 야마구치, 쇼토칸 가라데의 대가 마사토시 나카야마, 교쿠신 가라데의 창시자 최영의 등 전설적인 고수들이 직접 밝힌 고도의 긴장 테크닉(HTT)의 요결.
- 파워호흡의 비밀을 설명하는 태극권의 고수.

무술계 뿐만 아니라

- 유명한 체조 코치 크리스토퍼 쏘머(Christopher Sommer).
- 벤치프레스 세계 챔피언 조지 할버트(George Halbert)를 비롯한 파워리프팅과 팔씨름의 세계 챔피언들.

그리고 난해한 종류의 문서들—최신의 신경과학과 옛 소련의 생체역학 연구서들까지 파헤쳐서 그들이 자연스럽게 행하는 몸짓들, 그 힘의 원리를 역설계(reverse engineering, 하드웨어나 소프트웨어를 하나하나 분해해 원리를 이해하고 다시 설계, 재구성하는 것: 역자 주)해냈다.

원칙은 단순하고 테크닉들은 세심하다. 수련은 정신적 집중과 상상력[의념(意念) 또는 심상화(visulaization)라고 할 수 있다]까지 필요하다. 『맨몸의 전사』는 정신의 집중과 마음의 작용을 다루고 있는 아마도 유일무이한 현대의 근력 트레이닝 서적일 것이다.

서양식 힘의 훈련이 무시해온 "호흡의 힘"에 관한 분석과 통찰 역시 『맨몸의 전사』를 현대의 마스터피스로 만들기에 충분하다.

『맨몸의 전사』의 원리는 비단 맨몸운동 뿐 아니라 바벨, 케틀벨 등 그 어떤 운동에도 적용할 수 있다. 『맨몸의 전사』를 읽고, 가르침을 잘 따른다면 훨씬 더 강해지고 훨씬 더 훌륭하게 움직일 수 있다.

맨몸의 전사 그 비밀의 무기를 소유하라!

옮긴이 정 건

옮긴이 정 건

스쿨오브무브먼트 대표, CVO
베어풋케틀벨 대표
미국 Dragondoor 한국 디스트리뷰터
아시아 유일 RKC 지도자 과정 개최자
CK-FMS(Certified Kettlebell Functional Movement Specialist)
국내 최초 RKC level 2 인스트럭터
국내 유일 CICS(인디언클럽 전문가)
국내 최초 케틀벨 저서 『케틀벨 퀵 리절트』 저자
파벨의 『엔터 더 케틀벨!』 역자
월간 《맨즈헬스》 칼럼니스트

여성 전사들에게

이 책이 소위 "남성적인 책이 아니냐?"고 묻는다면, 내 대답은 "그렇다."
그러면 "여성이 읽기에 지루할 수 있지 않느냐?"고 묻는다면, "남자라도 그럴 수 있다."
그렇다면, "왜 이 책을 읽어야 하는가?"

파벨의 책, 특히 그의 초창기 책을 나와 건은 고전 masterpiece이라고 부르는데, 그의 고전들에서는 러시아 문학의 향취와 철학 전공자다운 문필, 또한 러시아 특수부대의 교관다운 풍모가 느껴진다.
날카롭고 고집스럽게 파고드는 그의 글을 한글로 옮기다보면 고민이 한두 가지가 아니다. 한 문장, 아니 한 단어를 갖고 어떻게 맛을 살릴지 정말 지겹도록 토론해야 했다.

이 책은 눈길을 사로잡는 화려한 몸매의 사진첩이 아니다. 단 두 운동, 한팔 팔굽혀펴기와 한다리 스쿼트를 다루는 책이다.
하지만 이 두 운동을 완성하기 위한 항로에서 우리는 검증된 역사적 사실, 이론, 실례들을 만나게 된다. 실증적이면서도 매우 과학적이어서, 『맨몸의 전사』는 단 두 개의 화살로 존재하는 거의 모든 운동의 원리를 꿰뚫는다.

이 책을 번역하는 중에 나는 미네소타에서 열린 RKC 레벨2 인스트럭터 자격 과정에서 파벨 선생님을 만났다. 머릿속에 얽혀있던 것들을 직접 물어보고 명쾌히 정리할 수 있었고, 가장 궁금했던 것을 물어볼 수 있었다.

하란: 『맨몸의 전사』에서는 한팔 팔굽혀펴기와 한다리 스쿼트, 단 두 가지 운동을 다루고 있습니다. 이 두 운동을 선택하신 이유가 무엇인가요?

파벨: 한팔 팔굽혀펴기와 한다리 스쿼트, 이 두 운동은 맨몸 운동의 파워리프팅 종목입니다. 이 운동은 전신 운동이며, 전신의 많은 텐션을 사용하는 운동입니다. 텐션은 바로 스트렝쓰를 만들어냅니다. 이 뿐 아니라 특별한 이 운동들을 하려면 대칭적인 균형이 필요합니다. 몸에 이 균형이 없다면 여러 문제가 생길 것이고, 당신은

이 문제를 반드시 해결해야 합니다. 그래서 즉 더 강해지는 것이 또 건강해지는 것입니다.

강해지는 것이 어디 몸뿐이랴. 나는 마음의 힘이 함께 자라나는 것을 경험했다.

여성 전사들이여, 몸과 마음의 힘을 경험하길. 칼로스 스테노스 Kalos Sthenos!(그리스어로 "아름다운 힘"이란 뜻: 역자 주)

옮긴이 최하란

옮긴이 최하란

스쿨오브무브먼트 대표, CCO
아시아 유일 RKC Level 2 여성 인스트럭터
아시아 유일 여성 CK-FMS(Certified Kettlebell Functional Movement Specialist)
국내 최초 케틀벨 저서 『케틀벨 퀵 리절트』 저자
RYT(Registered Yoga Teacher) 500, YinYang 요가
타이요가마사지 테라피스트
위빠사나 명상과 KMG 크라브 마가 수련자

한국의 독자들을 위한 서문

먼저 한국에서 RKC 시스템을 소개하고 있는 RKC 인스트럭터들에게 감사의 마음을 전한다. 널리 알려진 한국의 전사 정신은 하드스타일(hard style) 메시지를 위한 비옥한 토양이 될 것이다.

힘은 모든 체력 요소들의 근간이요 근본이다. 굳건한 토대로서의 힘(strength)이 없다면 다른 요소들(지구력, 스피드, 스킬 등)이 높은 단계로 발전할 수 없다.

육체적 힘을 기르는 방법은 두 가지다. 하나는 근육을 더 크게 키우는 방법 또 하나는 몸에 대한 지배력을 날카롭게 벼리고 "신경의 힘(nerve force)"의 강도를 높이는 방법.

후자의 방법이 바로 하드스타일이다. 그러므로 『맨몸의 전사』 수련은 육체적 힘 뿐 아니라 정신과 마음의 힘까지 발전시킨다.

파워 투 유, 한국의 전사들이여!!

파벨

CHAPTER ONE

맨몸의 전사 교전수칙

- '맨몸의 전사' 혹은 왜 체중을 이용해 힘 훈련을 하는가?
- 힘, 순수한 힘
- 맨몸의 전사 교전수칙
- 실제로 리프터들은 어떻게 훈련하는가?
- 체조선수들은 어떻게 같은 무게를 가지고 좋은 훈련을 하는가?

'맨몸의 전사' 혹은 왜 체중을 이용해 힘 훈련을 하는가?

왜냐하면 언제 어디서나 가능하기 때문이다.

법집행기관과 군기관에서 최고의 방어전략가이며 전투 교관인 토니 블라우어(Tony Blauer)는 '맨몸의 전사(the naked warrior)' 라는 표현을 만들었다. 블라우어는 "내가 맨몸일 때조차 내 자신을 지켜야 한다"고 말했다.

"그러나 MP5*, 방탄조끼, 훌륭한 특수기동대(S.W.A.T.)가 있다면 더 잘할 수 있다는 얘기는 말할 필요도 없을 것이다."

같은 원리가 힘 훈련에도 적용된다. 우수한 하드웨어(바벨, 케틀벨, 철봉 등)를 사용할 수 있다면 최고의 이익을 얻을 수 있다. 그러나 온실 속 화초처럼 예측 가능한 삶이 아니라면, 언젠가는 주변에서 쇠로 만들어진 도구를 찾아볼 수 없는 환경에 처할 것이다.

환경에 굴복하지 말라.

무(無)에서 유(有)를 만들어내는 임기응변은 러시아 특수부대에서 배우는 가장 가치 있는 기술이다. 당신은 모닥불의 재로 몸을 씻는 방법을 아는가? 발싸개 안에 마른 풀을 넣어 발을 따뜻하게 할 줄 아는가? 수류탄과 담배로 즉석에서 시한폭탄을 만들 수 있는가?

당신은 언제 어디서나 질 좋은 힘 훈련을 할 수 있는가?

이제, 할 수 있게 될 것이다.

프랭클린 루스벨트의 말을 인용하면 "당신이 있는 곳에서, 당신이 가진 것으로, 당신이 할 수 있는 것을 하라."

힘. 순수한 힘

'그저 강할 수'는 없다. "파워 리프터와 스트롱맨 중에서 누가 더 강할까?" 이런 멍청한 질문은 "사자와 상어가 싸우면 누가 이길까?"라는 질문과 다를 바 없다. 어디에서? 육지에서? 바다에서?

힘이란 주어진 조건 아래
물리적 힘을 만들어내는 능력이다.

* 기관단총. 오랫동안 전 세계 여러 나라의 군대와 경찰이 애용해왔다.

힘(strength)은 서로 다른 여러 가지를 의미할 수 있다. 그러니 맥락을 무시하고 이해될 수는 없다.

힘은 주어진 조건 하에서 물리적 힘(force)을 만들어내는 능력으로 정의된다.

힘을 아주 단순하게 분류하자면

최대한의 힘(maximal strength),
폭발적인 힘(explosive strength),
그리고 *힘의 지구력(strength endurance)*이다.

러시아 극진 가라데 선수이며 지도자인 올레그 이그나토프(Oleg Ignatov)는 이 세 종류의 힘을 기르기 위한 맨몸운동 훈련의 몇 가지 예를 제시했다.

- **팔굽혀펴기** : 한팔 팔굽혀펴기(최대한의 힘), 박수 팔굽혀펴기(폭발적인 힘), 팔굽혀펴기 반복(힘의 지구력).
- **스쿼트** : 한다리 스쿼트(최대한의 힘), 저반복 수직점프와 멀리뛰기(폭발적인 힘), 50회 반복하는 수직점프와 멀리뛰기(힘의 지구력), 맨몸 스쿼트 반복(힘의 지구력).

이 책의 초점은 최대한의 힘(maximal strength)이다. 이상!

왜 그런가?

- 다른 대중 서적들(고반복에 사로잡혀 있는)은 순수한 힘에는 관심이 없다.
- 힘의 지구력에 대한 이야기는 이제 충분하다.
- 최대한의 힘이 늘어남에 따라서 폭발적인 힘도 한참동안 자동적으로 늘어난다.
- 외모와 능력은 연관이 없다.

파워 투 유!

맨몸의 전사 교전수칙

근육을 부풀리기 위한, 정신없는 고반복 팔굽혀펴기나 윗몸일으키기 루틴을 찾고 있다면, 번지수를 잘못 찾았다. 이 책은 힘에 관한 책이다. 이상!

웨이트를 사용하지 않는다고 고반복운동에 타협해선 안 된다.

사실이다. 훌륭한 힘은 오로지 근육에 높은 단계의 긴장을 주는 저반복운동과 높은 수준의 저항(resistance)으로만 만들어진다.

'웨이트'가 아니라 '저항'이라고 말한 것에 주의하라. 딱 들어맞는 사례가 있다. 한팔 턱걸이를 할 수 있는 사람들이 체중의 두 배 무게를 벤치프레스할 수 있는 사람들보다 훨씬 더 적지 않은가.

이 책은 두어 번 성공할 수 있을 정도의 매우 도전적인 맨몸 훈련들을 채택하는 방법을 알려줄 것이다. 팔다리 사이의 지렛대와 체중 배분에 변화를 주어야 한다. 팔굽혀펴기가 쉽다면, 한팔 팔굽혀펴기를 한다. 한팔 팔굽혀펴기도 쉽다면, 발을 더 높은 곳에 올리고 한다. 충분히 이해할 수 있을 것이다. 마찬가지로 개개인에 맞춰 더 쉽게 만들 수도 있다. 예를 들어 발보다 손을 높은 곳에 올리고 한팔 팔굽혀펴기를 한다.

이것은 쇳덩이로 하는 그야말로 심각한 힘 훈련에도 똑같이 적용되는 진리다. 즉 데드리프트나 스내치 같은 전신운동들을 높은 저항(high-registance)으로 제한된 횟수에 집중해서 연습한다면 최고의 효과를 얻을 수 있다. 이 책의 프로그램은 언제 어디서든 할 수 있는 단 두 가지 운동으로 구성된다. 한다리 스쿼트와 한팔 팔굽혀펴기다. 혹독하게 힘들면서, 전신을 사용하는 운동들이다. 맨몸운동 중에서 파워 리프팅 종목이라 할 수 있다.

힘은 근육을 더 강하게 긴장시켜서 만들어진다. 힘은 고반복으로 근육을 지치게 해서 만들어지지 않는다.

강한 긴장을 위한 두 가지 필수조건 중 하나는 높은 수준의 저항이다. 다른 하나는 근육을 더 강하게 수축시키는 데 정신적 집중을 하는 것이다. 긴장을 만들어내는 기술이 가장 중요한 변수다. 근육량보다 훨씬 더 중요하다. 이것이 진실이 아니라면, 알렉세이 시보콘(Alexey Sivokon)은 67kg의 단신으로 226kg의 바벨을 들 수 없었을 것이다.

힘은 기술이다, 그러니 훈련은 반드시 '워크아웃(workout)'이 아니라 '수련(practice)'으로 접근해야 한다. 그래서 맨몸의 전사 루틴은 기존의 다른 어떤 루틴과도 다르다.

매일, 하루 내내, 최대 긴장(max tension)에 집중하고, 반드시 근육의 피로나 실패지점을 겪지 말아야 한다. 그러면 힘을 빠르게 키울 수 있다.

"1주일 만에 턱걸이가 5개에서 10개로 늘었습니다." 체중 106kg의 RKC 크리스 루비오(Chris Rubio)가 dragondoor.com 포럼에 쓴 내용이다. 그의 사례는 특별하지 않다.

맨몸의 전사 프로그램의 또 다른 독특한 특징은 고도의 긴장 테크닉(high tension techniques, HTTs)이다. 단순히 근육을 강하게 긴장시키는 것도 괜찮지만, 고대 무술의 긴장 비법을 적용해서 근육을 더욱 강하게(훨씬 더 강하게) 긴장시킬 수 있다. 이 책은 그런 비술(秘術)들을 파워풀한 힘을 위한 일종의 인스턴트 믹스처럼 체계화해냈다.

시애틀 항만경찰의 밸리 SRT* 훈련/작전 교관인 제프 셀레그(Jeff Selleg)는 다음과 같이 썼다. "파벨, ASLET** 컨퍼런스에서의 교육에 감사드립니다. 난 정말 당신의 방법에 반해버렸습니다. 3시간짜리 세미나 후 턱걸이가 여섯 개나 늘었습니다." 어떻게 이렇게 빠른 효과를 볼 수 있을까? 근육 수축의 강도를 높였기 때문이다.

파워 투 유, 맨몸의 전사여! 언제, 어디서든.

맨몸의 전사 원칙

- 힘은 고반복으로 근육을 지치게 하는 게 아니라, 근육을 더욱 강하게 긴장시켜서 만들어지는 것이다.
- 고도의 긴장(high tension)에는 더 강하게 그 근육을 수축시키는 높은 저항과 정신적 집중이 필요하다.
- 높은 저항은 의도적으로 부실한 지렛대와 팔다리 사이에 불리한 체중 배분을 부여해서 무거운 웨이트 없이도 이룰 수 있다.
- 최고의 힘은 제한된 숫자로 고도의 긴장, 저반복, 전신 운동(full-body exercises)에 초점을 맞춤으로써 얻을 수 있다. 맨몸의 전사 프로그램은 한다리 스쿼트와 한팔 팔굽혀펴기 단 두 가지 운동이다. 파워 리프팅에 맞먹는 맨몸운동들이다.
- 힘은 기술이다. 훈련은 반드시 워크아웃이 아닌 수련으로 접근해야 한다. 매일, 하루 내내, 최대 긴장에 집중하고, 근육의 실패지점이나 피로를 겪지 말아야 한다.

* Valley Search & Rescue Team, 계곡 수색 & 구조팀.
** American Society of Law Enforcement Training.

- 긴장을 만들어내는 기술은 더 강해지는 데 있어 가장 중요한 변수다. 근육량을 늘리는 것보다 훨씬 더 중요하다.
- 무술에서 사용되는 고도의 긴장 테크닉은 근육을 더 강하게 긴장시킴으로써 당신을 더 강하게 만들어줄 것이다.

실제로 리프터들은 어떻게 훈련하는가?

최대 근력 트레이닝에 대한 책들은(결론적으로 당신이 바벨을 들어 올리든 자신의 몸을 들어 올리든 차이가 없다) 자신들의 힘을 달성한 올림픽 역도선수들과 파워 리프터들에게 완전한 경의를 표한다.

이 전문가들은 어떻게 훈련할까? 당신이 이들의 전문적인 커뮤니티에 소속되어 있지 않다면, 아마 리프터들과 보디빌더들을 같은 부류로 묶고, 그들 모두 똑같이 '죽기 살기로' 실패지점을 반복하는 코미디를 따라할 거라고 여길 것이다. 그러나 전혀 사실이 아니다.

주로 그 두 가지 리프팅 시합 즉 올림픽 역도와 파워 리프팅 그리고 그런 변형들에서, 선수들은 각 1~3회의 반복으로 6~10세트를 한다. 이것은 올림픽 역도선수들의 힘을 위한 전통적인 계획표에 속한다. 파워 리프팅도 비슷한 계획표를 따른다. 다만 파워 리프팅은 반복횟수가 5~6회로 늘어날 수 있다. 올림픽 역도만큼 테크니컬하지 않기 때문이다. 세트 수는 파워 리프터가 더 적은 경향이 있다. 올림픽 스내치보다 데드리프트가 더 피로하기 때문이다.

역도선수들은 하루에 2차례 심지어 3차례, 거의 매일 훈련한다. 많은 파워 리프터들이 아직도 일주일에 1차례 훈련하지만, 이런 방식은 급격히 구식이 되어가고 있다. 러시아 남자 국가 대표 파워 리프팅 팀이 일주일에 8차례까지 벤치프레스를 훈련한다는 사실을 무시하기는 어려울 것이다.

둘 중 어느 그룹도 실패지점까지 훈련하지 않는다. 역도선수들은 최대 근력의 50퍼센트라도 3회 넘게 반복하지 않는다. 파워 리프터 역시 마찬가지다. 위대한 리프터들은 경기장에 섰을 때 빼고는, 최소 1회 또는 2회만 하고 안정된 상태로 바벨을 놓는다.

이 두 종류의 힘(力)스포츠 선수들은 계속해서 똑같은 강도와 볼륨으로 훈련하는 것이 힘을 기르는 데 도움이 되지 않음을 잘 알고 있다. 그래서 '이보 전진, 일보 후퇴'의 룰을 따른다. 우선 밀고 나가고 그 다음 물러나는 훈련방식이다.

리프터들은 강력한 긴장을 만들어내는 것을 끊임없이 수련한다. 벤치프레스 신기록을 수립한 조지 할버트(George Halbert)는 바가 흐물흐물해지도록 쥐어짰다. 파워 리프터 세계 챔피언 에르니 프란츠(Ernie Frantz)는 하루 종일 전신의 긴장을 높이는 수련을 했다. 스쿼트 세계 기록 보유자 닥터 쥬드 비아시오또(Dr. Judd Biasiotto)는 매번 리프팅의 모든 단계가 완벽해지도록 근육들을 긴장시키는 것을 시각화했다.

날조된 선동들을 벗겨내고 보면, 맨몸을 이용하든 쇠를 이용하든 힘을 기르는 것은 간단하고 단순하다.

전신운동의 기간요원들을 배치하라. 최대 5회까지 다양한 세트로 연습하라. 절대 실패지점을 겪지 말고 세트 사이에 아주 충분한 휴식을 취하라. 모든 초점을 테크닉과 텐션에 온전히 집중하라. 그리고 계속해서 볼륨과 강도에 변화를 주어라.

리프터들의 실제 훈련방법

- 제한된 반복횟수의 '큰(big)' 운동들.
- 최대 5회 반복의 복합적인 세트. 절대 실패지점을 겪지 않고 세트 사이에 풍부한 휴식.
- 모든 초점은 테크닉과 텐션에 집중.
- 볼륨과 강도의 지속적인 변화.

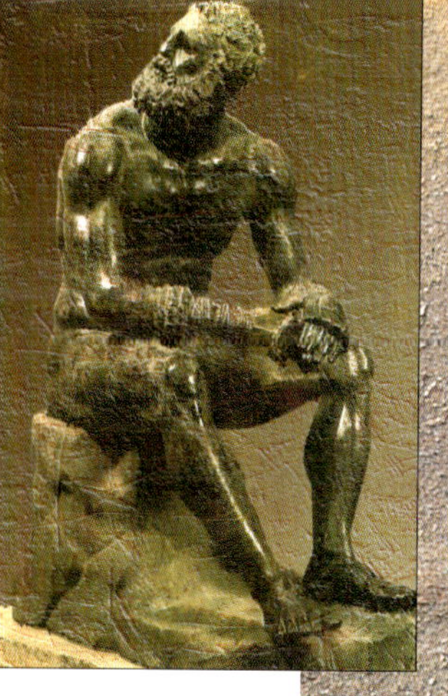

이제 여러분은 변화가 없는 한정된 웨이트 즉 자기 체중을 가지고 이 원칙들을 어떻게 힘 훈련에 성공적으로 적용할지 배우게 될 것이다.

체조선수들은 어떻게 같은 무게를 가지고 좋은 훈련을 하는가?

절대로 절대로 정신없이 반복에 반복을 거듭하지 않는다. "… 끝없는 팔굽혀펴기, 윗몸일으키기, 강한 자를 위해서, 어쩌면 턱걸이, 딥." 아리조나 피닉스의 사막의 악마들(Desert Devils) 체조 코치인 크리스토퍼 소머(Christopher Sommer)가 말한다, "일반적 피트니스나 지구력을 위해선 좋을 수도 있겠지만, 진짜 힘을 키우는 데는 별로 가치가 없습니다."

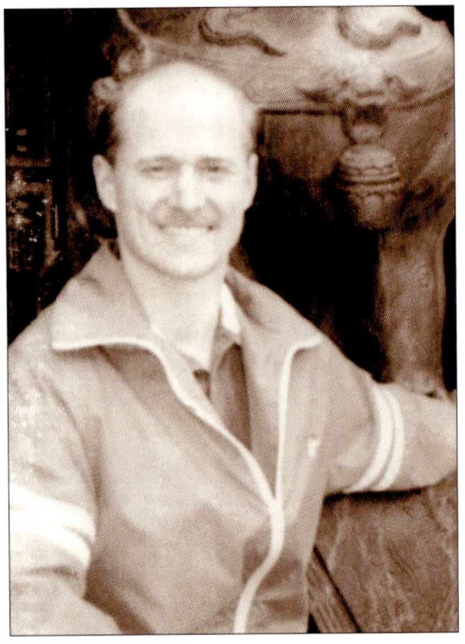

크리스토퍼 소머는 주 대표, 지역 대표, 국가 대표 체조 우승자들을 코치했다. 세미나 스케줄을 잡고자 한다면, olympicbodies@aol.com으로 이메일을 보내라.

선구적인 러시아 스포츠 과학자이며 전(前) 세계 챔피언 역도선수인 아카디 보로브예프(Arkady Vorobyev)는 세트당 6회 이상의 반복은 근력발달을 저해한다고 주장한다. 또 다른 러시아 제일의 역도선수인 로버트 로만(Robert Roman)은 피로나 반복횟수가 아닌 긴장 또는 웨이트가 힘을 만든다고 설명한다. 그는 더 많은 횟수를 반복하는 것이 짧지만 최대 혹은 최대에 가까운 노력을 짜내는 것보다 텐션을 더 적게 만들어낸다고 분명히 밝혔다. 그래서 팔굽혀펴기 100회를 달성함으로써 벤치프레스나 한팔 팔굽혀펴기가 더 강해지길 기대한다면 오산이다. 그리고 절대로, 힘 훈련의 이런 모든 법칙들이 갑작스럽게 뒤바뀔 만큼 체중 vs 쇠붙이에 대한 마법이나 신비로운 그 어떤 것도 존재하지 않는다.

힘 훈련의 모든 법칙들을 갑자기 뒤바꿀 만한, 마법 같은 그 어떤 것도 존재하지 않는다.

질문이 있다.

만약 우리가 운동할 때 사용할 웨이트가 단지 자기 체중이라면, 어떻게 6회보다 적은 횟수를 할 만큼 운동을 충분히 강하게 할 수 있을까?

간단하다.

사지 사이에 체중을 재분배하고, 가동 범위를 다양하게 하며, 불안정한 상태에서 훈련하고, 지렛대를 변화시키고, 반동과 탄력(momentum)을 최소화한다.

자, 이제 이 전략들을 한 가지씩 살펴보자.

사지 사이에서 체중을 다시 분배하라

기본적인 팔굽혀펴기를 할 때, 체중은 양손과 양발에 50 대 50으로 분배된다. 벤치 위에 양발을 올려놓고 팔굽혀펴기를 하면 체중의 70퍼센트를 밀어 올려야 될 것이다. 양발을 좀 더 높게 올리면 체중의 80 : 20으로 다시 분배될 것이다. 물구나무 팔굽혀펴기를 하면 100퍼센트를 들어 올려야 할 것이다(또는 물구나무로 버티고 있다면 100퍼센트 가까이).

아이디어를 얻었을 것이다. 반대의 원리도 옳다. 양손으로 책상이나 심지어 벽을 짚는다면, 체중의 일부분만 밀어 올리게 될 것이다.

양팔로 팔굽혀펴기를 하지만 한쪽 팔에 더 많은 무게가 실리게 하는 방식도 체중 재분배 방식의 또 다른 예다. 완전히 한 팔을 떼고 할 때까지, 강해지는 만큼 한쪽 팔에는 점점 더 무게가 실리지 않게 스스로 조절해서 팔굽혀펴기를 한다. 한 다리를 들고 하는 것은 또 하나의 선택사항이다.

문설주를 손으로 잡고 한다리 스쿼트를 하는 것도 체중 배분을 바꾸는 또 다른 방법이다.

발을 위에 올리면, 80 : 20으로 배분될 것이다.

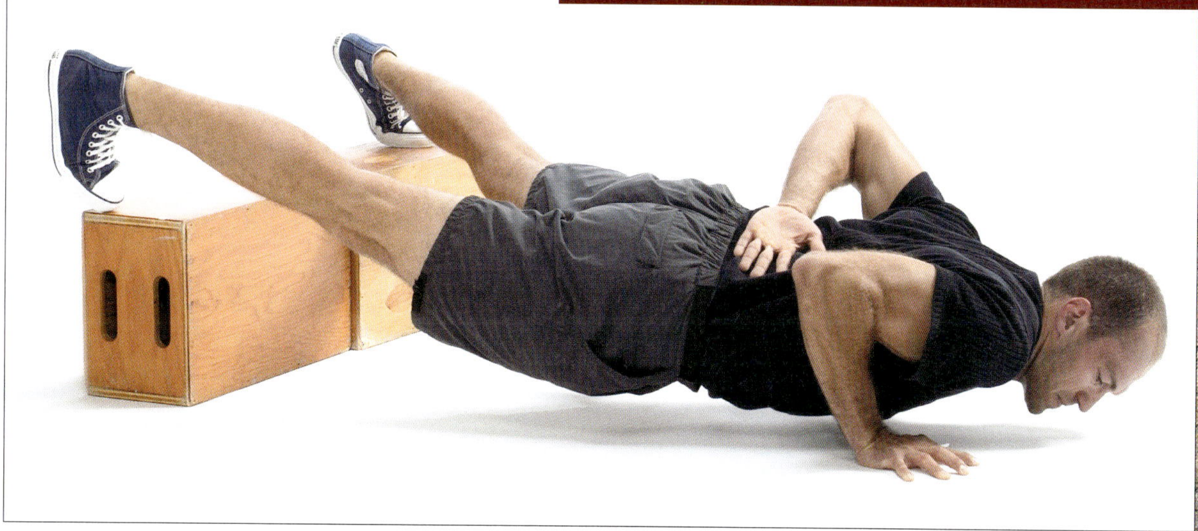

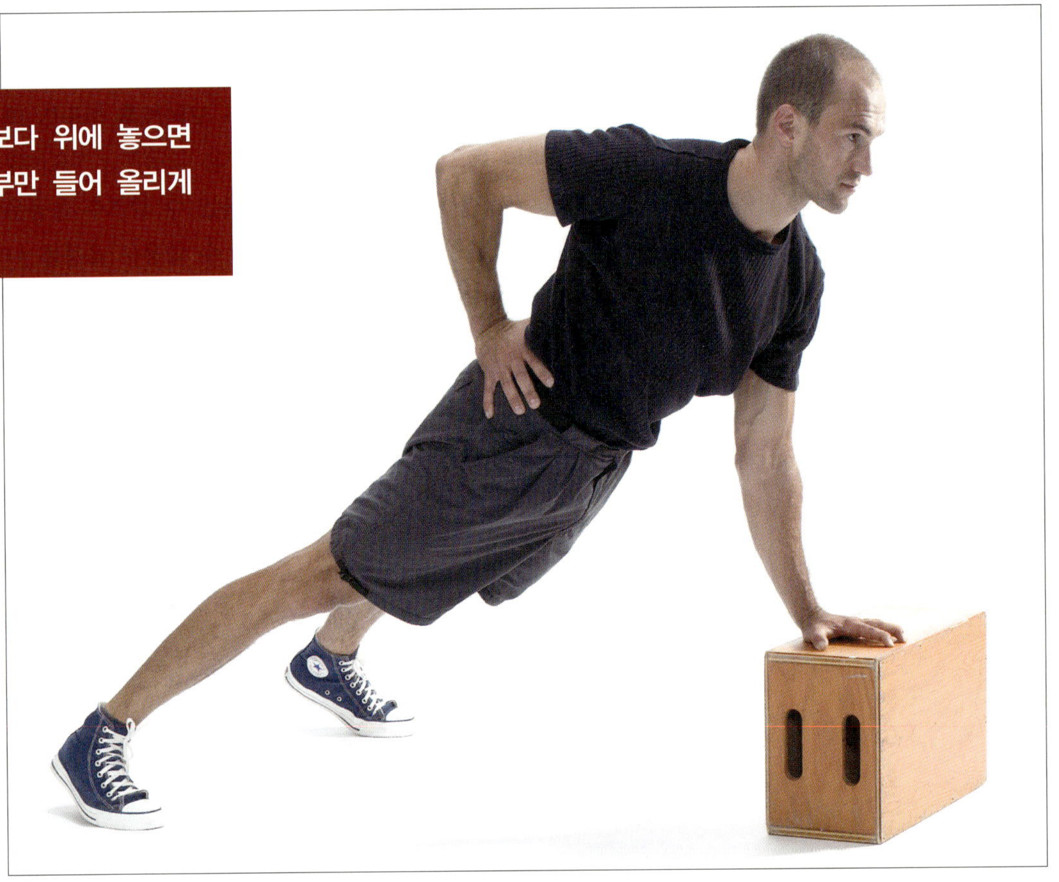

몸통을 발보다 위에 놓으면 체중의 일부만 들어 올리게 된다.

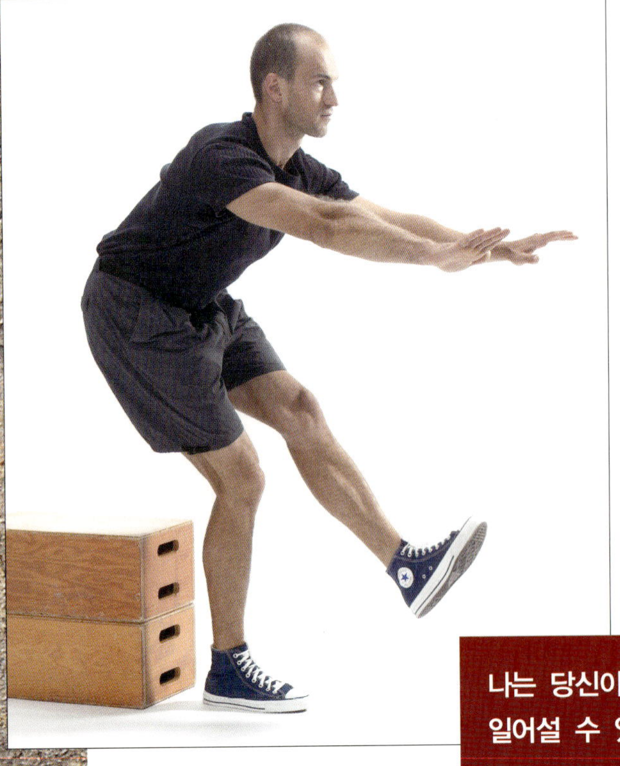

가동범위를 조절하라

체중 재분배는 맨몸의 전사 훈련에서 저항에 변화를 주는 제1의 접근법이다. 그러나 유일한 방법은 아니다. 몇몇 훈련에서는 가동범위를 조종할 것이다. 러시아 특수부대는 엉덩이를 거의 바닥까지 깊이 내리는 한다리 스쿼트를 선호한다. 미래에는 이것을 하겠지만, 나는 지금 바로 당신이 한 다리로 벤치 위에 앉았다가 일어서는 것은 할 수 있을 거라고 확신한다.

나는 당신이 한 다리로 높은 벤치에 앉았다 일어설 수 있을 거라 확신한다.

불안정한 환경에서 훈련하라

힘은 긴장에 관한 것이다. 긴장을 증폭시키는 한 가지 방법은 더 무거운 무게를 사용하는 것이다. 그러나 이 프로그램에서는 선택사항이 아니다. 당신의 근육에 더 대단한 도전을 제공하는 또 다른 방법은 불안정한 환경에서 운동하는 것이다. 밀리터리 파워 리프팅 챔피언인 잭 리에이프(Jack Reape)는 내게 발을 올리고 하는 팔굽혀펴기의 재밌는 변형을 가르쳐주었다. 벤치 위가 아니라 두 개의 케틀벨 손잡이 위에 양발을 올려놓는 것이다. 케틀벨의 불안정성이 전신을 타이트하고 강하게 유지하도록 강제할 것이다.

이 책에 있는 한팔/한다리 팔굽혀펴기 역시 불안정성을 더해서 도전을 어렵게 만든다. 한다리 스쿼트도 마찬가지다.

지렛대에 변화를 주어라

다리를 쭉 펴고 들어 올리는 것보다 접은 다리를 들어 올리는 것이 훨씬 더 쉽다.

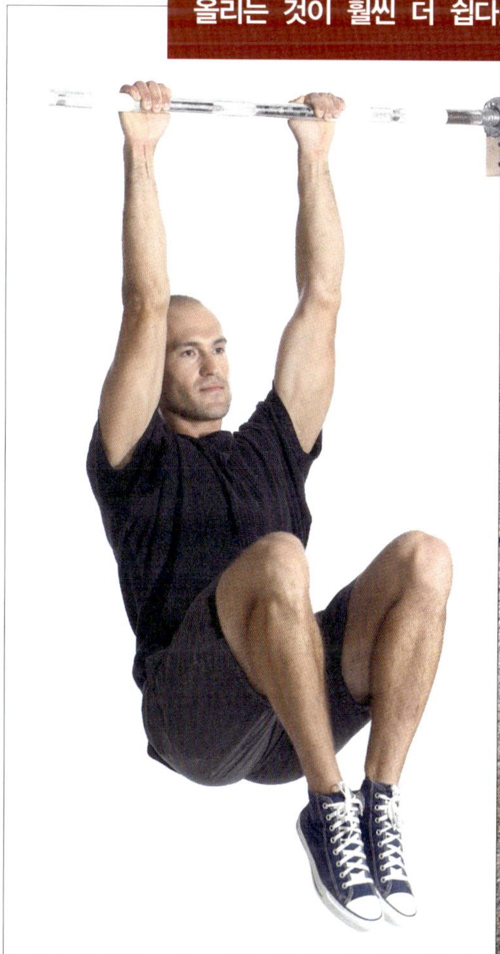

또 하나의 변수는 지렛대를 조작하는 것이다. 고대 그리스의 과학자이자 수학자인 아르키메데스는 충분하게 긴 지렛대가 있고 그 지렛대의 끝을 잡는다면 세상도 들어 올릴 수 있다고 호언장담했다. 지렛대는 양쪽으로 작용한다. 지렛대를 줄임으로써 운동을 더 힘들게 만들 수 있다. 링십자버티기(iron cross)는 턱걸이를 어려운 형태로 한다고 해도 결코 비슷한 수준의 운동이 아니다. 둘 다 정확하게 동일한 체중을 들어 올린다 해도 그렇다.

극단적으로 지렛대를 부족하게 하는 수련이 바로 체조선수들의 강력한 힘의 비밀 중 하나다. '게임의 이름은 저항이다.'

체조코치 크리스토퍼 소머는 드래곤도어 닷컴 기사에서 자신의 출간 예정인 책 『올림픽 몸 만들기(Building an Olympic Body)』를 발췌했다. "근육은 저항에 맞서 수축하며, 인내와 시간의 경과에 의해 더 강해진다. 근력을 키우기 위해서는, 맞서는 저항 혹은 부하량을 늘려야 하고 반드시

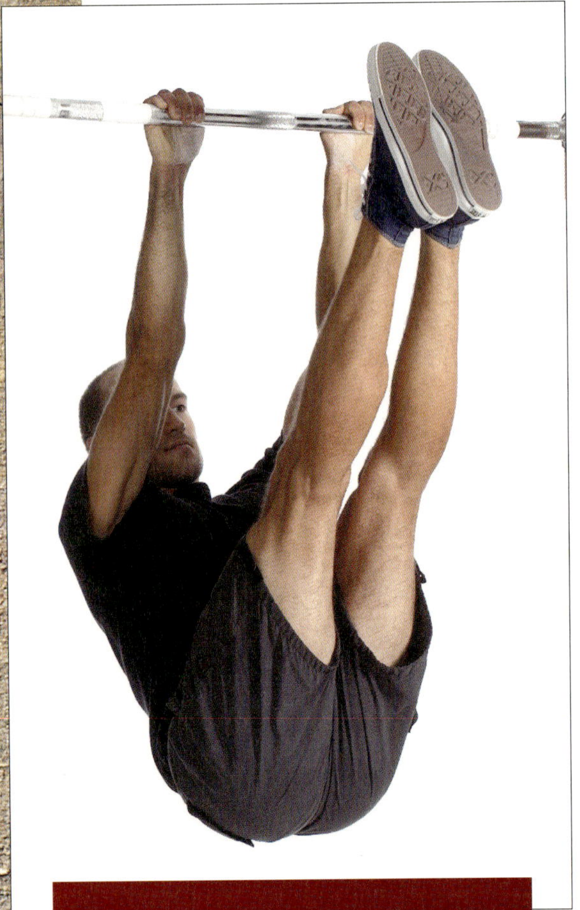

양 다리를 쭉 펴고 하면, 효과적으로 두 배는 어렵게 만든다.

시간도 경과해야 한다."

"따라서 맨몸운동의 문제는 이것이다. 저항(즉 체중)이 변하지 않는데, 어떻게 지속적으로 힘을 증가시킬 수 있는가? 해답은 놀랍게도 간단하다. 그 운동에 영향을 주는 지렛대를 줄임으로써 운동의 저항을 점점 더 커지게 만들 수 있다. 예를 들어 철봉에 매달려서 양다리를 쭉 펴고 들어 올리는 것이 다리를 접은 채 들어 올리는 것보다 훨씬 더 힘들다. 두 운동 모두 다리의 무게에는 변화가 없지만, 지렛대를 줄임으로써(이 경우 다리를 쭉 편 것) 저항을 크게 늘릴 수 있다. 체중에는 변화가 없지만, 다리를 쭉 펴기만 해서 그 운동을 효과적으로 두 배나 더 어렵게 만들 수 있다."

지렛대를 조작하는 데 재미있는 접근법이 있다. 『체중을 끌어당겨라(Pull Your Own Weight)』에서 릭 오스본(Rick Osbourne)과 브라이언 맥캐스키(Brian McCaskey)는 '중심 축(pivot point) 변화'를 추천한다. "이것은 부하를 줄이기 위해 땅에 무릎을 대고 팔굽혀펴기를 하는 것 같은 오래된 방법을 말한다. 오래된 표준방법에서 두 개의 잠재적인 중심축을 갖게 된다.

1) 양 무릎과 2) 양발. 재밌는 것은 당신이 이 과정을 하고자 할 때, 무릎에서 발까지 거리가 까마득하게 느껴질 것이다. … 간단하게 엉덩이에서 발 사이 아래 어느 곳에 작은 벤치를 놓는다. 벤치가 엉덩이 쪽으로 갈수록 저항은 줄어든다. 힘이 늘어나는 만큼 벤치를 점차 발가락 쪽으로 옮긴다. 당연히, 최종적으로는 벤치를 완전히 없앤다. …"

반동과 탄력을 없애라

반동과 탄력을 최소화한다면 맨몸운동의 난이도를 높일 수 있다. 두 가지 방법이 있다.

첫째, '데드 스타트(dead starts)다.' 예를 들어 한팔 팔굽혀펴기에서 가슴을 바닥에 대고 바로 올라오는 게 아니라, 바닥에 엎드려서 완벽히 이완한 다음 다시 수축하고 강하게 위로 올라오는 것이다.

둘째, 역동적인 등척성(Dynamic isometrics) 테크닉이다. 이 방법은 다음 동작을 하기 전에 스티킹 포인트(sticking point)*들에서 몇 초 동안 강한 긴장을 유지하며 멈춰 있는 것이다. 다시 한팔 팔굽혀펴기를 예로 들면, 가슴이 거의 바닥에 닿을 때 1~5초 동안 멈춘다. 고통은 좋은 것이다!

스티킹 포인트에서 다음 동작에 들어가기 전 강한 긴장을 유지한 채 몇 초 동안 멈춰 있으라.

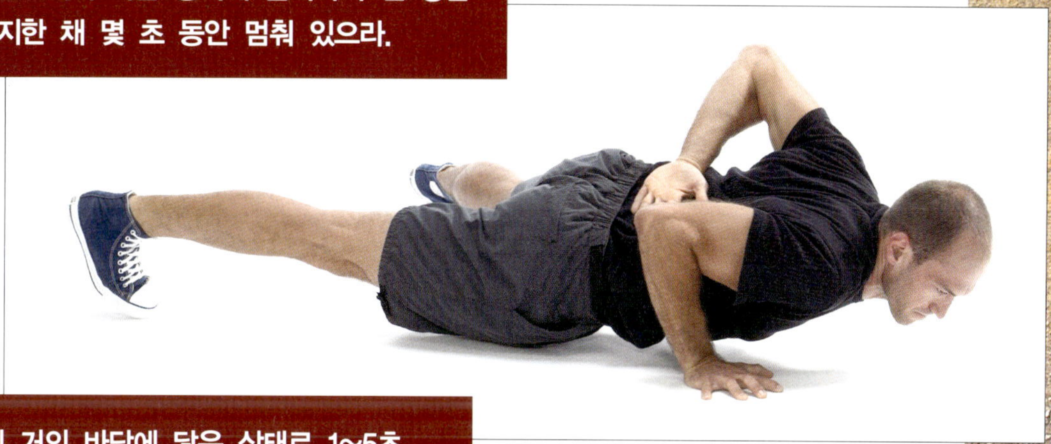

가슴이 거의 바닥에 닿은 상태로 1~5초 멈춘 후, 다시 한팔 팔굽혀펴기를 이어간다. 고통은 좋은 것이다!

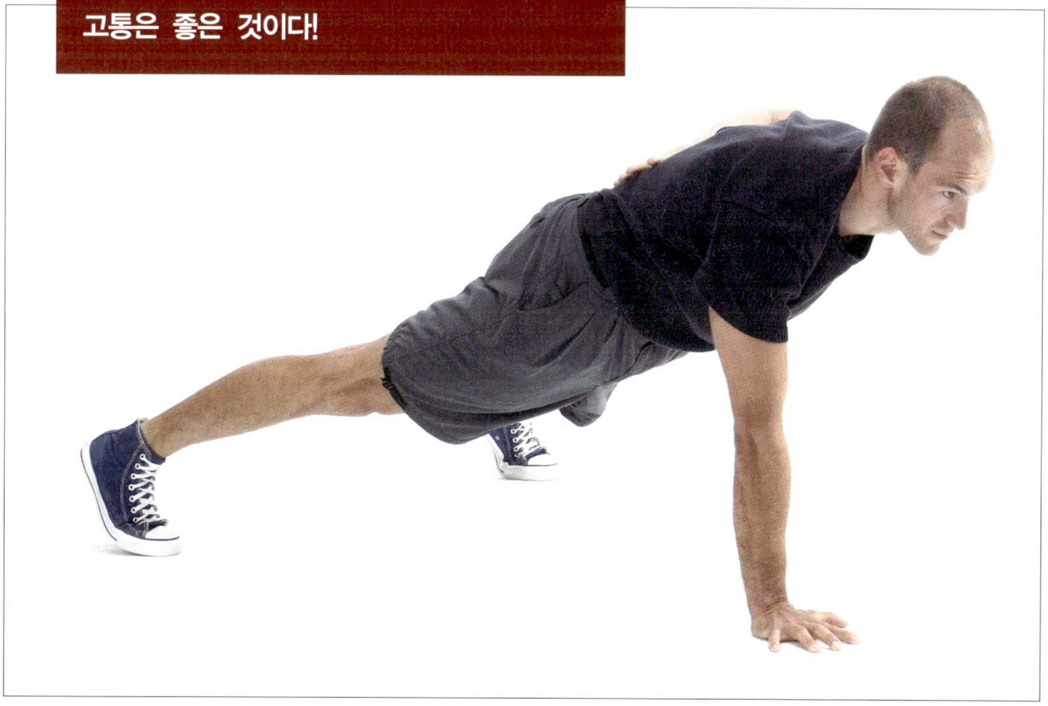

* 시행하는 운동 동작에서 가장 힘든 구간.

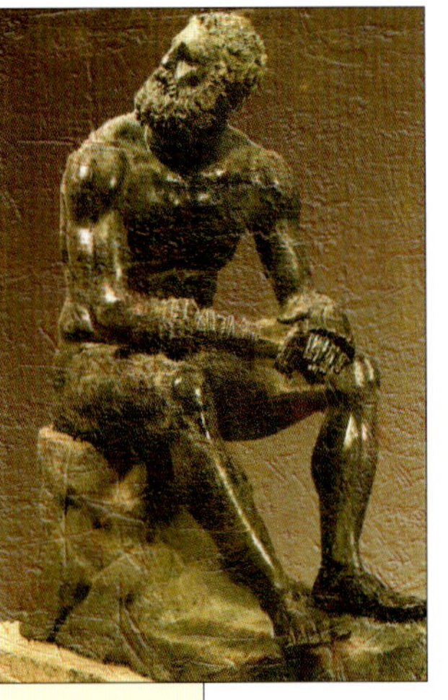

체중의 변화 없이 원하는 대로 저항을 만드는 방법

- 자신의 체중을 사지 사이에서 재분배하기.
- 가동범위 조절하기.
- 불안정한 환경에서 훈련하기.
- 지렛대의 변화.
- 반동과 탄력 없애기.

체조코치 크리스토퍼 소머가 결론을 내린다. "경험과 창의력을 통해서, 정확하고 적절한 과정이 있고, 지렛대를 매우 부족하게 만들어서, 단지 체중 수준의 저항을 가지고도 충격적인 양의 힘을 만들어내는 운동들을 배우거나 설계하는 것이 가능하다."

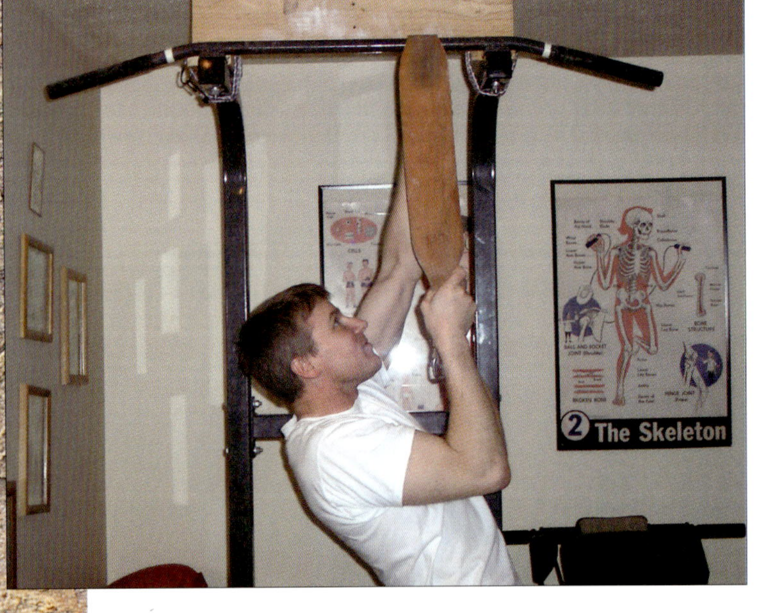

체조선수였던 브래드 존슨(Brad Johnson)이 체중을 이용해 무제한으로 다양한 힘 훈련을 하는 것을 보여준다(사진 : Brad Johnson).

CHAPTER TWO

2

맨몸의 전사 워크아웃

- 'GTG*' 혹은 루틴 없이 강해지는 법
- '피스톨(한다리 스쿼트)' 러시아 특수부대의 하체 강화술
- 한팔/한다리 팔굽혀펴기 : '전신 긴장상태(total body tension)의 운동'

'GTG' 혹은 루틴 없이 강해지는 법

이 프로그램은 〈밀로(MILO)**〉에 처음 소개했다. 나는 여러분이 이러한 최고의 출판물을 구독할 것을 추천한다.

미국을 없애려고 하는 공산주의자 적들은 커피브레이크(휴식) 대신 운동 브레이크(휴식)를 가진다.

– 밥 호프만(Bob Hoffman), 요크바벨 클럽

* Grease The Groove : 홈에 기름칠하기, 기계/총기류 주요 부품들에 자주 자주 기름칠을 하는 것.

** 밀로 : 진정한 스트렝스 선수를 위한 저널(MILO : A Journal For Serious Strenth Athletes)은 아이언마인드에서 출간하는 스트렝스 스포츠 분야의 계간지로 1993년 4월부터 꾸준히 발행되고 있다. 올림픽 역도, 스트롱맨 대회, 하이랜드 게임, 파워 리프팅, 일반적인 웨이트리프팅, 피트니스, 팔씨름, 악력, 스톤리프팅, 그 비슷한 주제들을 다룬다.

언젠가 나는 젊은 해병이 어느 인기 있는 힘 훈련 웹사이트에 다음과 같은 질문을 올린 것을 본 적이 있다. "턱걸이를 잘하려면 어떻게 해야 하죠?"

해병이 받은 불가해한 답변을 읽고서 웃음이 절로 나왔다. "팔을 쭉 편 채 풀다운머신을 당기시고, 리버스컬을 하시고, 매 세 번째 워크아웃마다 턱걸이의 네거티브(철봉에서 내려가는) 부분은 피하시고…."

나는 근본주의적인 생각을 갖고 있다.

턱걸이를 잘하고 싶다면 턱걸이를 많이 하면 되지 않나?

두어 달 전쯤에, 나는 전(前) 해병이자 내 장인인 로저 앤톤슨(Roger Antonson)에게 지하실로 내려갈 때마다 매번 쉬운 5회의 턱걸이를 하는 프로그램을 만들어줬다. 그는 매일 총 25~100회 사이의 턱걸이를 했고 거의 땀도 흘리지 않았다. 대략 한 달마다 며칠 동안 휴식하고 나서 실력을 테스트한다. 어느새 이 늙은 예비역은 40년 전 젊은 해병대원 시절보다 더 많이, 즉 20회의 연속 턱걸이를 해치웠다!

특정 운동 + 자주 연습 = 성공

몇 달 후, 로저는 주택을 팔고 아파트로 이사했다. 편집증 걸린 공산당원처럼 나는 그가 '지하실에 내려갈 때마다 턱걸이하기'를 고수하지 않을지 의심하게 되었다. 당 중앙위원회의 권고에 따라서 앤톤슨 동지에게는 문틀 철봉이 발부되었다. 현명하게도 그는 당의 뜻을 따랐고 '턱걸이 홈에 기름칠하기' 프로그램을 계속해나갔다.

나의 아버지이며 소련 육군 장교인 블라디미르(Vladimir)는 이른 사춘기의 나에게 이상적인 GTG를 따라하게 했다. 우리 부모님의 아파트는 부엌문 위에 내장형 저장공간이 있었다(이것은 러시아식 주택 설계다. 아마 당신은 이해하지 못할 것이다). 나는 매번 부엌을 나갈 때마다 손가락 끝으로 그 선반에 매달려서 거의 기계적으로 턱걸이를 반복했다. 매번 내가 낑낑거리지 않을 만큼의 횟수까지만 반복했다.

그 결과, 내 고등학교 턱걸이 테스트는 식은 죽 먹기였다(러시아 고등학교에서 남자애들은 손바닥을 철봉 위에 얹고 12회의 엄격한 턱걸이를 해내야 A를 받고, 8회 이하를 하면 낙제를 한다).

전통적인 보디빌딩의 지식에 따르면, 이런 프로그램으로 로저와 내가 강해지는 것은 불가능해야 맞다. 일주일에 서너 차례보다 더 많은 근육 트레이닝은 '오버 트레이닝' 아닌가! 운동의 강도(intensity)는 어디로 갔는가?

그렇지만 우린 해냈다. 그리고 수많은 러시아인들이 해냈고, 내가 이 프로그램을 몇 년 전 〈밀로〉에 기고한 이후 많은 미국인들도 해냈다. 드래곤도어 홈페이지에서 볼 수 있는 수많은 증언들 중에서 일부만 여기 옮겨 보겠다.

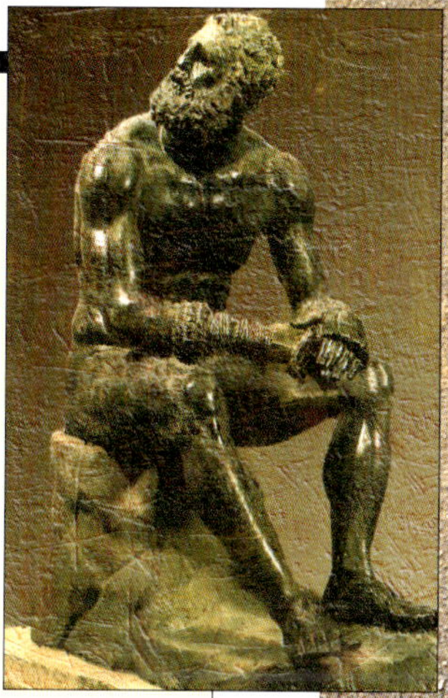

www.dragondoor.com 포럼에 올라온 GTG 인증 문구들

GTG 짱!

글쓴이 : Conrad * 일시 : 2003-02-16 01 : 14 : 43

나는 피스톨과 물구나무 팔굽혀펴기를 일주일간 GTG로 시행했습니다. 처음에 왼쪽 다리로 불안정한 피스톨을 1회 할 수 있었고, 오른쪽 다리로는 첫째 계단 위에서만 1회를 할 수 있었습니다. 물구나무 팔굽혀펴기는 2회 할 수 있었습니다. 그런데 그 주가 끝나갈 때 각각의 다리로 2회 그리고 2회의 HSPU(물구나무 팔굽혀펴기)를 하루 종일 할 수 있게 됐습니다. 한 주가 더 지난 오늘도 다시 시도했고 각각의 다리로 엉덩이를 바닥 가까이 내리는 피스톨과 5회의 HSPU를 해냈답니다! 고마워요. 파벨과 그의 당, 그리고 효과적인 프로그램! 이제 웨이트를 들고 해야 하고 ROM(최대가동범위)을 더 늘려서 해야 합니다.

GTG — 가장 빠른 근육발달?

글쓴이 : Rocko * 일시 2002-09-12 28 : 47 : 54

근육에 더 큰 자극을 주고 제대로 뛰기 위해 종아리 근력을 강화시키려고 웨이트 없이 GTG로 칼프 레이즈를 시행했습니다. 원래는 발목을 1인치 신전하기 위해 장딴지 근육을 수축시켜도 근육들이 보이지 않던 상태였는데 7일 만에 무릎 뒤에서 아킬레스건까지 해부학 차트처럼 전체 근육이 보이는 상태로 발달했습니다. 그리고 오늘 그저 한번 보려고 종아리 근육들을 수축시켰을 때 그 변화를 보고 감동했습니다. GTG는 정말 통해요! ^^

GTG 1주일 만에 107kg 체중으로 턱걸이를 5회에서 10회로 늘렸습니다.

글쓴이 : Chris Rubio, RKC * 일시 : 2003-04-23 21 : 33 : 22

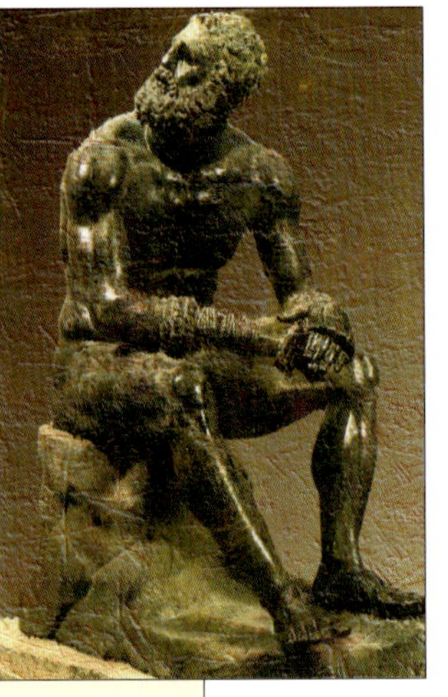

8주 동안 GTG 턱걸이 결과

글쓴이 : runc2 * 일시 : 2003-04-13 13 : 38 : 05

8주 전 제가 GTG 턱걸이를 시작했을 때 도움 받은 턱걸이로 1회만 가능했습니다. 오늘 저는 팔꿈치를 쭉 펴고 하는 무반동 턱걸이로 6회를 해냈어요!

2개의 최고기록....

글쓴이 : Eric Bruesch * 일시 : 2003-08-27 13 : 08 : 18

어젯밤, 제가 드디어... 각각의 팔로 15회의 한팔 팔굽혀펴기를 해냈습니다. 두 달 전에는 단 한 차례도 할 수 없었습니다. 100% GTG 덕분입니다.

GTG 시스템은 어떻게 운영되는가?

선택한 운동을 가지고 말 그대로 홈에 기름칠을 해주는 것.

전력을 다해 세울 수 있는 기록에 비해서 준-최대치로 세트들*을 시행해서(달리 말해 연습해서) 당신의 테크닉이 좋아질 것이다. 신경들은 초전도체가 돼 있을 것이다. 그러므로 더 많은 '신경의 힘(nerve force)'이 근육에 전달될 것이다.

그 결과는 무엇인가? 훈련에서는 최대치에 도달하지 못해도 테스트에서는 새 개인기록(PR)을 세울 것이다!

구식의 운동방법에 빠져 있다면, 이것이 직관에 반대되는 듯 보일 것이다. 그러나 힘 훈련을 연습으로 접근한다면 완벽한 상식이 될 것이다.

이 프로그램의 성패는 절대적으로 근육의 실패지점을 피하는 것에 달려 있다. 최대 저항, 최대 중량, 최대 횟수, 그 어느 것을 위해 훈련하든지 절대 실패지점 가까이로도 다가가지 마라.

좋은 지표는 최대 반복횟수의 절반 정도만 시행하는 것이다(그보다 더 적은 횟수도 괜찮

* submaximal sets : 최고 기록에 미치지 못하는 횟수나 무게로 운동을 실시하는 세트들.

다). 로저 앤톤슨은 턱걸이 20회라는 개인기록을 세운 그 시점에서도 훈련할 때는 매번 9회씩만 했다.

맨몸의 전사 프로그램은 순수한 힘의 발달을 목표로 한다. 그래서 5회가 최대 반복횟수다. 필요하면 더 어려운 방식의 맨몸운동을 선택한다.

힘은 기술이다. 소련의 근력강화 전문가 블라디미르 자치오스키(Vladimir Zatsiorsky) 교수는 이렇게 요약했다. 운동선수는 반드시 "가능한 쌩쌩한 채로, 가능한 많이, 질 좋은 훈련을 해야 한다." 효율적인 힘 훈련에 대한 최고의 요약문이다. 기억력이 떨어진다면 팔에 문신을 해도 좋다.

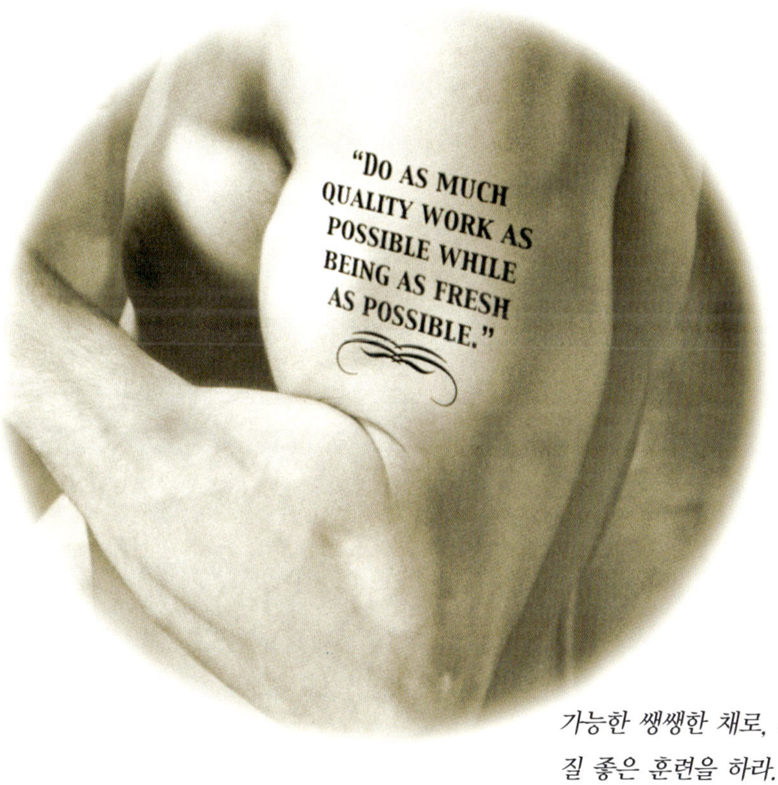
"DO AS MUCH
QUALITY WORK AS
POSSIBLE WHILE
BEING AS FRESH
AS POSSIBLE."

가능한 쌩쌩한 채로, 가능한 많이
질 좋은 훈련을 하라.

피스톨, 러시아 특수부대의 하체 강화술

강한 다리를 만들고 싶은데 자신의 체중 말고는 사용할 만한 저항이 없다면, 그럴 때 할 수 있는 유일한 운동이 있다.

러시아 특수부대 스페츠나츠에서 '피스톨'이란 애칭으로 불리는 한다리 스쿼트다. 한쪽 다리를 앞으로 쭉 뻗은 채 다른 다리를 구부려서 엉덩이를 끝까지 내려주며, 이어서 반동 없이 일어선다. 어떤가? 간단하지 않은가?

발을 바닥 위에 편평하게 놓고 뒤꿈치를 뿌리박으며 나머지 다리를 앞을 향해 거의 쭉 뻗은 채 고정하고, 아래로 내려갈 때는 구부린 다리의 햄스트링(허벅지 뒷면)이 종아리에 닿을 때까지 완벽한 통제 하에 안정되게 내려간다.

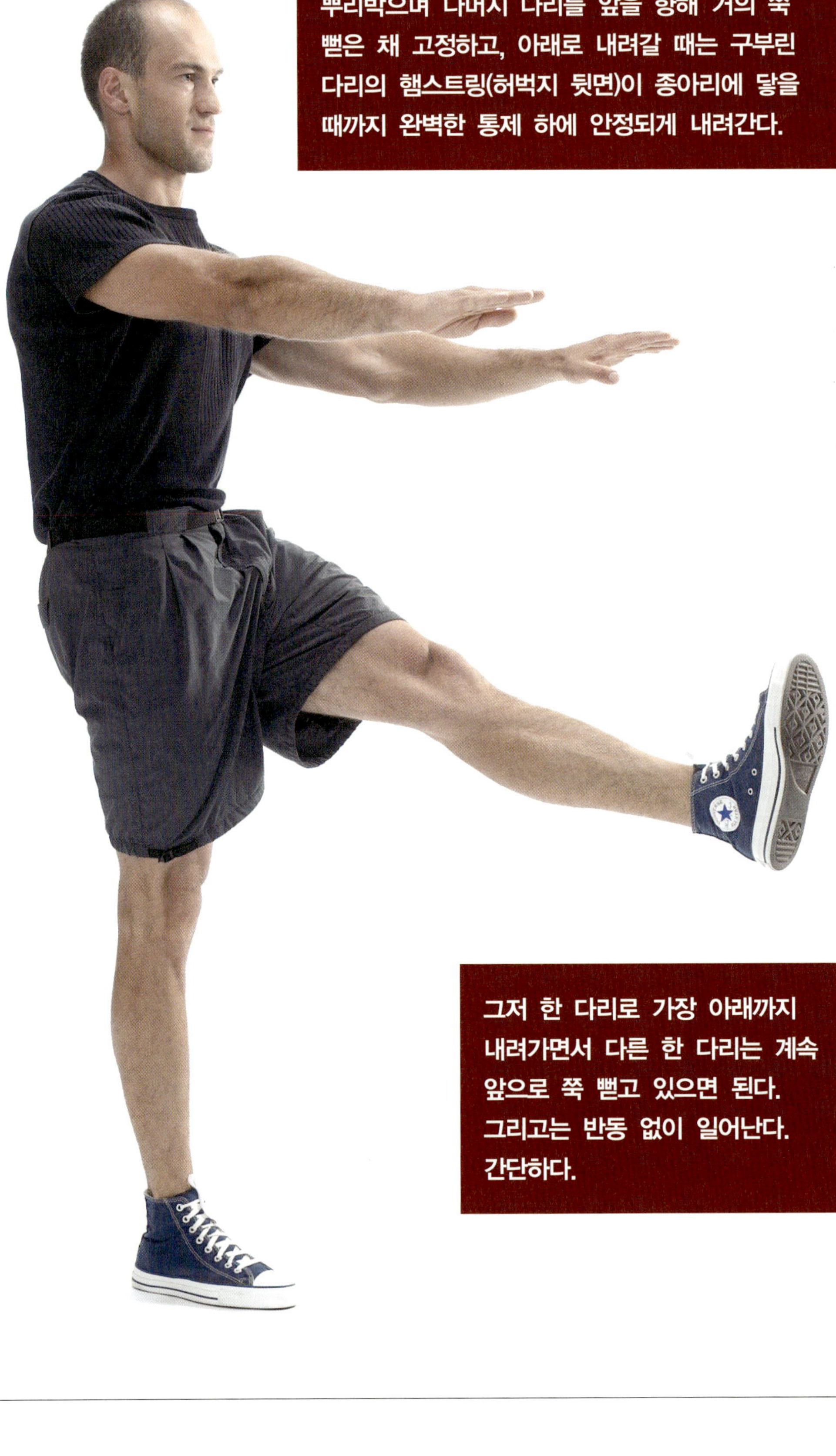

그저 한 다리로 가장 아래까지 내려가면서 다른 한 다리는 계속 앞으로 쭉 뻗고 있으면 된다. 그리고는 반동 없이 일어난다. 간단하다.

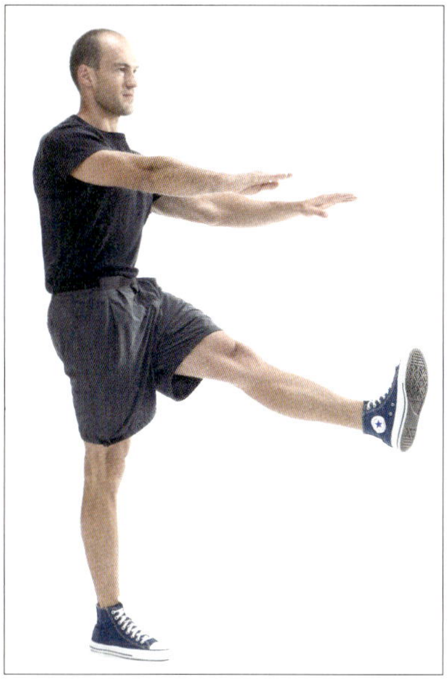

반동을 쓰지 마라.

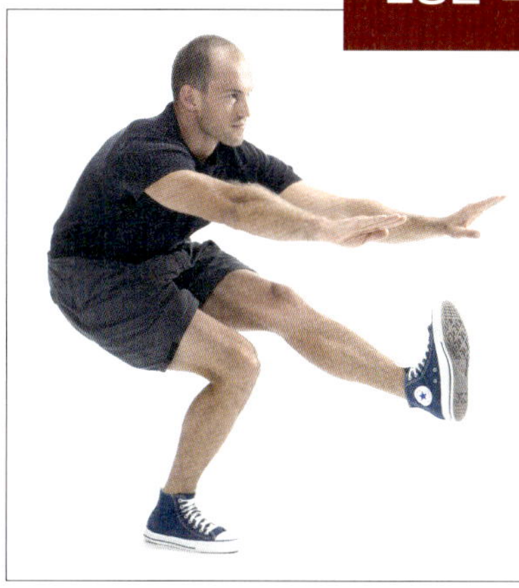

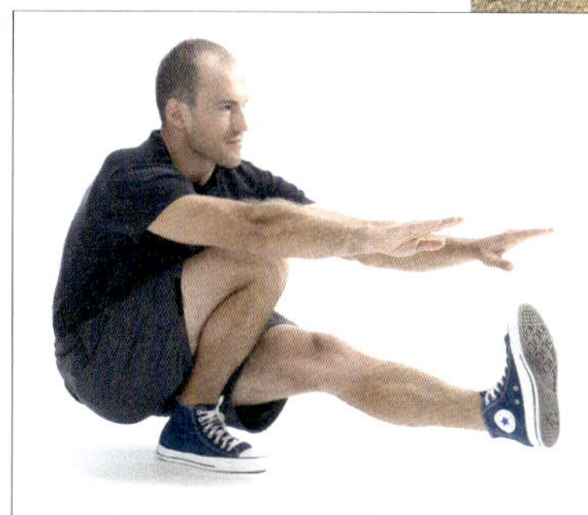

1초 정도 그대로 유지한 후 일어선다.
무릎이 비틀리지 않도록 주의하라.
무릎이 안으로 돌아가거나 너무 앞으로
나오지 않게 해라.

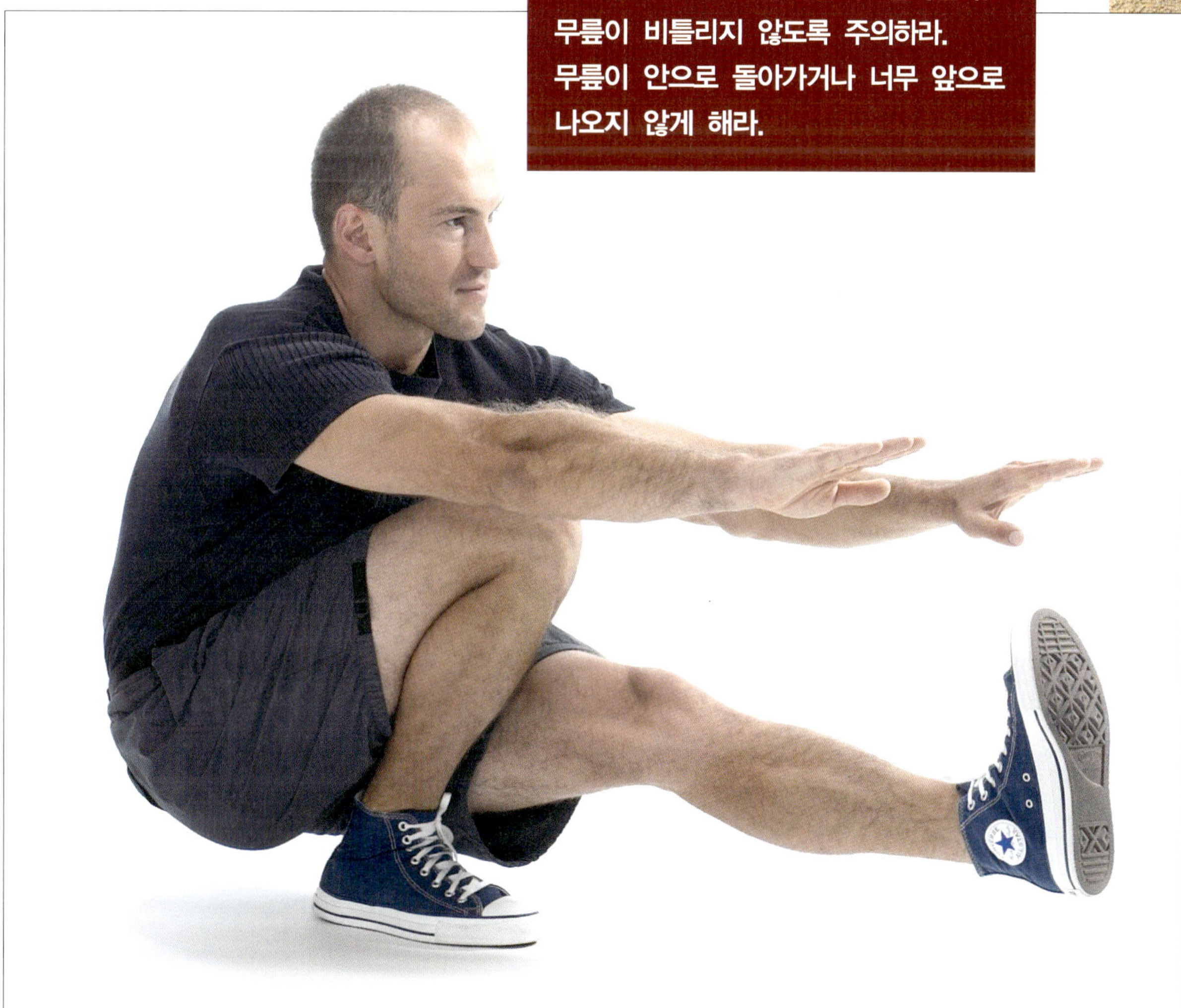

러시아의 강한 남성과 비교해서 자신을 평가해보고 싶지 않은가?

러시아에 있는 소련(All-Union) 연구소의 스포츠 박사인 로바노프(S.Lobanov)와 츠마코프(A.Chumakov)는 일련의 PT테스트를 발전시켰다. 이것에 따르면, 한쪽 다리마다 10회의 연속 피스톨은 '보통', 15회는 '좋음', 20회는 '매우 좋음'이다. 테스트에서는 20회까지 할 수 있어야 하지만, 훈련할 때는 절대로 연속 5회가 넘게 연습하지 말아야 한다. 정지시간을 두거나 케틀벨을 들거나 해서 단지 그 운동법을 점점 더 어렵게 만들기만 하라.

본론으로 들어가자. 한쪽 발을 바닥 위에 편평하게 놓고 발뒤꿈치를 뿌리박는다. 나머지 한쪽 다리는 앞을 향해 거의 쭉 뻗는다. 그대로 뻗은 다리를 고정하고 아래로 내려갈 때는 구부린 다리의 햄스트링이 종아리에 닿을 때까지 완벽한 통제 하에 안정되게 내려간다. 반동은 쓰지 않는다. 1초 정도 정지한 후 일어선다. 무릎이 비틀리지 않게 주의하라. 무릎이 안으로 모이거나, 무릎을 너무 앞으로 내밀게 하지 마라.

이러한 설명에 따라서 완벽한 피스톨을 해낼 수 있다면, 당신에게 경의를 표하겠다. 그러나 당신이 할 수 없을 거라 생각한다. 내 요점은 이것이다. 적은 가짓수로 운동하라. 세부사항에 집중하라. 한두 가지 동작을 갈고닦은 길거리 싸움꾼이 펀치를 막아내는 10가지 방법을 알고 있는 유단자보다 더 나을 것이다.

이 책 뒷부분에는 한다리 스쿼트와 한팔 팔굽혀펴기(맨몸의 전사 프로그램에서 제시하는 단 2가지의 운동)를 시작하기 위한 단계별 지침들이 소개돼 있다. 밑바닥에서 시작해서 영웅까지 도약할 수 있을 것이다. 덧붙여 일반적인 피스톨과 한팔 팔굽혀펴기보다 더 어렵게 또는 더 쉽게 변형된 것들도 있다.

운동이 적은 게 낫다.

한팔/한다리 팔굽혀펴기 : 전신 긴장 하에서의 운동법

“운동 가짓수가 많아야 신체 트레이닝이 더 만족스럽고 더 매력적이 된다는 생각은 잘못됐다….” 1920년, 덴마크 체조의 최고 지도자 크누센(K.A. Knudsen)이 『체조 교과서』에 쓴 말이다. “체조 지도자들은 운동 가짓수를 제한하는 방법을 마치 기예처럼 배우고 익혀야 한다. 학교의 짧은 체육시간조차 지나치게 자주 별 가치 없는 운동들로 낭비되고 있다. 따라서 체조 교사들에게 가장 먼저 필요한 것은 그가 사용하는 운동의 가치를 스스로 평가할 수 있는 능력이다.”

한팔/한다리 팔굽혀펴기가 바로 그런 운동이다. 운동 가짓수를 가차 없이 줄여준다.

양쪽 어깨를 반드시 바닥과 평행하게 유지해야 하며, 당신의 가슴은 바닥과 거의 닿을 듯 만들고 발은 반드시 발의 가장자리가 아니라 발볼로 바닥에 고정되어야 한다.

이 동작은 친구들에게 어떤 묘기보다 더 깊은 인상을 줄 것이다.

반드시 양 어깨를 바닥과 평행하게 유지하라.

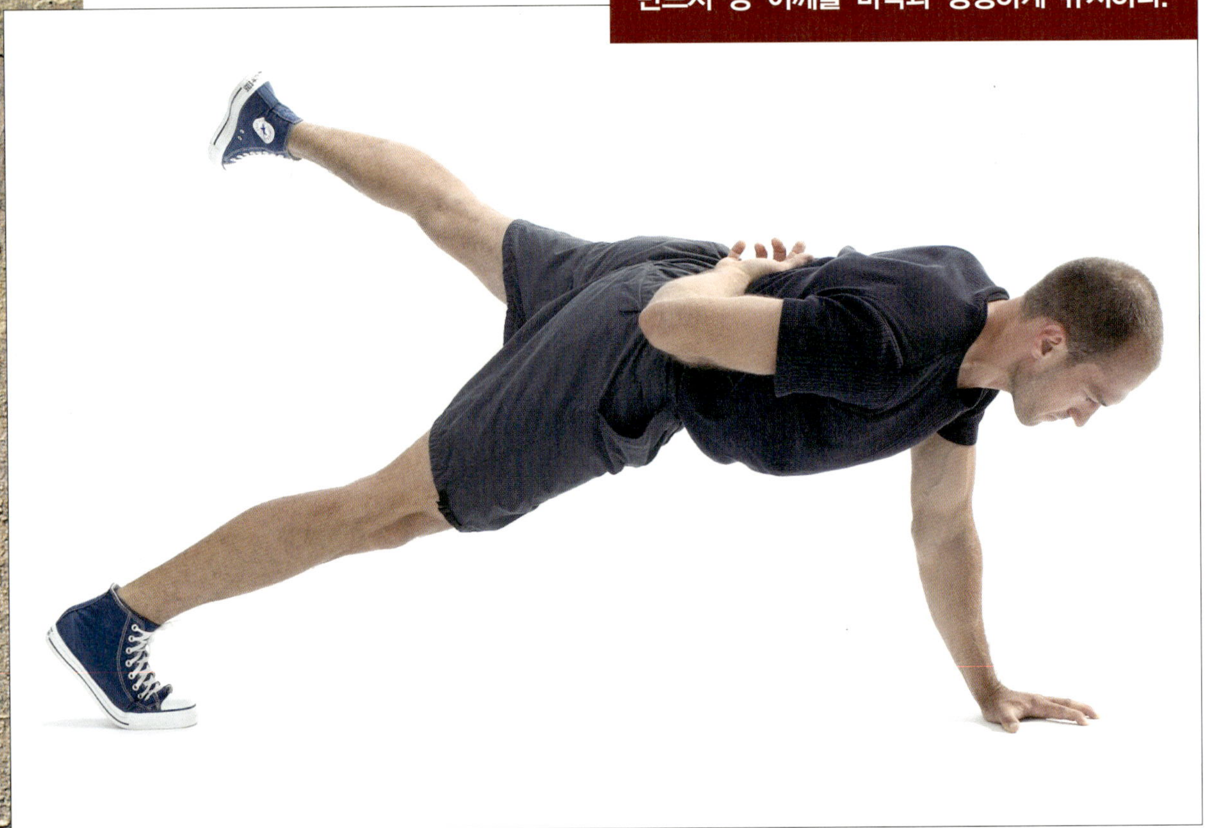

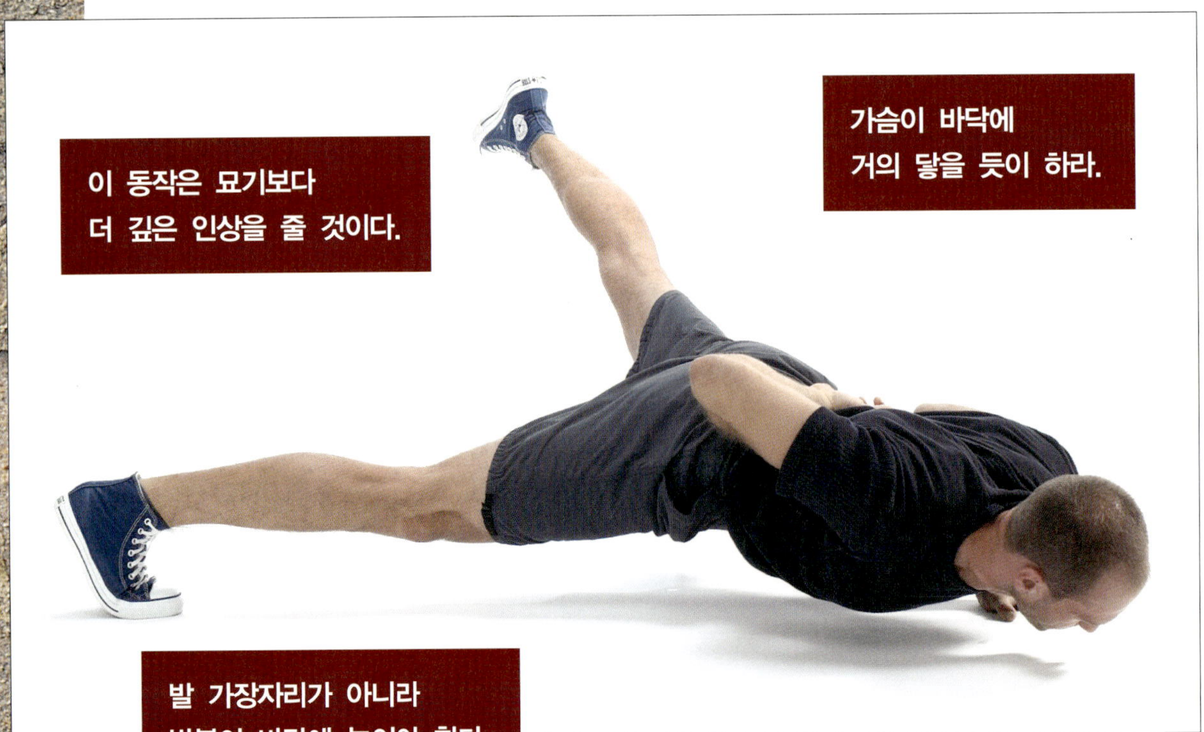

이 동작은 묘기보다 더 깊은 인상을 줄 것이다.

가슴이 바닥에 거의 닿을 듯이 하라.

발 가장자리가 아니라 발볼이 바닥에 놓여야 한다.

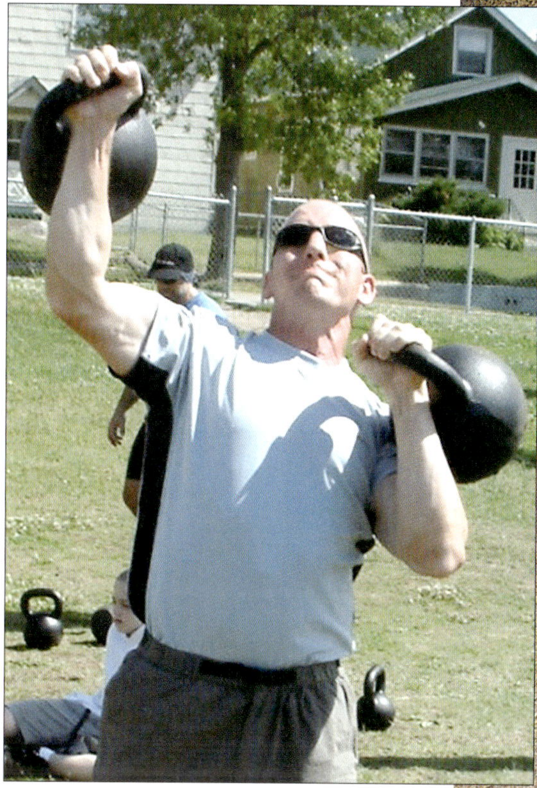

시니어 RKC 브렛 존스(Brett Jones)는 한팔/한다리 팔굽혀펴기를 "토탈 바디 텐션 운동"이라고 불렀다(사진 : Dennis Armstrong, Dragon Door 출판사).

브렛 존스—시니어 RKC, 제1회 TSC(Tactical Strength Challenge) 우승자, 여러모로 강한 남자—는 한팔/한다리 팔굽혀펴기를 "전신 긴장상태의 운동"이라 불렀다. 당신이 마침내 이 운동을 정복한다면 알게 되겠지만, 이 운동은 맨몸의 전사에 관한 모든 테크닉을 동원해야 한다. 그러므로 이 운동의 가치는 그저 상체의 미는 근육 강화를 넘어선다. 엄청난 몸통 중간부(midsection) 훈련을 기대하라. 어디든지 적용할 수 있는 인상적인 힘을 위해서 근육을 긴장시키는 기술 연마를 기대하라.

"체조 컨디셔닝의 가장 중요한 요소들 중 하나가 신체 긴장(body tension) 또는 '신체의 강건함(tightness)' 이다"라고 드래곤 도어 홈페이지에서 체조선수였던 브래드 존슨이 말했다. "체조선수는 자신의 신체가 개별 부분들의 느슨한 연합처럼 있을 때보다 하나가 되어 긴장되게 유지될 때, 정적인 자세를 취하거나 움직이는 중에서도 동작을 더욱 쉽게 통제할 수 있다. 몸에 강한 긴장이 유지되는 것이 이완되어 있는 사람의 체중을 다루는 것보다 더 쉽다. 그래서 시위대는 경찰이 그들을 끌고 가려고 할 때 일부러 몸을 이완시키는 것이다(축 늘어지게 만든다). 이러한 긴장 테크닉들을 배우고 연습함으로써 맨몸으로 하는 고급단계의 힘운동들을 더 수월하게 해낼 수 있다.

한팔/한다리 팔굽혀펴기를 하는 동안 열심히 일하지 않는 근육이 있을까. 발음과는 다르게, 광배근(lats)이 개(dogs)처럼 일할 것이다.

한팔 팔굽혀펴기의 또 다른 좋은 점은 어깨가 더 안전하다는 것이다. 보통의 팔굽혀펴기에서 흔히 발생하는 어깨의 혹사는 하지 않게 될 것이다. 한팔 팔굽혀펴기는 거의 그렇게 할 수가 없다. 한다리 변형은 더욱 그렇다.

그러나 비행술에 앞서 보법부터 배워야 한다. 그러니 이 멋진 움직임을 해내기 위해서 이 책에서 제시하는 세부적인 지침부터 따르라.

GTG는 최고의 특성화 프로그램이다. 당연히, 많은 것들에서 전문적일 수는 없다. 이 책은 단 2개의 운동 즉 피스톨과 한팔 팔굽혀펴기를 시킬 것이다. 이상이다! 이 전사는 맨몸이라서 무기가 별로 없다. 그러나 전사는 그것을 전문적으로 사용할 것이다.

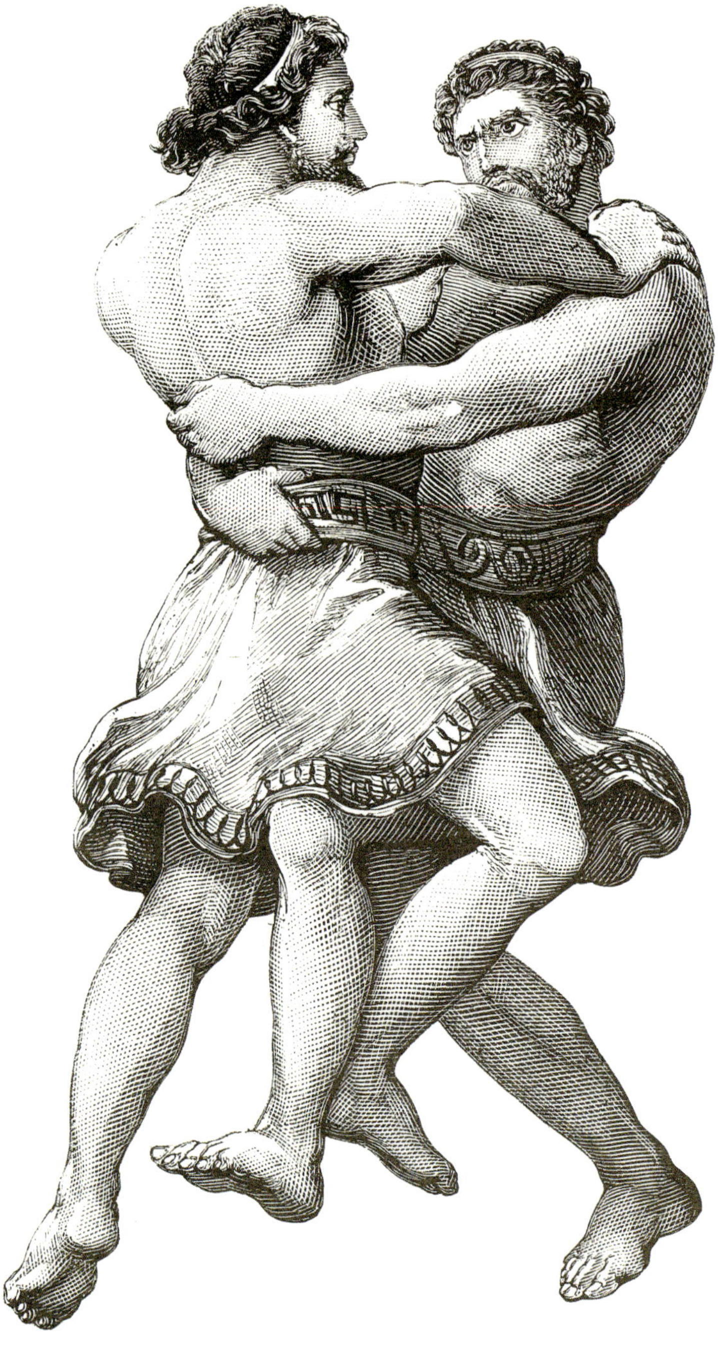

CHAPTER THREE

즉각적인 힘을 위한 고도의 긴장 테크닉

- 긴장. 힘은 무엇으로 만들어지는가
- 날 것의 힘 VS 테크닉
- 야수 같은 힘을 위한 저단 기어
- 역동적인 긴장이 브레이크처럼 작동하지 않을까?
- 주먹의 힘
- 힘의 오발, 사격교관에게서 얻은 팁
- 파워 복근=파워 바디
- '후륜구동'에 고단 기어 넣기
- 체조선수는 당신이 이제 막 배운 그 세 가지 방법을 써서 링십자버티기에서 즉각적으로 40파운드의 힘을 얻는다
- 정적인 바닥 구르기, 파워를 최대화하기 위해 지면의 압력을 이용하기
- 광배근을 작동시켜 양 어깨를 아래로 내려 유지함 : 최고의 가라데 고수들과 벤치프레스 선수들의 비밀
- 코르크스크류, 가라데 펀치의 또 다른 비밀

- 브레이싱, 팔씨름 전술로 최대 20%까지 힘을 증폭하기
- 바디 하드닝, 텐션을 가르치기 위한 터프 러브
- 브레이싱을 넘어서 '지퍼 잠그기'
- 파워를 위해 감아올리기

맨몸의 전사 프로그램의 기본을 검토했다. 이제 기초를 하자.

긴장. 힘은 무엇으로 만들어지는가

경이적인 수준의 힘은 근육 수축의 강도를 높여 성취할 수 있다.

"올바른 맨몸운동이 그렇게 좋은 이유가 무엇인가?" 체조 코치 크리스토퍼 소머에게 질문했다. "몇 가지(이유)가 있다. 첫째, 수축이다. 기본적으로 운동을 할 때 몸의 더 많은 부분을 더 강하게 수축할수록, 더 효과적인 운동이 된다. 최대 향상을 위해, 실패를 훈련해서는 안 되며, 다만 최대 수축이 필요하다. 이런 고급 맨몸운동의 주된 장점 중 하나는 완전한 전신 수축을 하게 만든다는 점이다. 사실, 간단히 말해서 완벽한 전신 수축 말고 다른 방법으로는 고급 수준의 운동을 해낼 수 없다."

긴장(tension)=힘(force)이다. 근육을 더 긴장시킬수록, 더 강한 힘을 만들어내고 보여줄 것이다. 맨몸의 전사 훈련은 근육을 더 강하게 수축시켜서 더 강해지는 방법을 가르쳐 줄 것이다. 첫날부터 힘이 더 강해지기 시작하길 기대해도 좋다.

긴장 = 힘.
근육을 더 강하게 수축시킴으로써
가능할 거라 생각했던 것보다
더 힘이 강해질 수 있다.

수백 년에 걸쳐서, 무술가들은(체조선수, 리프터 그리고 다른 강한 사내들도) 몸속에 흩어져 있던 에너지를 한데 모아 목표 근육으로 흘려보냄으로써 놀랍도록 힘을 향상시키는, 고도로 효과적인 여러 테크닉들을 조용히 발전시켜왔다. 이런 고도의 긴장 테크닉은 근육이 더욱 강하게 수축하도록 강제해서 힘을 최대화한다. 맨몸의 전사 프로그램은 당신을 강하고 빠르게 만드는 단순하고 직접적인 방법으로 이 테크닉들을 체계화한 것이다.

무술에서 쓰이는 고도의 긴장 테크닉들을 체계적으로 적용하는 것은 근육 긴장의 최대화를 통해 힘을 극적으로 증가시킬 것이다.

당신이 무술을 경험했다면, 이미 이 테크닉들의 많은 부분이 익숙하다는 것을 발견하게 될 것이다. 그렇다면 질문은 이것이다. 왜 그 테크닉들을 힘 훈련에 적용하지 않았는가? 왜 그것들을 가르치지 않는가? 만약 가르쳤다면, 왜 당신의 학생들은 그것들을 이해하기 시작하는 데 몇 년씩이나 걸리는 것인가?

나는 내가 이러한 파워를 만들어내는 테크닉들은 발명했다고 주장하지 않는다. 그러나 나는 그 방법들을 단 며칠, 심지어 몇 시간 만에 교육받을 수 있도록 논리적인 체계로 조직했다는 점을 인정받게 될 것이다.

"10년 동안 쿵후 수련을 하면서 배운 것보다 더 많은 것을 단 하루 만에 배웠습니다." 미연방 핵안전팀의 호신술과 체력훈련 교관인 시니어 RKC 제프 마라톤(Jeff Martone)이 말했다. 제프의 논평은 최대의 긴장/힘의 산출, 즉 맨몸의 전사 원칙들을 특징으로 군대와 법집행기관을 대상으로 열었던 내 훈련코스에 대한 후기들 중에서 대표적인 것이다. 긴장은 맨몸의 전사, 그 비밀의 무기다.

날 것의 힘 VS 테크닉

"테크닉일 뿐이야." 팔씨름 테이블 위에서 자신의 팔뚝 굵기에 반밖에 안 되는 남자에게 무참하게 깨지고 나서 보디빌더는 펌핑이 오른 자신의 팔뚝을 쓸어 만지며 자존심을 지키기 위해 이렇게 말한다. 물론 벤치프레스에서도 그렇다.

실제로! 최근 한 연구에서, 3개월 동안 전혀 운동을 하지 않고, 단순히 이두근을 강하게 긴장시키는 것을 상상하는 것만으로 이두근의 힘이 13%나 늘어났다고 한다. 이 결과에 대해 유일하게 가능한 설명은 더 강한 긴장은 증가된 '신경의 힘'을 통해서 얻어진다는 것이다.

벤치프레스 세계챔피언인 조지 할버트의 좀 더 명확한 설명을 들어보자. "힘을 향상시키는 것을 배우는 데 있어서 가장 중요한 측면은 올바른 테크닉을 배우는 것이다. '그는 강하지 않아, 단지 테크닉이 좋을 뿐이야' 이런 사고방식들이 있다. 이것은 혼란스러운 생각에 불과하다. … 누가 이렇게 말하는 걸 들어본 적 있는가? '그는 훌륭한 사격 선수가 아냐, 그저 테크닉이 좋을 뿐이야.' '그는 실제로 빠르지 않아, 테크닉이 좋을 뿐이지.'"

힘은 기술이다.

집중과 연마된 '신경의 힘'을 제치고 '멍청한' 근육의 퍼포먼스를 칭송하는 것은 완전히 멍청한 거다. 우리는 아널드 슈워제네거 피트니스 엑스포에 부스를 차리고, 두껍고 부드러운 손잡이가 달린 괴물인 40kg 케틀벨을 가지고 엄격하게 밀리터리프레스를 할 수 있는 사람은 도전하라고 써 붙였다. 자존심에 금이 가 늘어놓는 "이건 테크닉일 뿐이야" 같은 헛소리가 듣기 싫어서 우리는 케틀벨을 스스로 클린하라고도 하지 않았다. 우리가 원한 것은 그저 무릎을 다 편, 엄격한 자세의 밀리터리 프레스였다.

스트롱맨과 리프터들은 아무 문제없이 들어 올렸지만, 체중이 100~110kg 나가는 보디빌더들은 초라하게 실패했다. 반면 시니어 RKC 롭 로렌스는 체중 75kg, 키 180cm지만 40kg 케틀벨을 프레스했다. 롭은 '똑똑한 근육(smart muscle)'의 사례다. 몸매는 가늘지만 강단 있는 가라데 수련자인 그는 힘을 기르기 위해서 워크아웃하지 않고 수련을 한다. 또 다른 RKC이자 영국 킥복서인 닉 프래저(Nick Fraser)는 70kg의 체중으로 역시 40kg 케틀벨을 프레스한다.

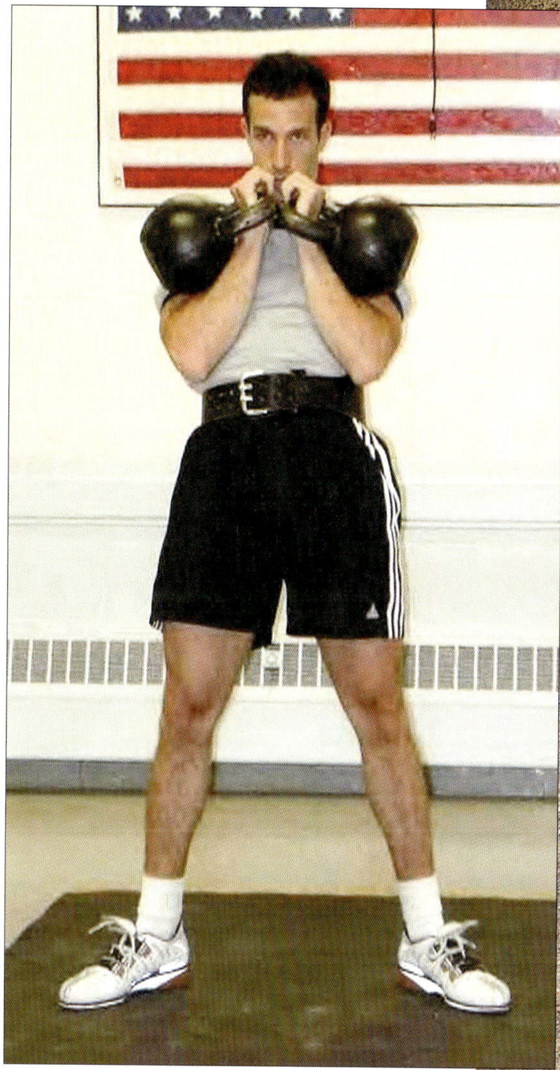

기르보이(girevoy)스포츠대회장에 서 있는 시니어 RKC 롭 로렌스(Rob Lawrence). 롭은 정확한 테크닉과 정신적 집중, 가는 몸에 강단 있는 힘 발달을 강조한다(사진 : Philadelphia-kettlebellClub.net).

힘 훈련을 워크아웃이 아니라 수련으로 하라.

'모두 다 테크닉'인가? 물론이다! 그 점이 이 신사들의 업적을 갉아먹는가? 아니다, 그 점이 그들의 격을 더욱 높여준다. 당신은 어느 때 더 수치스러운가? 덩치 큰 상대에게 얻어맞을 때? 작은 상대에게 얻어터질 때?

힘 훈련을 포함해 모든 노력에서, 정신 집중은 육체적 변신보다 더 많은 것을 가져온다. 꼿꼿하게 마른 고령의 가라데 고수가 손날로 벽돌더미를 격파해 두 동강으로 쪼개는 것을 보라. 그 기개만으로도 젊은 보디빌더를 응급실로 보내버릴 것이다.

야수 같은 힘을 위한 저단 기어

900파운드(약408kg)를 드는 데드리프터 마크 헨리(Mark Henry)가 말했다. "훌륭한 파워리프터를 만들어 주는 것은 저단 기어다." 달리 말하면, 웅덩이에 빠진 차를 꺼내고 싶다면 페라리가 아닌 견인차를 불러야 한다는 것이다.

요즈음 폭발적인 리프팅이 대유행이다. 의심할 여지없이, 다른 많은 것들을 위해 훌륭한 일이다. 단지 야수 같은 짜내는 힘(grind strength)*을 만들기 위한 게 아니다. 러시아의 연구는 이 점을 잘 보여준다. (만약 참고자료를 원한다면, dragondoor.com 포럼에서 내게 접속하라.)

질문을 미리 예측하자면, 아니다. 이런 훈련은 무술이나 스포츠에서 당신을 더 느리게 만들지 않을 것이다. 산친 카타**는 가라데 수련자들을 방해하지 않는다. 그렇지 않은가? 파워 리프팅 같은 소수의 스포츠들만 초점이 최대 근력으로 좁게 한정된다는 점을 이해해야 한다. 당신은 따로 폭발적인 힘을 위해 노력해야 할 것이다. 대부분의 스포츠들은 '복합적인 기어 넣기'를 요구한다. 이 책은 전적으로 '저단 기어'에 집중한다. 다른 것에는 거의 또는 전혀 관심이 없다.

속도를 강조하다보면 긴장을 타협하게 된다. 체조, 파워 리프팅, 팔씨름 같은 근력스포츠의 퍼포먼스에 필요한 결정적인 기술이 조여짐을 유지하는 능력이다. "조여서 유지하라!(stay tight!)"는 모든 파워 경기에서 가장 많이 듣게 될 외침이다. 그리고 오직 엘리트만이 쏜살같이 빠르게 폭발하는 동안 타이트함을 유지할 수 있다. 폭발적인 훈련법으로 유명한 웨스트사이드바벨클럽의 파워 리프터들조차 스케줄에서 '짜내는 힘(grinding)'을 위한 특별한 날을 잡아 전념한다. –당신이 풀 바디 텐션을 마스터할 때까지, 깊은 인상을 줄 만한 힘이 생기기 시작할 때까지 화려한 과시는 잊어라.

가장 중요한 힘의 기술 중 하나가 '타이트함을 유지하는 것'이다. 속도에 대한 강조는 텐션을 양보하게 한다.

시니어 RKC 롭 로렌스는 드래곤도어 포럼에 통찰력 있는 글을 올렸다. "… 그 요령은 부하를 견디기 위해 필요한 수준의 텐션을 희생하지 않고 가능한 한 빨리 움직이는 것이다. 만약 당신이 앞으로 팔을 휙 뻗어내고 싶다면, 가능한 한 느슨해야 한다. 그러나 당신이 벤치프레스를 성공하려면, 바벨을 지탱하는 데 필요한 양의 텐션에 의해서 어쩔 수 없이 속도를 제한하게 될 것이다."

* 전신을 긴장시켜 마치 수건에서 물을 짜내듯이 전신의 힘을 짜내는 방식을 파벨은 grind strength, grind, grinding으로 표현한다. 올 아웃 슬로우 리프팅에 해당한다.

** 가라데 카타 중의 하나. 느리고 무거운 느낌이 강하다. 카타는 무술의 형(型), 품새, 투로(套路)를 일컫는 가라데 용어.

"초심자들은 가장 먼저 긴장에 강조를 두어야 한다! 당신이 곧바로 스피드를 가르치려고 한다면, 수련생들은 '갑자기 홱 덜컹거리는 것'과 '빠르게 움직이는 것'을 혼동할 것이다. 이것이 바로 『파워 투 더 피플!(Power to the people!)』에서 그 무엇보다 텐션을 강조한 이유다. 텐션의 기본 필요조건을 갖추게 되면, 그때가 스피드를 올리기 시작할 때다. 가끔 어떤 사람들은 처음으로 웨이트를 다룰 때 '그것을 해'서 (스피드와 텐션의 혼합) 나를 깜짝 놀라게 한다. 어젯밤 내 케틀벨 수업에 찾아온 한 여성을 예로 들자면, 그녀는 두 번째 케틀벨 수업에서 아무 문제없이 (그리고 빠른 속도로) 12kg 케틀벨 2개를 프레스했다. 정말 인상적이었다."

그러나 당신은 최대 텐션을 유지할 때만 속도를 높일 수 있다.

핑크색 덤벨과 아이돌 가수로 유명해진 (나는 이보다 더 딱 맞는 단어를 고를 수가 없다) 소녀 취향 헬스클럽에서 유행하는 과장된 10초 반복을 해야 한다는 뜻이 아니다. 일부러 속도를 올릴 필요가 없는 것처럼, 일부러 속도를 내릴 필요도 없다. 체조선수들처럼 타이트함을 유지하는 것에 초점을 두라. 스티브 맥퀸(Steve McQueen)처럼 차갑게 침착하라. 그러면 스피드는 저절로 나아질 것이다.

총알처럼 빠르게 몰아서 반복하느라 패닉에 빠지지 마라. 당신은 이미 갖고 있다. 이것은 신성한 힘에 대한 확신이다.

역동적인 긴장이 브레이크처럼 작동하지 않을까?

맨몸의 전사 접근법은 최대한의 힘을 내야 할 때 당신의 모든 근육을 긴장시키라고 주문한다. 이러한 요구는 길항근이 저항을 제공하는 오키나와 가라데 카타인 산친(Sanchin)을 떠오르게 한다.

자연스러운 반응은 이렇다. "내가 내 근육과 싸운다? 그러면 텐션은 나를 약하게 만들겠지. 강하게 만드는 게 아니라!"

틀렸다. 역동적인 동작인 펀치와 레그 컬(leg curl) 또는 레그 익스텐션 같은 단일 관절 보디빌딩 운동에서는 진실이 될 수도 있다. 그러나 한팔 팔굽혀펴기와 피스톨 같은 다중관절 근력훈련은 완전히 다른 규칙들로 이루어진다.

주동근/길항근의 관계가 레그 컬 또는 레그 익스텐션에서는 아주 단순하다. 대퇴사두근이 작동하고, 햄스트링이 저지한다. 햄스트링이 수축되면 대퇴사두근이 저지한다. 햄스트링 이완을 배우라. 그러면 대퇴사두근이 더 강해질 것이다. 웨이트 리프팅 초기에 유행했던 이른바 '근육 조절' 옹호자들은 그렇게 하려고 노력한다. 그리고 복합적인 근력운동들이 있다. 스쿼트를 주의 깊게 보라. 바벨을 들든 맨몸으로 하든 다르지 않다. 대퇴사두근과 햄스트링 둘 모두 일어선다는 공통의 목표를 향해 일한다. 대퇴사두근은 무릎을 신전시키고, 햄스트링은 힙을 신전시킨다.

보디빌딩의 추잡한 작은 비밀 하나는 이두근을 키우기 위한 최고의 방법 중 하나로 파워 리프팅 방식의 와이드 그립 벤치프레스를 한다는 점이다. 누워서 하는 삼두근 신전운동인 스컬 크러셔(skull crusher)를 하는 동안 이두근은 삼두근과 싸우겠지만, 벤치프레스나 한팔 팔굽혀펴기를 하는 동안 이두근은 삼두근, 삼각근, 흉근을 보조한다. 다중관절의 강한 저항 운동에서, 특히 경험이 풍부한 운동선수들의 길항근은 빈번하게 협동근으로 작용한다. 즉 '브레이크'가 '엔진'이 된다.

다중관절의,
높은 저항 운동에서 '브레이크'는
'엔진'이 된다. 물론 능숙해지는 데
시간이 걸리는 엘리트 기술이다.

좋은 소식은 전통적으로 주동근의 움직임을 방해한다고 여겨졌던 방식에서 근육의 파워를 끌어내 힘을 증폭시킬 수 있다는 것이다. 이제 나쁜 소식도 있다. 이 기술을 연마하기 위해서는 꽤 많은 시간이 걸리는 엘리트 기술이라는 점이다. 타격을 하기 위해서 길항근을 이완시키는 것처럼, 턱걸이나 팔굽혀펴기의 근력을 향상시키기 위해 길항근을 올바로 긴장시키는 것도 하룻밤에 달성할 수 있는 것이 아니다. 아마 처음에는 자신과의 싸움을 좀 해야겠지만, 경험이 쌓이면 잘 헤쳐나갈 수 있을 것이다. 만약 쉽게 된다면, 엘리트 기술은 더 이상 엘리트 기술이 아닐 것이다.

스테로이드 등장 이전의 리프터인 맥식크(Maxick)는 『근육 조절에 의한 엄청난 근력(Great Strength by Muscle Control)』에서 다음과 같이 썼다. "… 리프터가 바벨을 당길 때 결코 바벨을 신경 쓰지 않는다. 그것은 모든 종류의 저항 운동에 적용된다.

… 그의 마음은 사용하고 있는 근육이 아니라 바벨 혹은 웨이트에만 집중된다. 임무를 수행하고 있는 근육에는 전혀 주의를 기울이지 않고 단지 웨이트를 높게 들어 올리는 것에만 목표를 두고 있다. 그러니 전체 동작은 웨이트에 의해 심각하게 통제돼버리고, 그래서 쓸 수 있는 몇몇 근육 그룹들이 실질적으로 사용될 때라도 제대로 작동하지 않고 방치되거나 쓸데없이 작동해서 리프팅하는 근육의 훼방꾼이 될 것이다."

생각 없이 하는 리프팅은 패배자들을 위한 것이다.

주먹의 힘

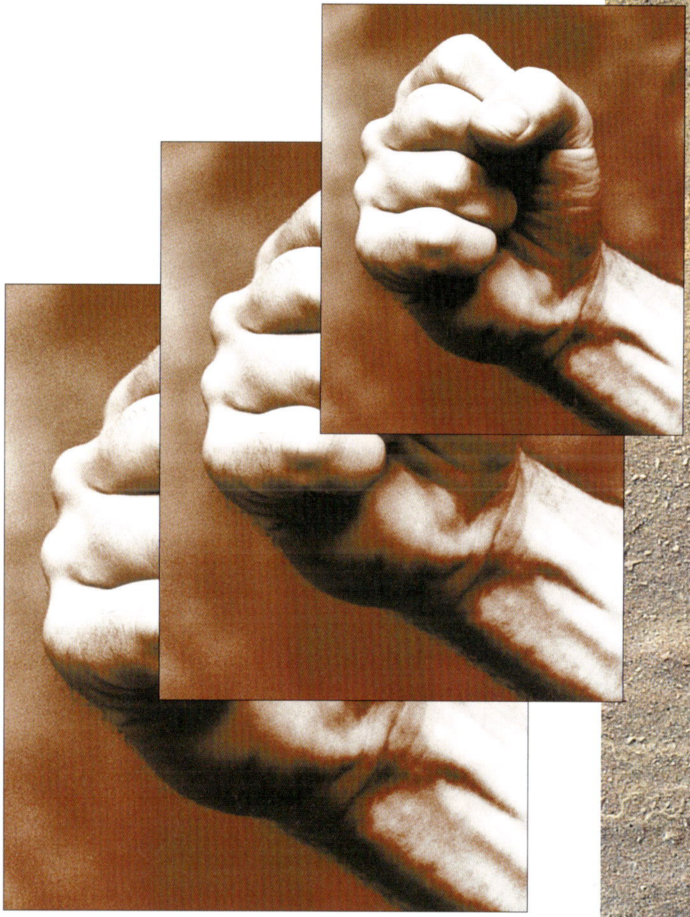

동지들! 바닥에 엎드려 팔굽혀펴기 5회를 한다. 겨우 5회지만 도전적인 변화를 준다. 예를 들어 발을 위에 올려놓거나 한 팔로 한다. 5회를 끝내고 나서 힘을 더 짜내 몇 회 더 할 수 있겠지만, 그 이상은 하지 않는다. 주먹, 손등, 손끝이 아니라 손바닥으로 팔굽혀펴기를 한다. 그러면 파워의 원천에 대한 맨몸의 전사 원칙을 더 잘 추진할 수 있다.

첫 번째 세트의 어려움에 주목하라. 잠깐 휴식한다. 다시 5회를 하라. 이번에는 한 가지가 다르다. 몸을 위로 올리는 동안, 손끝으로 바닥을 꽉 움켜쥔다. 손끝으로 하는 팔굽혀펴기가 아니다. 단지 손끝이 하얗게 되도록 바닥을 움켜쥐는 것이다. 몸을 들어 올릴 때만 이렇게 한다. 올라가는 내내 움켜쥐는 것과 스티킹 포인트에서만 움켜쥐는 것 중에서 어떤 것이 최고의 결과를 만들어내는지 실험한다.

마치 힘을 주어 긴장하고 있는 전완이 삼두근으로 에너지를 올려 보낸 듯, 팔이 갑작스럽게 팍! 하고 여분의 에너지를 얻었다는 것을 알아차리게 될 것이다. 이것은 착각이 아니라 실제로 일어나는 일이다. 근육은 수축할 때마다 자신의 주변으로 '신경의 힘'을 방출하며 주변 근육들의 수축강도를 높인다.

주먹을 쥐어라.

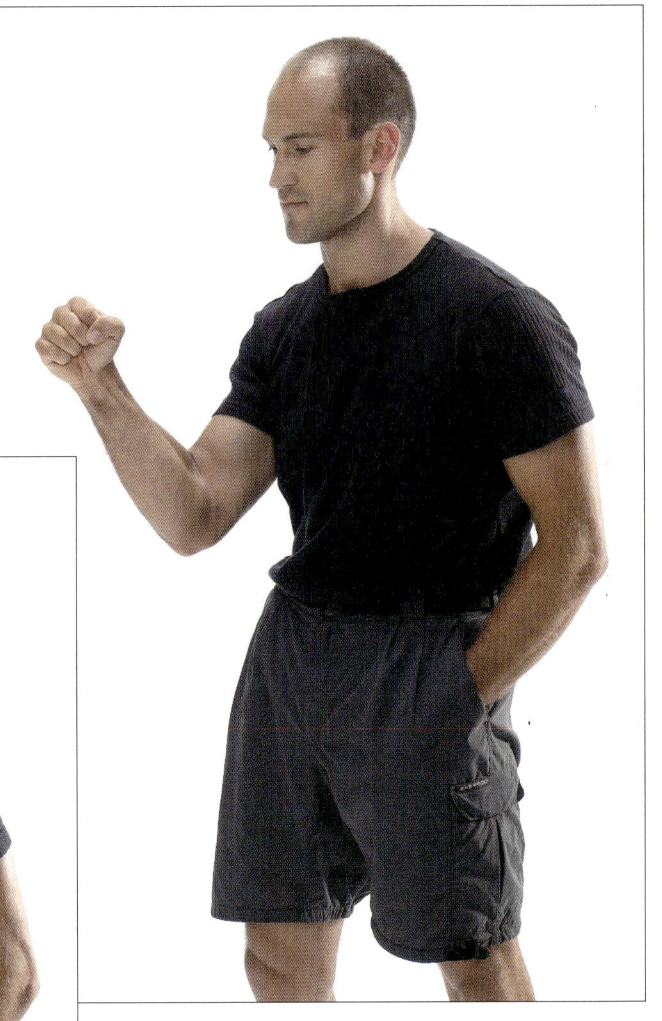

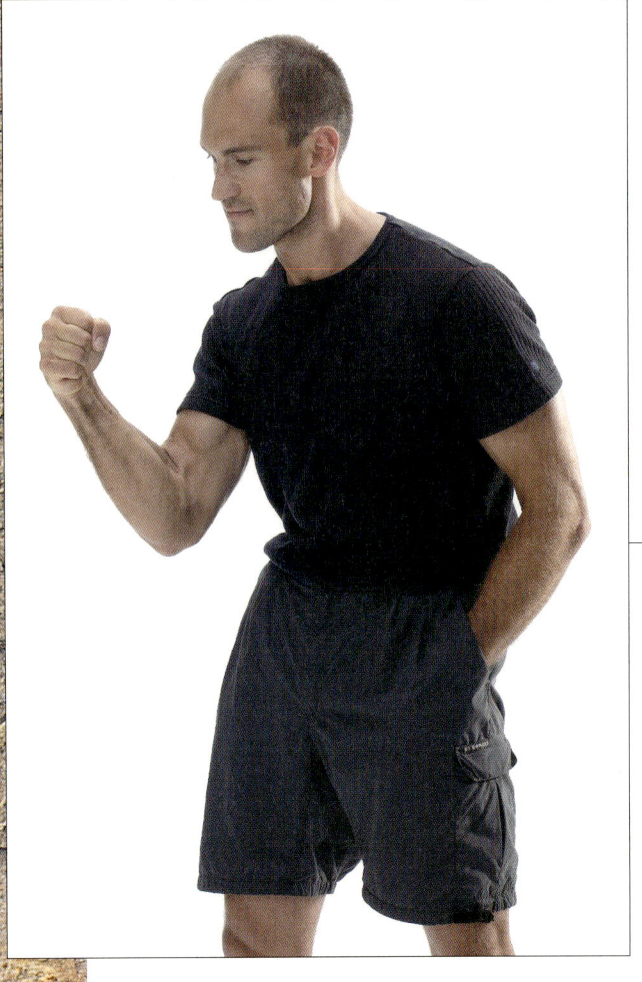

꽉 쥔 주먹. 마디가 하얗게 변한 주먹!

주먹을 꽉 쥘수록, 전완의 텐션이 상완으로 흘러넘치는 것에 주목하라. 심지어 어깨와 겨드랑이까지 흘러넘친다.

바닥이든 바든 무엇이든 강하게 꽉 쥔다면 모든 상체 운동에서 힘이 증가될 것이다. 정말로 놀라운 것은 주먹을 꽉 쥐는 것이 다리의 힘도 향상시킨다는 것이다! 풀 스쿼트를 한다. 완전히 내려간 상태에서 1초 정도 멈춘 다음 일어선다. 일어서기 위해 쓰는 힘의 양을 알기 위해 한두 차례 반복한다. 그 다음 스쿼트를 할 때는 일어서려고 하는 순간 마디가 하얗게 되도록 주먹을 쥔다. 스쿼트가 쉬워진 것을 확인할 것이다! 이 테크닉은 기막히게 멋진 한다리 스쿼트, 즉 피스톨을 해결하도록 도와줄 것이다.

팔을 위해 손가락이 한 것을 다리를 위해 발가락이 할 수도 있다. 스쿼트에서 일어날 때 발가락으로 바닥을 움켜쥔다. 쉽게 힙 수축강도와 파워를 높일 수 있을 것이다.

스쿼트를 강화하기 위해서 주먹을 쥐어라. 발가락으로 바닥을 움켜잡으라.

힘의 오발, 사격교관에게서 얻은 팁

당신의 손은 '근육 소프트웨어(신경)'를 통해 연결돼 있다. 한 손은 다른 손을 따라한다. 한 손에 갑자기 힘을 주면 다른 손의 근육에서 그 수축강도의 20%를 넘는 반사적인 수축이 일어난다.

이 사지간의 반응현상은 전 세계 총기 인스트럭터들의 심장을 두려움에 두근대게 한다. 인스트럭터들은 총을 발사할 준비가 되기 전까지 방아쇠에 손가락을 걸지 말라고 경고한다. 만약 손가락을 방아쇠에 걸고, 예를 들어 다른 손으로 손전등을 켜거나 문을 여는 동작을 하면, 이런 쥐는 반응으로 인해 총이 발사될 수 있다.

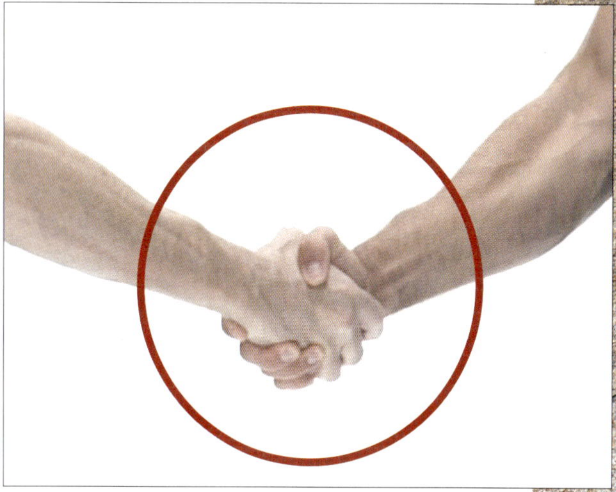

경찰을 곤란에 빠뜨릴 수 있는 이것이 당신의 힘 훈련을 도울 수 있다.

이러한 실험을 해보자. 훈련 파트너의 손을 최대한 강하게 쥔다.

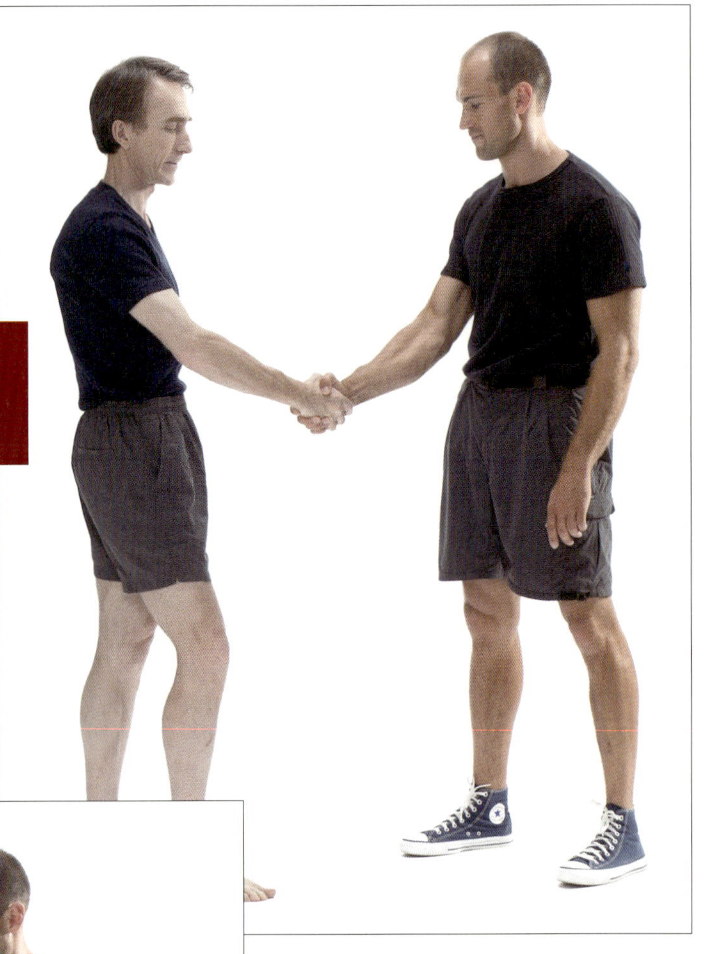

파트너의 손을 최대한 강하게 쥔다.

다시 다른 손도 주먹을 꽉 쥐면서 해본다.

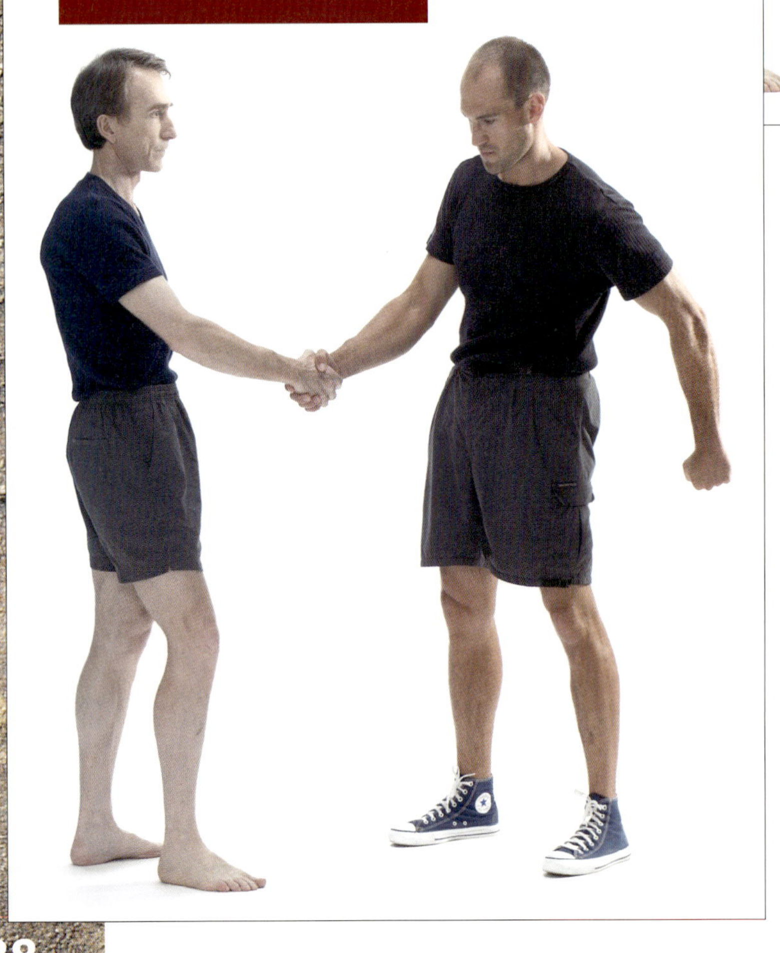

그리고 한 번 더 하는데, 이번에는 다른 손도 동시에 강하게 주먹을 쥔다.

한팔 팔굽혀펴기와 같이 상체를 위한 한팔 근력강화운동의 스티킹 포인트에 도달했을 때, 다른 손을 갑자기 마디가 하얗게 되도록 주먹을 쥐거나 바닥이나 바를 타이트하게 쥐어보라. 그렇게 하면 근력이 확 올라오고, 스티킹 포인트에서 벗어나게 될 것이다.

한팔 상체 운동의 스티킹 포인트에서 다른 손의 쥐는 근육을 작동시켜라.

이러한 전략은 가라데나 다른 하드 스타일 무술들의 많은 펀치들에 관련해서 적용될 수 있다. 리버스 펀치*가 표적에 명중하는 그 순간에 다른 손은 강하게 주먹을 쥔다. 두 주먹을 이어주는 '파워라인'을 깨닫게 될 것이다.

파워 복근=파워 바디

"내 모든 집중, 내 모든 훈련, 내 모든 생각은 내 복부에 집중된다."
– 최영의

복부 근육을 긴장시키는 것은 신체의 모든 근육의 수축강도를 증폭시킬 것이다.

무술의 대가들은 수세기에 걸쳐 이러한 현상을 본능적으로 이해했다. 당신은 이것을 직접 경험하게 될 것이다. 그러나 바로 엎드려서 이것을 팔굽혀펴기에 적용하려고 서두르지 마라. 기회는 있고 아직 당신은 복부를 제대로 수축시키는 방법을 알지 못한다.

'크런치 세대(crunch generation)'는 복근운동을 할 때 개미허리처럼 잘록해진다고 배를 안으로 집어넣으라고 세뇌를 당했다. 공주님이신가. 코어는 타이트하고 압축된 에너지로 가득차야 한다. 마치 하복부에 깊이 닻을 내린 느낌이어야 한다. 배를 안으로 집어넣으면 어떻게 느껴지나? 나약하고, 허리가 끊어질 것 같은 미인대회 우승자 같지 않나. 그냥 매니큐어를 칠해라.

몇 가지를 반드시 이해해야 한다. 첫째, 근육 수축은 곡선이 아니라 직선이다. 그러니까 당신의 복근은 흉골과 치골을 반원이 아닌 직선으로 함께 끌어당기는 것이다.

* reverse punch. 여기서는 가라데의 기술. 역찌르기.

둘째, 지루하고 기이한 이유라서 내가 제외시킨 것이긴 한데, 배를 안으로 홀쭉하게 집어넣으면 복강압(또는 '기[氣]', 당신이 주장한다면)이 약해진다. 요점은 편평한 복부 근육이 강한 복부 근육이다.

평평한 복근이 강한 복근이다. 안으로 집어넣은 배는 나약하다.

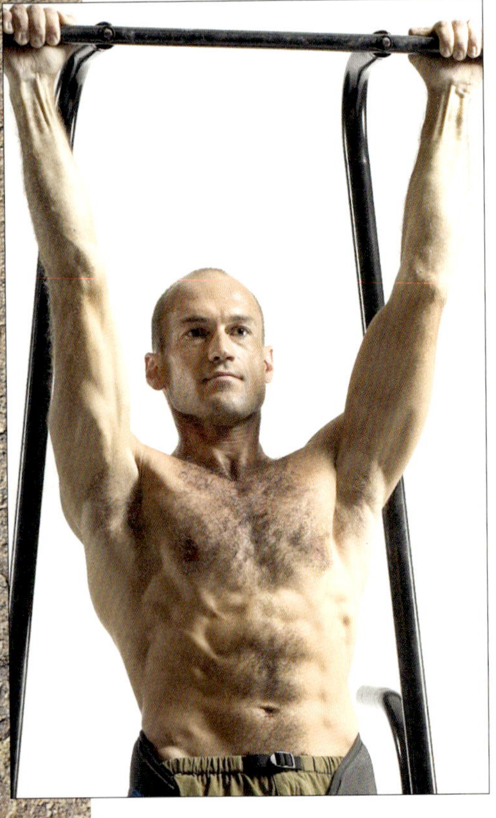

복부 근육을 편평하고 강하게 수축시키는 방법을 배울 때까지 당신은 더 강해지지 못한다. 다음의 '백 프레셔 크런치(back-pressure crunch)'가 방법을 가르쳐줄 것이다. 무릎을 90도 구부리고 양발을 바닥에 붙인 일반적인 크런치 자세를 취한다. 이제 크런치로 올라오는 것에 집중하는 대신, **온힘을 다해 허리를 아래로 강하게 눌러 내린다.** 나는 호주 작가 키트 러플린(Kit Laughlin)에게서 이 팁을 얻었다.

가라데 띠를 매는 허리 부분을 아래로 눌러 내리면 몇 가지 멋진 일이 일어난다. 척추가 자연스럽게 둥글어질 것이다. 덩치 큰 사내가 매트리스 중간에 털썩 주저앉으면 매트리스 끝부분이 말려 올라가는 것처럼 당신의 몸통과 골반 둘 다 말려 올라가지만, 크런치를 할 때보다 더 높이 올라가지는 못할 것이다.

이 특별한 술책은 고관절굴근(hip flexors)의 관할구역 밖이다. 즉 복부 근육에게 더 많은 일거리가 주어진다. 백 프레셔 크런치는 복부 근육이 원래 해야 하는 대로 즉 직선 방향으로 수축하게 만들어줄 것이다.

돌돌 만 요가매트 같은 것을 허리 아래에 끼워 넣고 빠지지 않게 고정되도록 노력하면, 백 프레셔 크런치를 훨씬 더 잘 할 수 있다. 더 긴 가동범위로 복근이 일을 한다면 아래로 눌러 내리는 것이 훨씬 더 쉬어진다는 점을 알게 될 것이다.

요약하면 크런치, 롤링 업, 윗몸일으키기에 대해 걱정하지 마라. 단지 최대한 허리로 바닥을 강하게 누르는 것에 집중하라. 크런치를 할 때 두 손을 배 위에 올려놓고 그 감각에 주목하라. 어떤 상황에서도 그 감각을 재현해낼 수 있어야 한다. 일단 가능해지면, 다음의 힘 테스트를 시도해봐라.

둘 다 최대한 힘을 꽉 주어 악수한다. 동료에게 당신의 악력이 얼마만큼 강한지 주목하게 한다. 잠깐 쉬었다가 다시 테스트 하는데, 이번에는 동료의 경우 전과 똑같이 악수하고, 당신은 복부 근육을 수축하며 악수한다.

복부 근육을 짧고 편평하게 유지한다. 백 프레셔 크런치를 할 때 경험한 그 느낌을 다시 만들라. 복부를 수축할 때, 배를 집어넣거나 내밀지 마라. (준비가 가능한) 펀치에 대비하는 것처럼 복부를 탄탄히 압축하라. 당신(또는 당신의 스파링 파트너)은 악력이 더 강해진 것을 깨닫게 될 것이다.

파워 투 유!

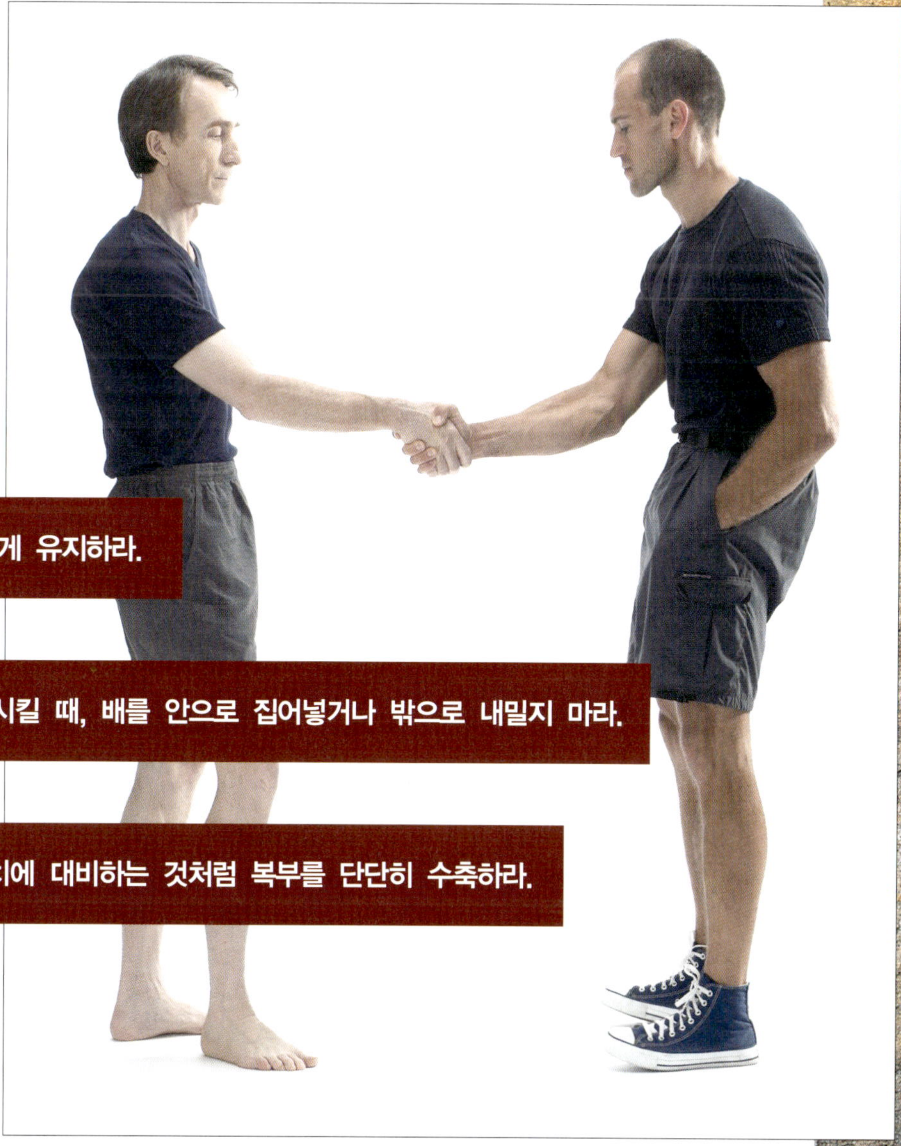

복부를 짧고 편평하게 유지하라.

복부를 수축시킬 때, 배를 안으로 집어넣거나 밖으로 내밀지 마라.

펀치에 대비하는 것처럼 복부를 단단히 수축하라.

'후륜구동'에 고단 기어 넣기

노련한 격투가들은 커다란 팔 근육에 감동받지 않는다. 그들은 진정한 타격력이 엉덩이에서 만들어진다는 점을 잘 알고 있다. 한 가라데 고수는 심지어 마키와라 정권 단련이 주먹보다 엉덩이를 강하게 하는 것이라고 말했다. 권투 코치인 RKC 스티브 바카리(Steve Baccari)는 내게 마이크 타이슨의 팔 둘레가 약 41cm이며 에반더 홀리필드는 약 38cm라고 말해주었다. 두 명 다 체중 73kg, 키 165cm의 보디빌더 정도의 팔 크기밖에 안 된다. 이 정도가 헤비급 복싱에서 평균적인 수치다.

아직 대부분의 사람들, 그리고 운동선수들조차 자신의 팔뚝에 사로잡혀 몸에서 가장 강력한 근육인 둔근을 동원하는 방법을 전혀 모른다. 이 기술을 반드시 습득해야 한다. 왜냐하면 둔근에서 강한 텐션을 만들어내는 방법을 모른다면, 힘운동이나 무술 기법들을 효과적으로 사용할 수 없기 때문이다. RKC 톰 푸르만(Tom Furman)은 이 가장 중요한 근육들을 '후륜구동'이라고 적절히 표현했다.

둔근을 긴장시키는 것은 모든 노력을 증폭시킨다.

한 가지 효과적인 이미지는 **양쪽 볼기짝으로 동전을 꽉 무는 것**이다. 우습지만 효과적이다.

다시 악력 테스트로 돌아가자. 복부 압축에다 이번에는 둔근까지 꽉 잠그면서 친구의 손을 쥐어짜듯이 움켜쥐어라. 더 강력해질 것이다. 내가 보장한다.

체조선수는 이제 막 당신이 배운 세 가지 방법을 써서 링십자버티기를 할 때 즉각적으로 40파운드의 힘을 얻는다.

– 브래드 존슨의 〈텐션의 파워(The Power of Tension)〉에서.*

최근에 나는 스트렝스 퍼포먼스(strength performance)에서 긴장 테크닉의 효과라는 투박한 실험결과를 발표했다. 파벨이 내게 글 한 편을 요청한 후에 나는 더 잘 계획하고 더 정확히 측정해서 그 실험을 다시 하기로 결정했다.

내가 사용한 근력운동은 링십자버티기였다. 나는 다양한 긴장상태로 이룩할 수 있는 내 체중을 측정하기 위해 링을 아래로 눌러 내리면서 체중계 위에 서 있었다. 나는 양손으로 링을 잡고 팔을 쭉 펴고 뻗어서 완벽한 십자버티기보다 약 20도 정도 위를 향하게 (T모양 대신 살짝 Y모양이 되도록) 했다. 이 각도는 그 운동의 지렛대를 더 불리하게 만들었고, 나는 내 몸을 저울 위에서 완벽하게 들어 올릴 수 없다는 것을 확실히 알게 됐다. 나는 네 가지 긴장상태를 사용했다.

(1) 다음의 세 가지 긴장기법 중 어느 것도 사용하지 않고, 할 수 있는 한 최대한 강하게 링을 아래로 밀어보는 것.
(2) 할 수 있는 한 최대한 강하게 링을 쥐어짜듯이 움켜쥐는 것.
(3) 복근을 긴장시키는 것.
(4) 둔근을 긴장시키는 것.

나는 이러한 조건 네 가지를 여섯 차례 반복했다. 나는 항상 조건 (1)에서 시작해 나머지 세 가지 조건들을 순차적으로 변화시켜보았다. 예를 들어 첫 번째는 1, 2, 3, 4 순으로, 두 번째는 1, 3, 4, 2 순으로 시행했다. 각 과정마다, 그것들의 누적효과를 측정할 수 있도록 한 번에 한 가지 긴장방법만을 더했다. 첫 번째 과정에서 나는 근력을 다음과 같이 측정했다.

(1) 긴장방법을 사용하지 않음.
(2) 손을 꽉 쥠.
(3) 손을 꽉 쥠 + 복부 꽉 조임.
(4) 손을 꽉 쥠 + 복부 꽉 조임 + 둔근 꽉 조임.

* 드래곤도어 홈페이지에 실렸던 브래드 존슨의 글 〈power of tension〉 전문을 그대로 이 페이지와 다음 페이지에 실었다.

모든 실험 과정은 이런 방식으로 이루어졌다. 나는 세 가지 긴장기법들의 각각의 순서를 시행할 수 있도록 여섯 개의 과정을 측정하기로 결심했다. 이것은 내가 세 가지 긴장방식의 누적된 근력 기여도와 함께 개별적인 효과를 측정할 수 있게 했고, 패턴들을 시각적으로 검토할 수 있는 더 많은 자료를 제공했다.

각각의 조건에서, 나는 내가 할 수 있는 최대한으로 링을 내리 눌렀다. 나는 오로지 규정된 긴장방법(들)만 이용하도록 시도했다. 내가 그러한 긴장방법 모두를 한꺼번에 이용하는 데 익숙해져 있었기에 이런 실험은 어려웠다. 약 3초 정도 링을 내리 누르고, 저울의 눈금을 봤다. 비록 그 눈금이 흔들렸을지라도(약 4~6파운드 범위에서), 중간 지점을 찾는 것이 그리 어렵지 않았다. 무게를 기록했고 다음 조건을 시행하기에 앞서 1분 정도 휴식을 취했다. 실험이 피로의 영향을 받지 않도록 하기 위해서, 각각 과정의 첫 번째와 마지막 상태의 무게를 관찰했다. 이 숫자는 실험 전반에 걸쳐 거의 동일했다.

이제 그 결과를 살펴보자! 3가지 긴장기법들이 결합된 사용에서 평균적으로 약 18.3.kg이 증가했다. 각기 분리된 조건에 대한 평균적인 누적 근력 증가는 다음과 같다. 손으로 꽉 쥐기 3.9kg, 복부 압축 9.2kg, 그리고 둔근 조이기 5.1kg. 긴장방법의 두 과정이 있었는데, 각각의 긴장기법이 처음이었던 것, 즉 단 한 가지 기법만 이용된 각 조건에 대한 평균적인 근력 증가는 다음과 같다. 손으로 꽉 쥐기 4.5kg, 복부 압축 13.6kg, 그리고 둔근 조이기 6.1kg.

결론적으로 나는 긴장방법들이 근력을 증가시킨다는 것을 알았지만 증가된 정도에 놀랐다. 나는 개별적인 그리고 결합된 긴장방법들의 근력 증가가 선택된 운동과 운동선수에 따라 달라진다고 생각했다. 나는 모든 종류의 실험 오차를 알지만, 그 결과는 긴장의 힘을 내게 확신시키기에 충분하고도 넘치는 것이었다!!!

나는 이 실험 보고서가 알아보기 쉽기를 바란다. 그렇지 않다면 드래곤도어 포럼에 질문해주길 바란다. 어떠한 질문도 기쁘게 답변하겠다.

동지, 이 책에 있는 모든 실행 팁에 주목하라! 읽고, 수련하라.
그리고 또 읽고, 좀 더 수련하라. 개별 운동들보다 파워 발생의
진정한 핵심들이 훨씬 더 중요하다. 당신이 고도의 긴장기법들을 생략하고
곧장 세부사항들로 간다면, 당신은 맨몸의 전사 운동을 하는 게 아니다.
그저 움직일 뿐이며 시간낭비만 하고 있다.
만약 당신에게 주의력 결핍 장애가 있다면, 스트렝스 트레이닝은 하지 마라.

정적인 바닥 구르기, 파워를 최대로 끌어내기 위해 지면의 압력을 이용하기

가라데의 대가인 마사토시 나카야마(Masatoshi Nakayama)*는 말하곤 했다. "원동력은 지탱하는 다리가 강력히 밀치는 것에서 나온다. 그 원리는 제트엔진의 원리와 같은 것이다. … 그 움직임에서 필수불가결한 중심은 지탱하는 다리와 바닥 사이의 반작용이다. 이러한 반작용이 클수록, 몸이 더 빠르게 나아간다."

피스톨을 할 때는 발로 바닥에서 한팔 팔굽혀펴기를 할 때는 손바닥으로 바닥에 최대한 압력을 주는 것으로 이것을 적용하는 데 집중하라. 올림픽 역도선수들이 흔히 대회장 단상 아래로 똑바로 밀어내라고 말하듯이. 아래로 바닥을 쾅쾅 구르고 있다고 상상하라. 그렇다. '움직임 없는 바닥 구르기(static stamp)' 다. 몇 가지 이유(육체적, 정신적, 생리학적)에서 그렇게 하는 것은 밀어내는 근육의 더 강력한 수축으로 전환될 것이다.

시작하자. 한 발로 서서 발을 바닥으로 강하게 더 강하게 누른다. 한팔 팔굽혀펴기의 올라온 자세인 척하고 손으로 같은 방법을 시도하라. 텐션이 꾸준히 증가하는 것을 느끼겠는가? 내려앉은 자세에서 같은 방법을 시도한다면, 바로 몸이 솟구쳐오를 것이다.

* 마사토시 나카야마(中山正敏) : 1913~1987. 쇼토칸 가라데의 대가.

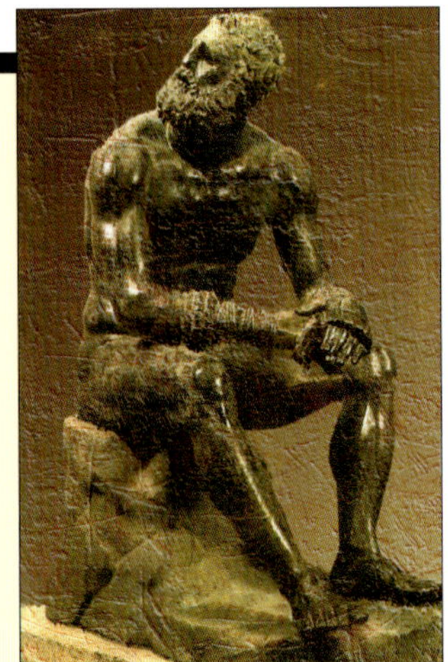

손바닥이나 발로 최대한 강하게 바닥을 누른다. 바닥을 똑바로 밀어낸다. '정적인 바닥 구르기'로 최대 압력의 감각이 생기도록 노력하라.

발뒤꿈치나 손바닥 기저부분에 집중해서 손바닥이나 발바닥 전체로 "바닥 구르기"를 하라. 발뒤꿈치나 손바닥의 아랫부분이다. 손바닥의 아랫부분에서 새끼손가락 쪽의 맨아랫부분이다. 손바닥으로 타격(palm strike)할 때 사용하는 곳이다. 이곳에 압력을 주면, 구조적으로 팔을 매우 강하게 만들고 삼두근과 광배근이 발사된다.

한팔 팔굽혀펴기에서 역시 양다리를 견고하게 유지하고, 발볼로 바닥을 밀어낸다. 몸 전체가 밀접하게 연결될 것이다. 고립은 미신이다. 해봐라. 된다.

몸 전체가 서로 연결된다. 고립은 미신이다.

아래로 내려간 상태에서 뒤꿈치 압력은 당신의 강력한 후륜구동을 동원할 것이다. 그 작용은 반드시 정적인 것은 아니다. 예를 들어 역도선수들은 저크를 하는 동안 이것을 이용한다. "나는 편평한 발로 치고, 충격파를 다시 다리로 보내려고 한다. 이것은 형의권*의 기본 테크닉이다."

* 형의권 Xinyiquan kung fu. 形意券.

광배근을 작동시켜 양 어깨를 아래로 내려 유지함 : 최고의 가라데 고수들과 벤치프레스 선수들의 비밀

어깨를 움츠리고 그리고/또는 어깨가 앞으로 나가는 것을 놔두면, 당신의 어깨도 파워도 아주 비슷하게 망가질 것이다. 펀치를 치든 벤치프레스를 하든 팔굽혀펴기를 하든, 강한 몸통 근육으로부터 팔을 '단절' 시킨 효과인 셈이다.

마사토시 나카야마는 이렇게 말하곤 했다. "양 어깨는 항상 아래로 내려 유지돼야 한다. … 만약 양 어깨가 올라간다면… 몸통 옆 근육이 부드러워지고 파워가 집중될 수 없다." 가라데의 대가는 펀치에 대해 말하고 있지만, 한팔 팔굽혀펴기 역시 마찬가지다. "엉덩이, 가슴, 어깨, 팔, 손목, 주먹 모두를 반드시 견고하게 서로 연결되게 하고, 모든 근육들은 반드시 충분하게 기능해야 한다. 그런데 펀치를 할 때 몸의 움직임을 유도할 때, 겨드랑이 주변의 근육들을 제대로 수축하지 못하면, 아무리 많은 팔 근육을 수축해도 소용이 없다. 그러면 그 충격이 타깃으로부터 주먹으로 되튀게 하는 원인이 될 수 있다."

어깨를 움츠리거나 앞으로 내보내는 것은, 파워풀한 몸통 근육에서 자신의 팔을 '단절' 시키는 것이다.

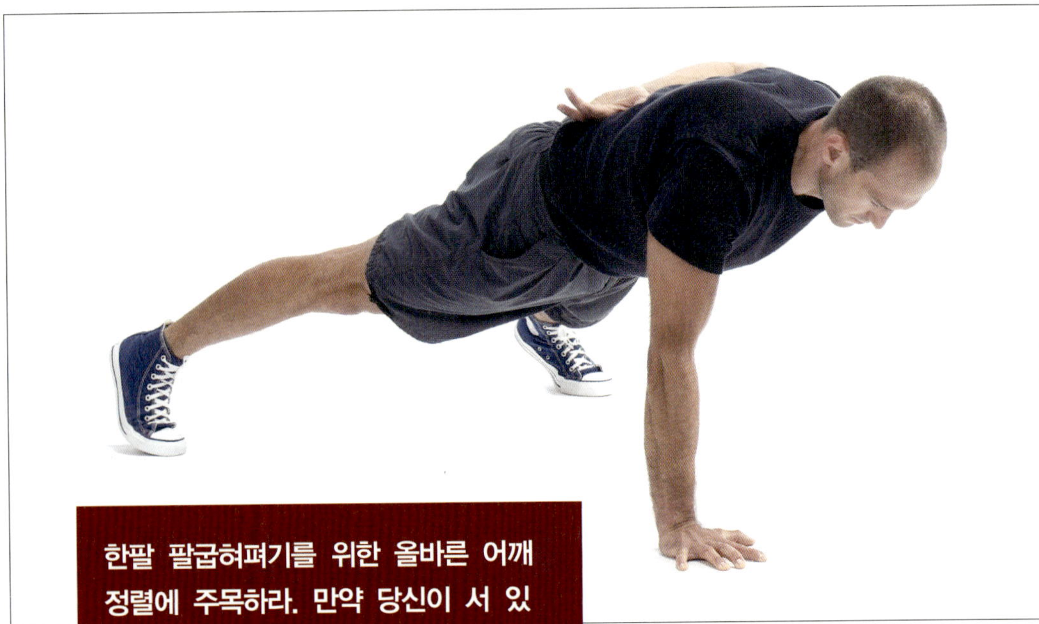

한팔 팔굽혀펴기를 위한 올바른 어깨 정렬에 주목하라. 만약 당신이 서 있다면, 그 자세는 '아래로 그리고 뒤로'라고 말할 수 있을 것이다.

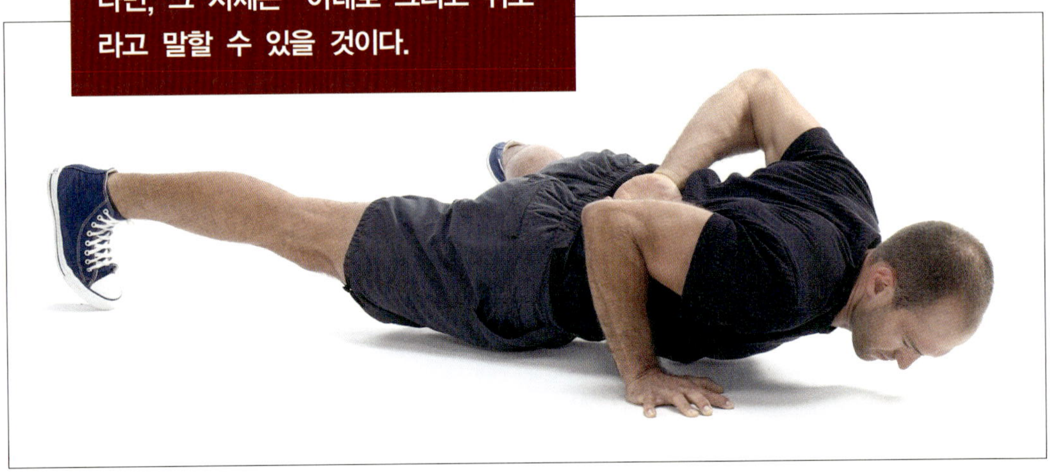

정상에 있는 파워 리프터들은 어깨를 벤치 쪽으로 그리고 발쪽으로 아래로 눌러 유지한다. 그렇기 때문에 더 무거운 무게를 들어 올릴 수 있고, 어깨 부상을 덜 당하게 된다. 이것은 당신의 체중을 밀어낼 때도 똑같다.

자신의 에너지를 어깨 제일 위에 두고, 그 에너지로 미는 것이 당연한 듯 보일지라도 그렇게 하는 것은 힘을 약하게 하고, 부상을 입게 만든다. "펀치(그리고 한팔 팔굽혀펴기)를 하는 내내 (늑골을 따라서) 광배근과 전거근을 긴장시켜 (에너지 전달의) 부드러운 아치를 유지하고 긴장을 전달할 수 있도록, 팔 바깥쪽과 어깨 위의 긴장을 최소화한다."라고 물리학 박사이자 가라데 선생 레스터 잉그버(Lester Ingber)가 말한다. 즉 어깨가 아닌 겨드랑이에서 밀라는 것이다.

"팔 아래에서 긴장을 유지하고 어깨를 딱딱하지 않게 하면, 몸의 속도와 질량의 원천을 단절시키는 것을 피할 수 있다"고 잉그버는 주장한다.

어깨가 아닌 겨드랑이에서 밀어내라.

지금 당장은 당신에게 이것이 직관에 반하는 듯 보이겠지만, 일단 당신이 겨드랑이 파워의 개념을 완벽히 익힌다면, 지금껏 암핏 파워 없이 어떻게 해왔나 싶을 것이다. 그것을 한다면 한팔 팔굽혀펴기, 펀치, 그리고 벤치프레스에서 큰 보상을 받게 될 것이다.

코르크스크류*, 가라데 펀치의 또 다른 비밀

"(가라데 펀치의) 회전 동작은 제대로 된 경로를 잡게 한다"고 고(故) 나카야마 선생은 설명했다. "그 원리는 총신 안의 강선과도 같다. 강선이 없으면, 총알은 경로에서 벗어나 빙글빙글 돌며 떨어질 것이다. 강선 때문에 총알이 회전하며 올바른 경로로 이동하고 … 전완을 회전하는 것은 파워를 모으고 증폭시키는 것이다. 그 회전이 그 테크닉에 포함된 모든 근육들의 즉각적인 긴장을 유발하기 때문에 이것은 사실이 된다."

강선이 있는 총신이 편평한 총신보다 훨씬 뛰어나다.

회전 또는 나선형 긴장(spiral tension)은 모든 동작의 안정성과 파워를 증진시킨다.

이것이 코르크스크류(corkscrew) 원리의 정수(精髓)다. 양손을 반대방향으로(오른손은 시계방향으로 왼손은 반시계방향으로) 등척 회전을 하며 라이플을 쥐는 것은 미 해병대 무술 프로그램 중 총검술격투에서 극적인 차이를 가져왔다.

해병대의 찌르기는 더 파워풀해지고, 막아내기 어려워졌다. 근력운동에서도 마찬가지다. 다음은 당신에게 그것을 하는 방법을 가르쳐주기 위한 과정이다.

* corkscrew : 포도주 병 따위의 코르크 마개를 뽑기 위한 도구. 끝에 나선 모양의 쇠붙이가 달려 있음.

몸 앞에서 막대기를 하나 잡는다. 마치 벤치프레스를 위해 바를 움켜잡듯이.

이제부터, 방어적으로 어깨를 움츠리거나 앞으로 내보내는 것보다 더 나은 것을 알아야 한다.

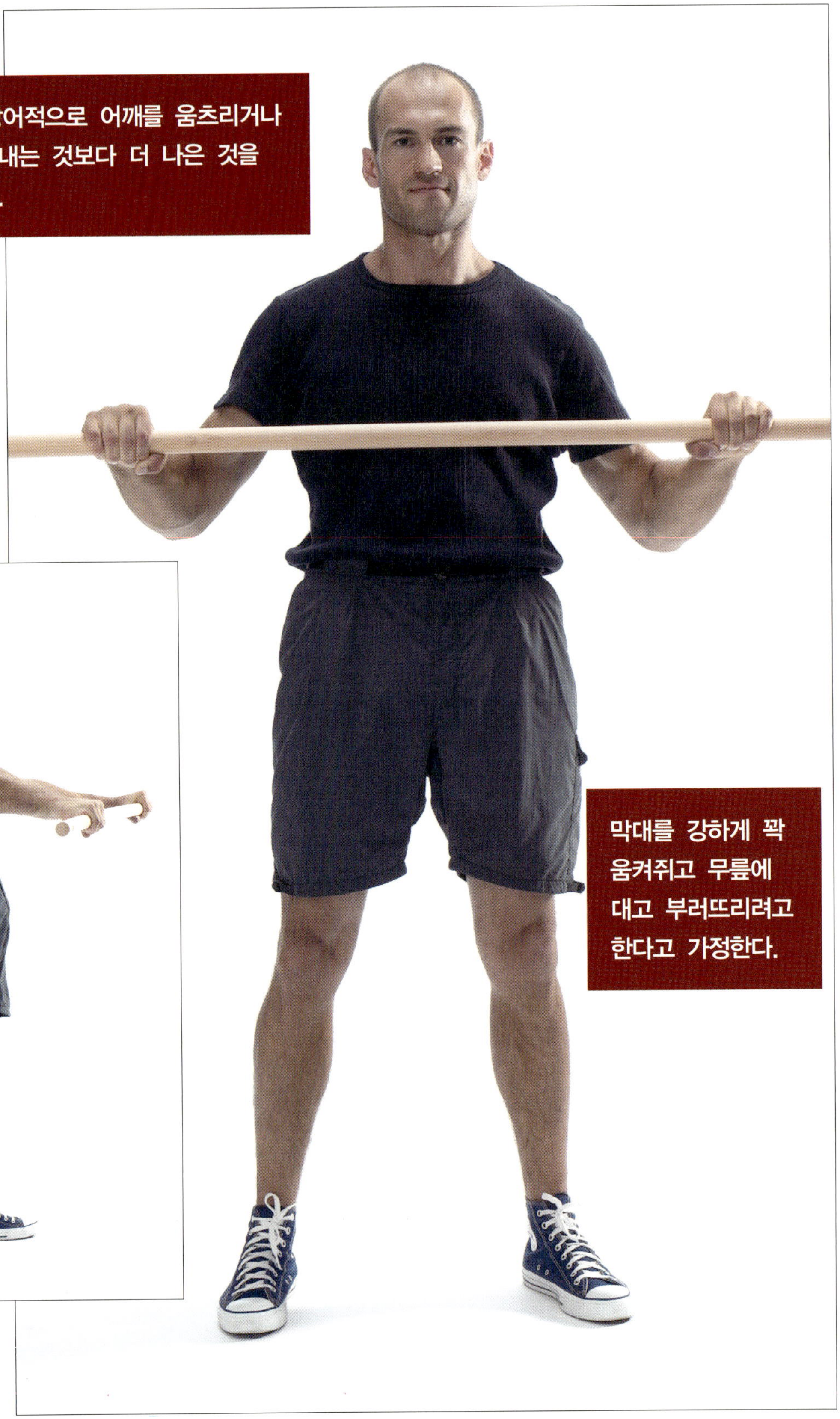

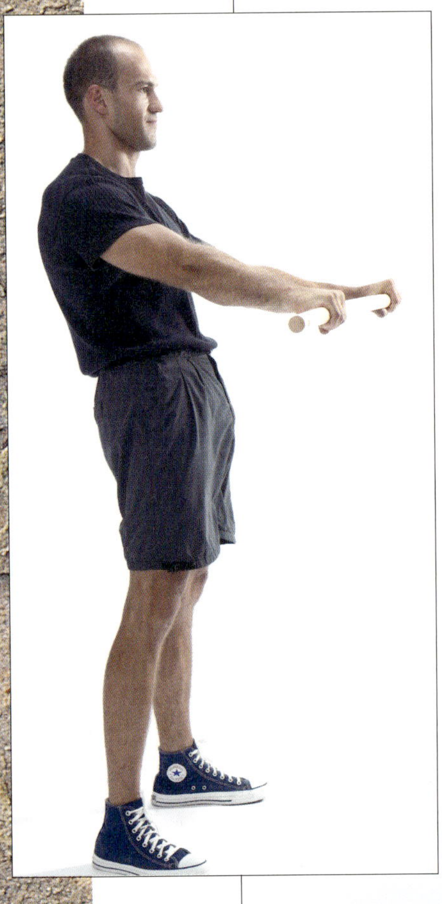

막대를 강하게 꽉 움켜쥐고 무릎에 대고 부러뜨리려고 한다고 가정한다.

당신은 겨드랑이, 광배근, 대흉근에서 긴장을 느껴야 한다. 양 팔꿈치는 몸 쪽으로 약간 움직일 것이며, 양 어깨는 귀에서 멀어질 것이다. 최고의 벤치프레스 선수들은 가슴에서 바를 들어 올리도록 광배근을 바깥쪽으로 펼쳐지게 한다. 코르크스크류 테크닉은 마스터하기 어려운 이 기술을 위한 지름길이다.

막대기가 없다면, 앞으로 양팔을 뻗고 가능한 최대로 두 팔을 안에서 바깥쪽으로 돌린다.

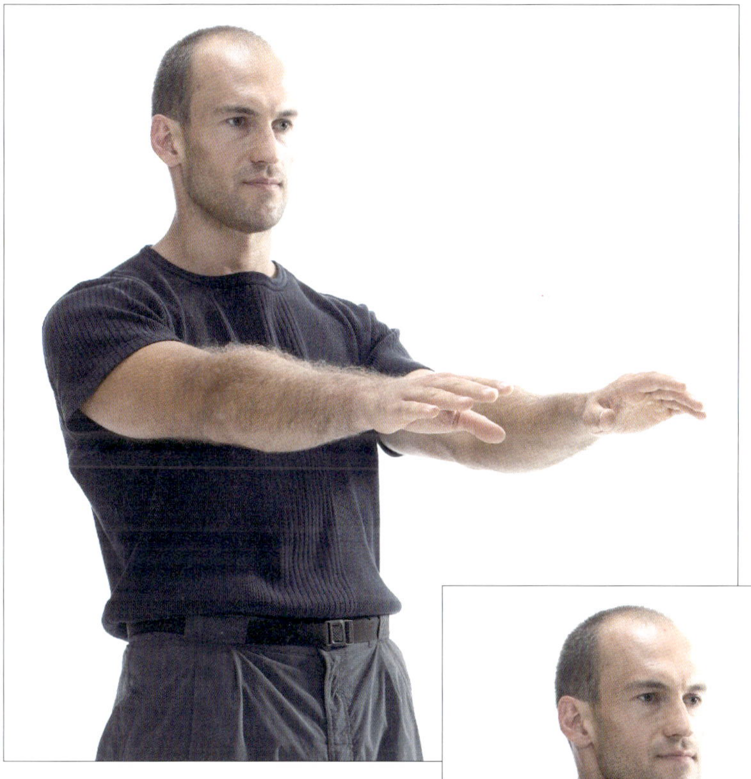

자신의 팔을 어깨의 소켓 안으로 돌려 넣고 있다고 상상하라. 겨드랑이에서 주먹을 향해 나선형으로 돌아 나오는 긴장을 느낄 수 있어야 한다.

안에서 바깥쪽으로 :
오른팔은 시계방향으로
왼팔은 반시계방향으로.

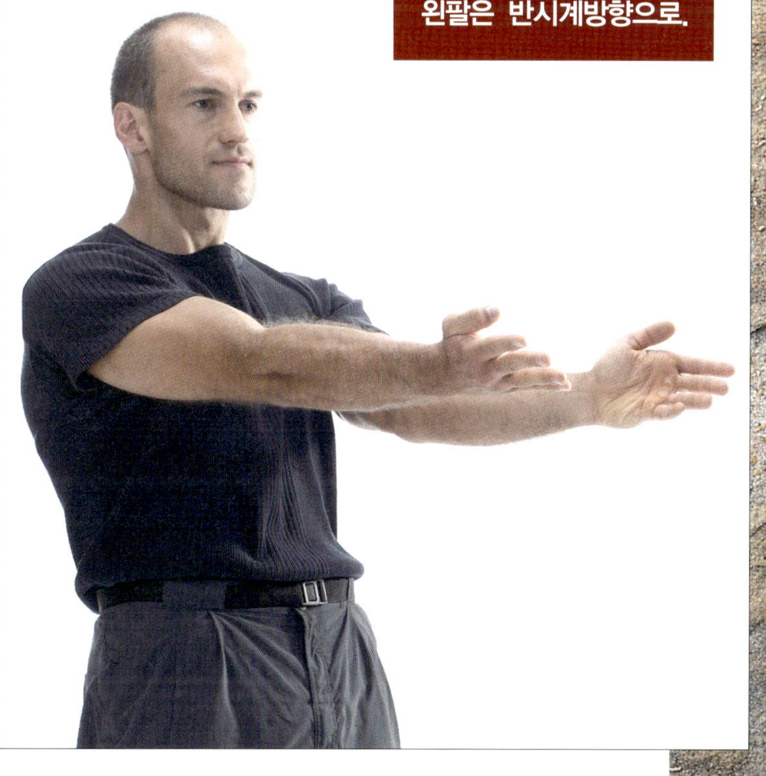

가라데 펀치는 바깥에서 안으로 회전하지만, 팔굽혀펴기(또는 벤치프레스, 손바닥으로 타격하기)는 안에서 밖으로 회전하는 데 주목하라. 즉 오른팔은 시계방향으로 움직이며 왼팔은 반시계방향으로 움직인다. 이 외회전을 통해서 당신의 어깨는 소켓 속으로 들어가고, 동작은 더 강하게 실행될 것이다.

악수 테스트를 반복하며 코르크스크류 파워를 테스트해보라.

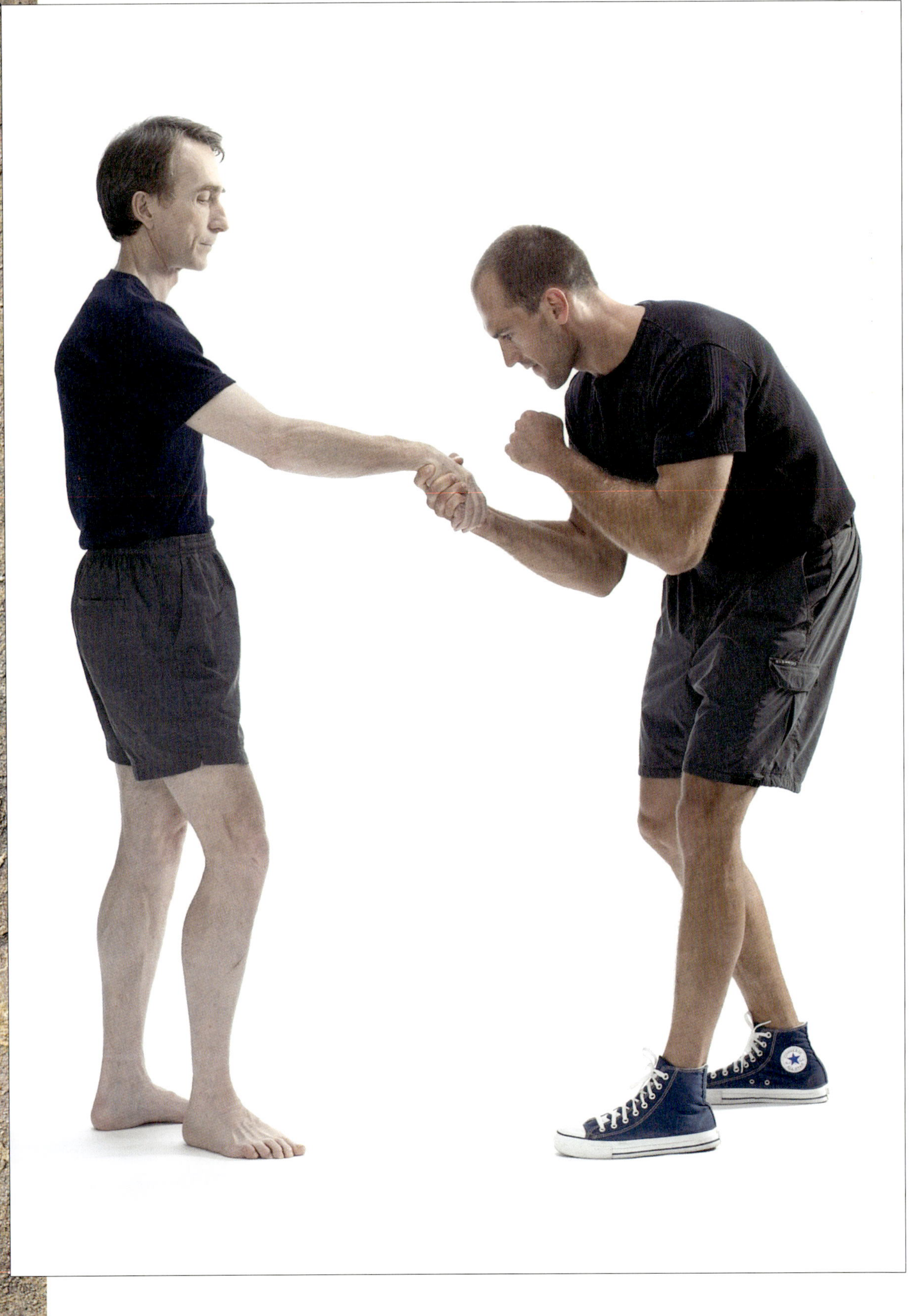

그 다음 바닥에 엎드려 기본 양팔팔굽혀펴기를 두세 번 해봐라. 손끝으로 강하게 바닥을 움켜쥐고, 양손은 그대로 두고, 막대기에 적용했던 것과 똑같이 바닥에다 안에서 밖으로 회전하는 코르크스크류 텐션을 적용한다.

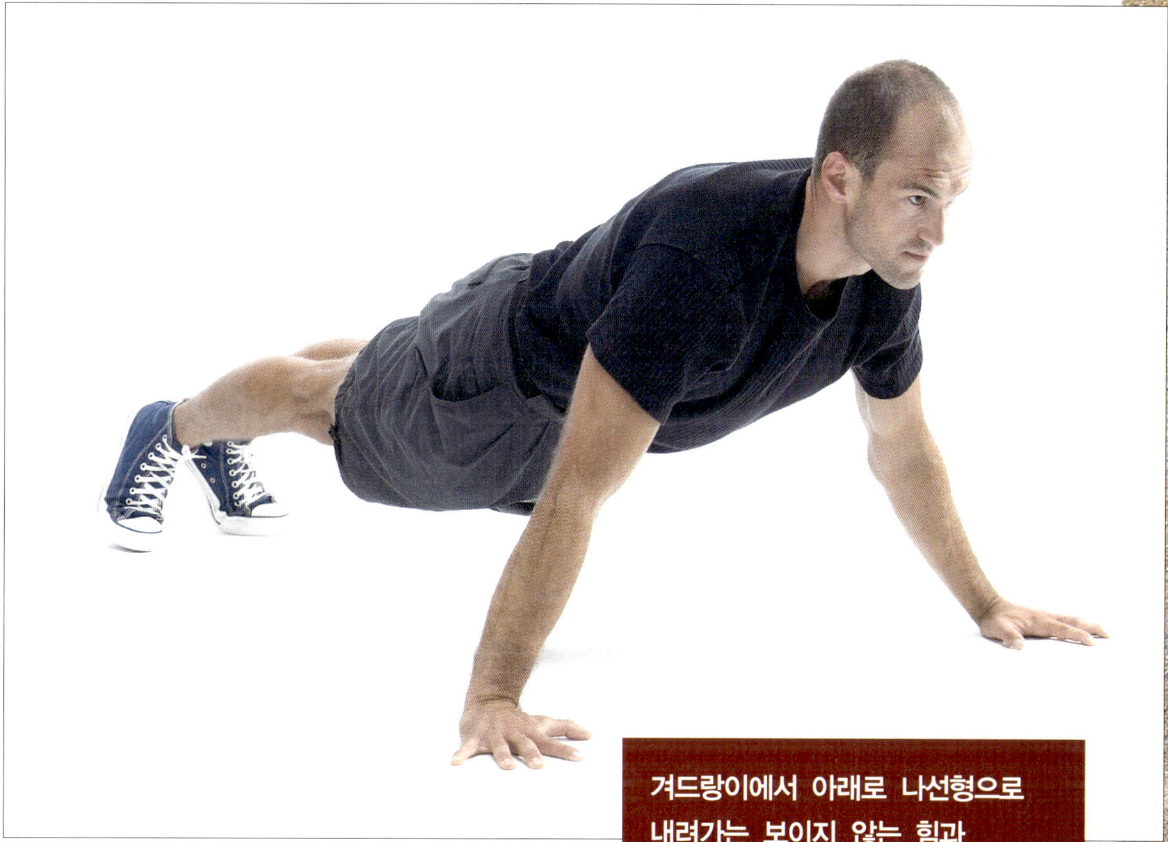

겨드랑이에서 아래로 나선형으로 내려가는 보이지 않는 힘과 힘들이지 않고 몸이 올라가는 것을 느꼈는가?

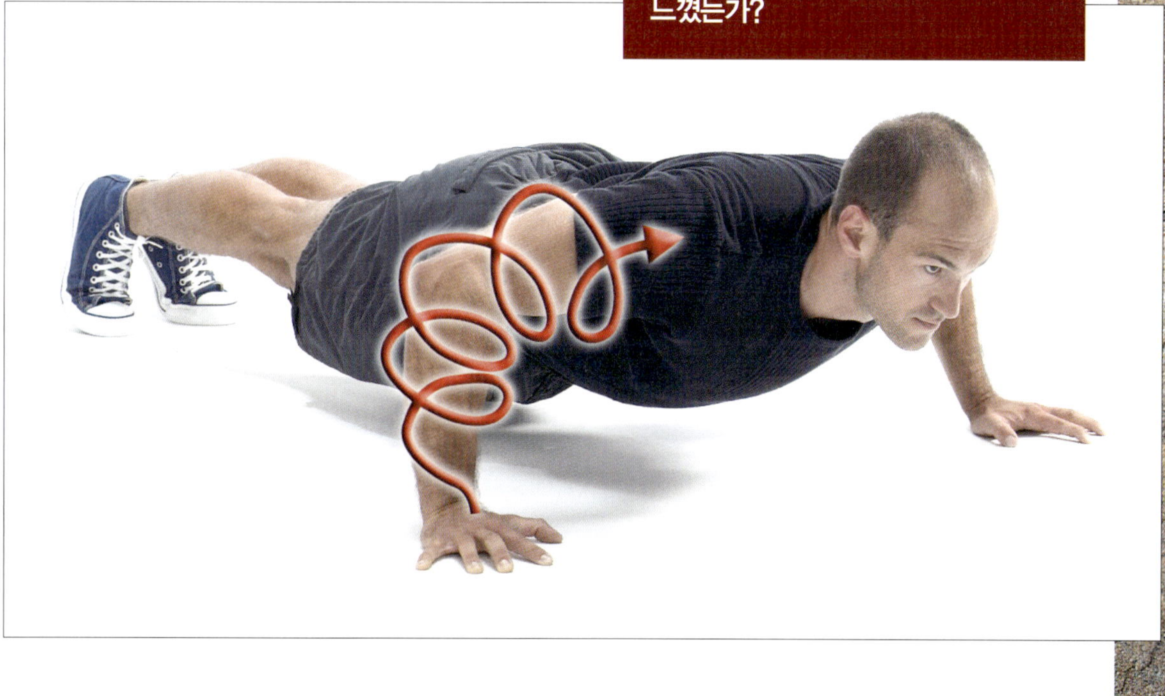

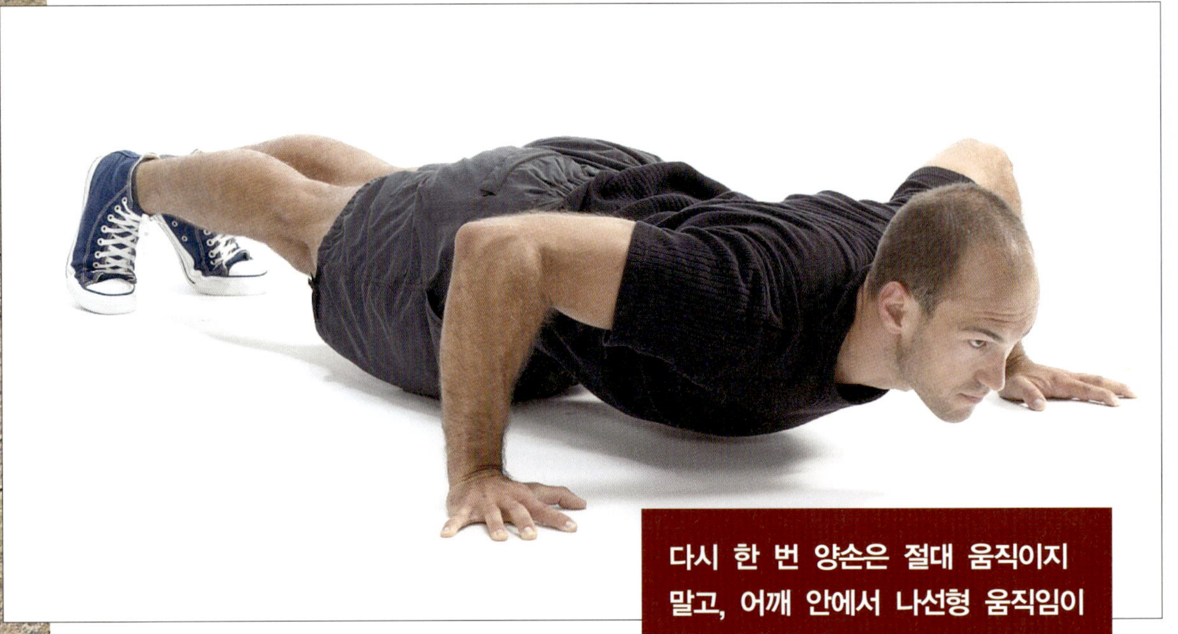

다시 한 번 양손은 절대 움직이지 말고, 어깨 안에서 나선형 움직임이 일어나게 한다.

양손은 절대 움직이지 말고, 어깨 안에서 나선형 움직임이 일어나게 한다.

손가락은 반드시 바닥을 단단하게 쥐지만, 양손은 움직이지 않는다. 팔굽혀펴기가 매우 쉬워질 것이다. 몸이 스프링 위에서 올라오는 것같이 느껴져야 한다. 겨드랑이에서 손으로 전해지는 '에너지'의 분명한 나선형 움직임을 느껴야 한다.

브레이싱, 팔씨름 전술로 20%까지 힘을 증폭하기

훌륭한 팔씨름 선수는 심판이 '시작!'이라고 외치기 전에 팽팽한 긴장과 함께 모든 근육을 장전시킨다. 최고의 팔씨름 선수들은 심지어 상대와 손을 맞잡기도 전에 그렇게 할 것이다. 그러면 심판의 시작 신호를 기다리던 아마추어는 자신의 이두를 작동시키기도 전에 무슨 일이 벌어졌는지 깨닫지도 못한 채 꼼짝 못 하고 있는 자신을 발견하게 된다.

플라이오메트릭스(plyometrics)의 아버지이며 러시아 스포츠 과학자인 유리 베르코샨스키(Yuri Verkhoshansky)에 따르면, 동적인 수축에 앞서 자신의 근육을 등척성으로 긴장시키는 것은 수행력을 20%까지 향상시킬 수 있다고 한다. 당신은 그것이 의미하는 것을 경험하게 될 것이다.

**움직임을 시작하기 전에
자신의 근육을 미리 긴장시키면
수행력을 20%까지 향상시킬 수 있다.**

5회의 강한 팔굽혀펴기를 하라, 그런데 1회 하고 그 다음 시도 사이사이마다 바닥에서 완전하게 이완한다. 매번 팔굽혀펴기를 하기 전부터 어느 정도 긴장을 높여야 하는지 이제 알겠는가? 다시 5회를 더 하는데 이번에는 팔굽혀펴기를 하기 전에 전신을 최대로 긴장시킨다. 얼마나 더 많은 힘이 생기는지 알아야 한다.

바닥에 엎드려 이완된 상태에서 한팔 팔굽혀펴기나 다른 도전적인 팔굽혀펴기를 시도하라. 아마 실패할 것이다. 그 다음, 팔굽혀펴기를 하기 전에 전신을 팽팽하게 긴장시켜라. 그러면 성공할 것이다.

힘을 발휘하기 전에 그 근육들에 긴장을 장전하면, 근육의 파워가 향상된다. 상대의 공격에 맞서 대비하는 것과 같은 방법으로 저항에 맞서 몸을 대비시키는 것(bracing)을 배워야 한다.

그 열쇠는 저항이 주어지기 전에 자신을 긴장시키는 것이다. 그렇지 않으면 너무 늦을 것이다. 마술사 후디니(Houdini)는 준비가 돼 있을 때는 어떤 펀치든지 다 받아냈다. 그러나 그가 경고 없이 배를 맞았을 때는 사망하고 말았다.

바닥에서 시작하는(dead-start) 운동들은 방금 설명한 것처럼 스스로 더 강한 긴장을 가르치는 훌륭한 도구다. 특히 당신의 약한 연결고리에서 더욱 그렇다. 움직임을 돕는 반동을 쓰지 않기 때문에, 바닥에서 시작하는 것은 근육에 매우 큰 도전이 되고 일반적인 팔굽혀펴기나 그와 비슷한 것들보다 더 근육을 강화한다.

그러므로 일단 당신이 그 방법들을 시행할 만큼 충분히 강하다면, 자신의 운동방법에서 데드 스타트를 많이 포함시킨다. 한팔 팔굽혀펴기를 하기 위하여, 바닥에 엎드려 완전히 이완한 다음 이어서 긴장을 끌어올리고 밀어 올린다. 피스톨 바닥 자세에서 이완한 다음 파워를 높여 일어난다. 고통을 즐겨라!

바디 하드닝, 텐션을 가르치기 위한 터프 러브*

여기 빠르고 강하게 몸을 긴장시키는 기술(bracing skill)을 습득하는 방법이 있다.

미 해병대 무술 프로그램은 '바디 하드닝' 또는 근접 격투의 혹독함을 해병들의 신체에 익숙하게 하기 위해서 신체의 살집 부위에 통제된 가격을 하는 수련을 한다. 소련의 스페츠나츠도 같을 것을 훈련했다. 당신은 가끔 러시아 특수부대원들이 승모근을 수축시켜서 배에 힘껏 내려쳐진 2×4인치 각목이 부러지게 만드는 TV 장면을 보았을 것이다. 우리도 무거운 것을 안전하게 들어 올리는 데 필요한 몸의 타이트함을 가르치기 위해 이와 같은 연습을 적용했다.

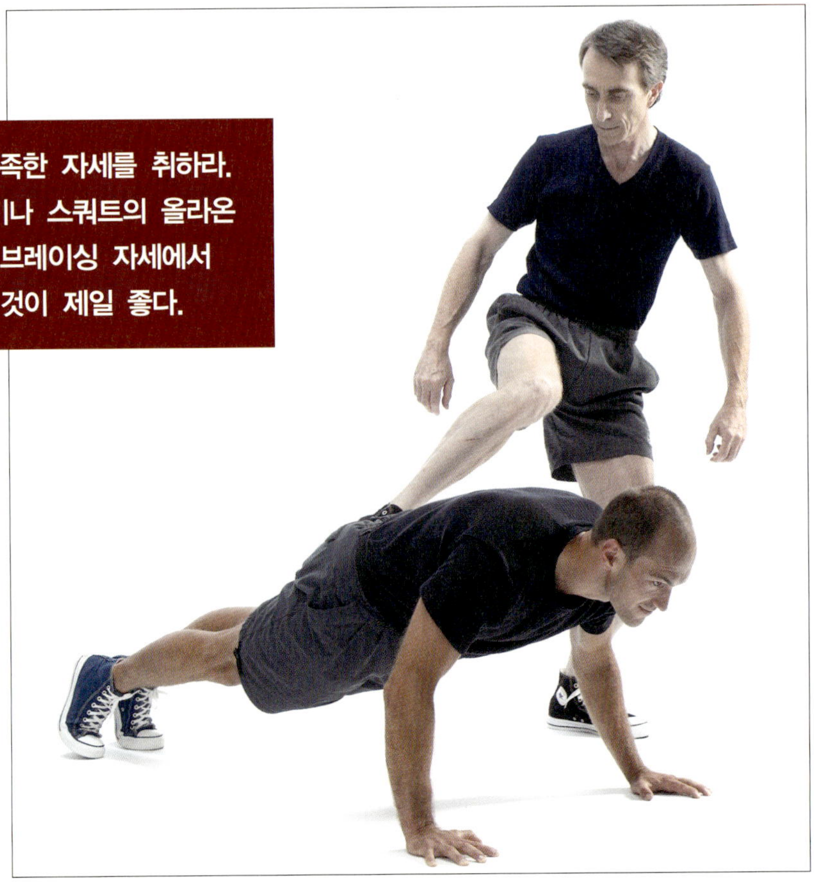

텐션이 부족한 자세를 취하라. 팔굽혀펴기나 스쿼트의 올라온 자세이자 브레이싱 자세에서 시작하는 것이 제일 좋다.

* tough Love : 엄격한 가르침. RKC에서는 텐션을 이해시키거나 점검하기 위해서 엉덩이, 배, 광배근 등을 손날, 주먹, 발로 때려주는 행동을 뜻한다.

파트너에게 주먹, 손등, 발로 당신의 근육을 때리게 한다. 일반적인 두팔팔굽혀펴기에서 해보는 것도 좋다. 절대 KO펀치는 안 된다. 제대로 몸을 조였다면 맞아도 아프거나 멍들지 않아야 한다. 당연히 뼈, 머리, 그리고 위험한 부위를 가격해서는 절대 안 된다.

파트너는 종아리부터 목까지, 당신의 근육 전체를 때려야 한다. 파트너는 특히 당신이 정말 잘 수축하지 못하는 근육에 집중해야 한다. 예를 들어, 허벅지 바깥쪽 근육인 고관절 외전근이 활성화되지 않아서 한 다리로 똑바로 서 있기 힘들다면, 그것을 잘하게 하기 위해 다리의 뼈 부분이 아니라 볼기짝의 바깥쪽을 발로 몇 차례 조심스럽게 찬다.

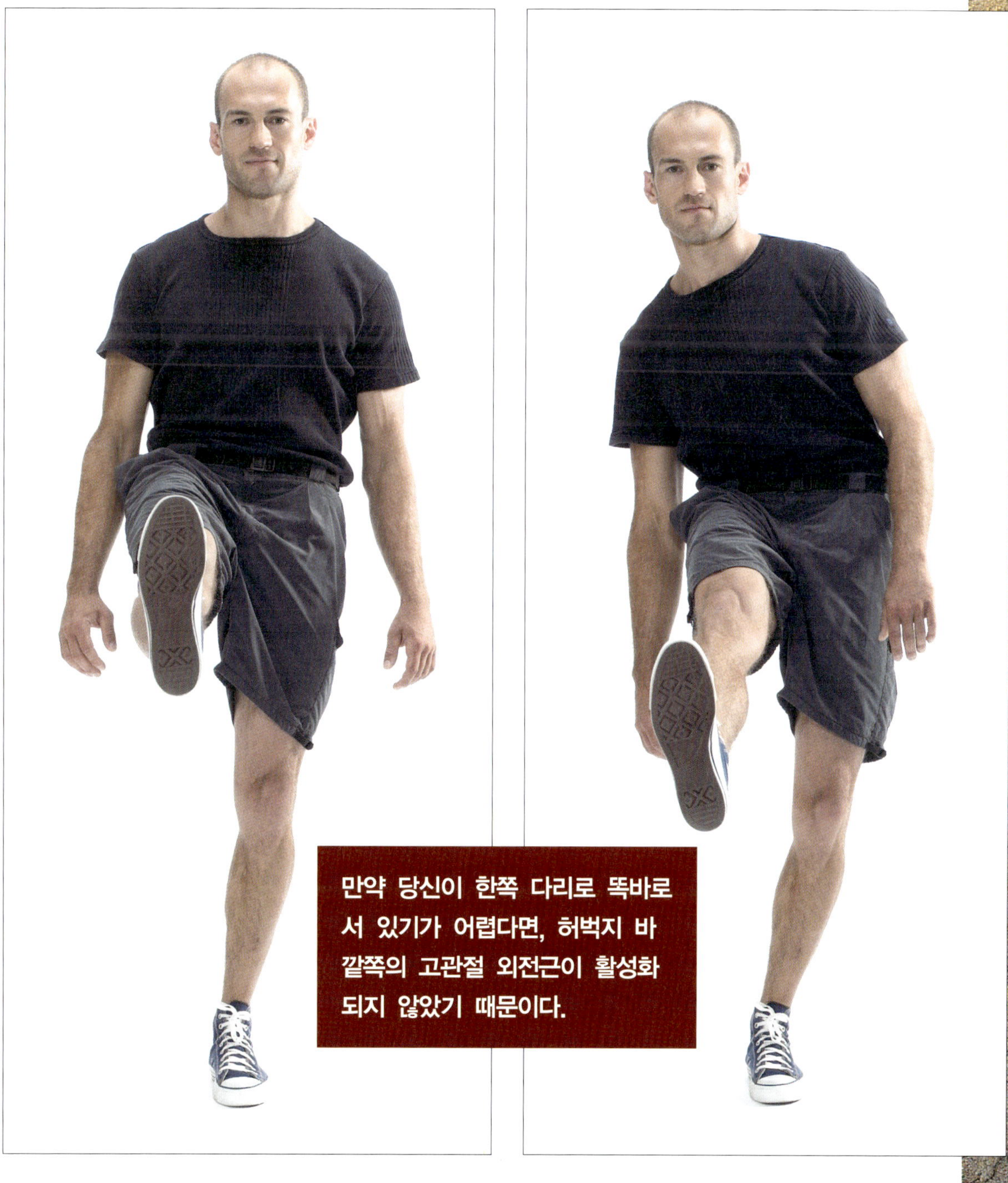
만약 당신이 한쪽 다리로 똑바로 서 있기가 어렵다면, 허벅지 바깥쪽의 고관절 외전근이 활성화되지 않았기 때문이다.

한팔 팔굽혀펴기에서, 각별한 관심을 요하는 부위는 겨드랑이(흉근과 광배근) 그리고 복근이다.

한다리 스쿼트 변형들에서, 복사근, 둔근, 대퇴부 주변의 모든 근육들에 터프 러브를 해야 한다.

그러니 파트너가 이런 터프 러브를 하게 하라. (그는 즐거워할 것이며) 당신은 순식간에 이 텐션을 이해하게 될 것이다.

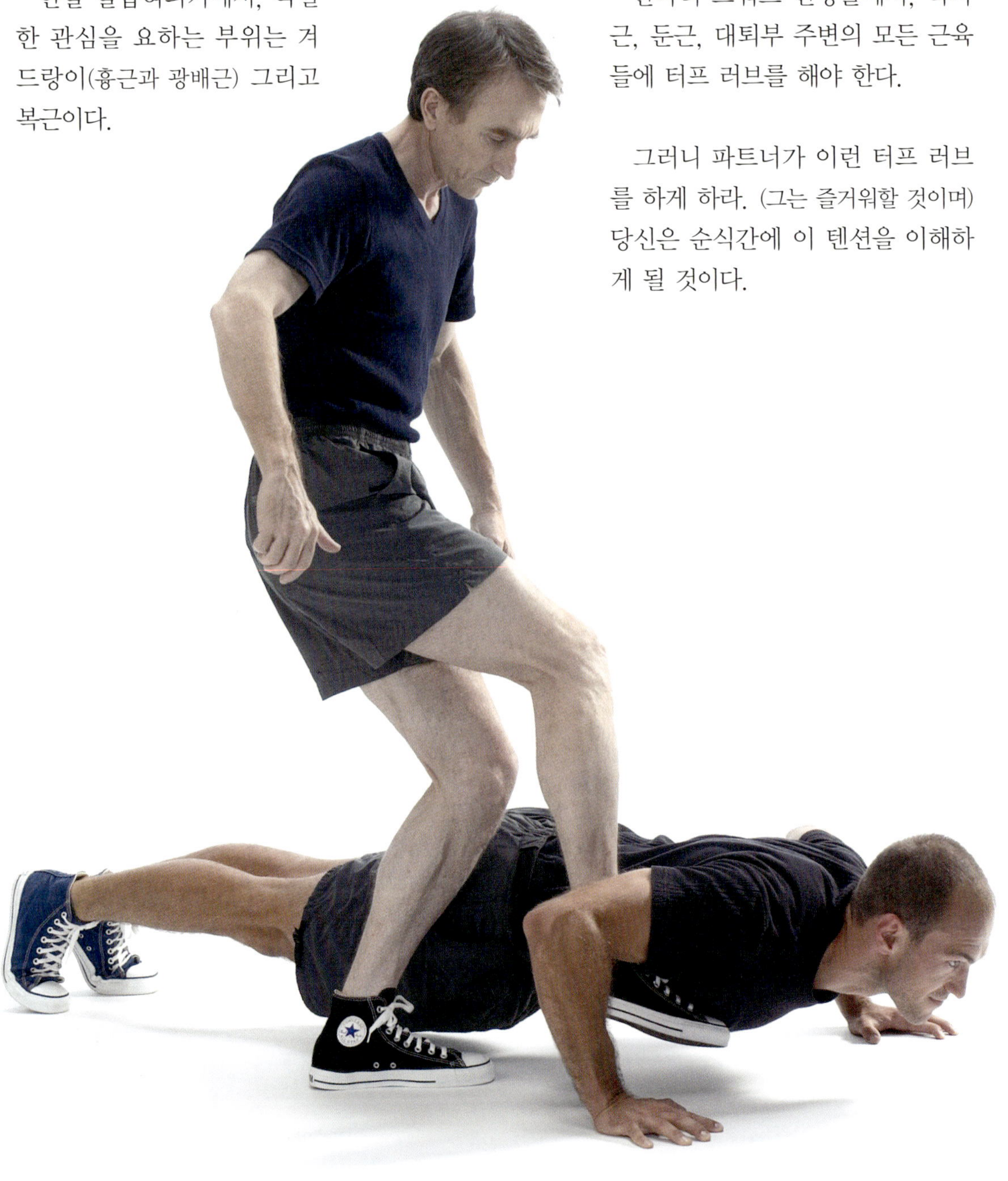

통제된 타격을 가하는 것은 근육에 더욱 강하게 긴장시키는 것을 가르친다.

단단하게 조이는 것(bracing)을 넘어서 : '지퍼 잠그기'

'지퍼 잠그기(Zipping up)' 라고 불리는 단단하게 긴장하기의 최첨단 방식은 당신의 ~한 체하는 기술들을 새로운 수준으로 향상시킬 것이다. 이 테크닉은 훌륭한 신체 자각을 요구하기 때문에 다소 높은 수준의 기법이다. 처음에 이것을 이해하지 못한다면, 그 방법을 몇 개월 후에 다시 시도한다.

몸을 긴장시킨 자세에서 그 방법을 수련한다. 한팔 팔굽혀펴기나 한다리 스쿼트의 상위 자세에서 한다.

대퇴사두근을 긴장시켜 슬개골을 끌어 올려라. 이제 덧창을 올려 닫듯이 대퇴사두근을 서혜부까지 끌어올리는 데 집중하라.

그 다음에 안쪽, 바깥쪽 햄스트링과 허벅지 근육의 다른 부분까지 똑같은 방법으로 끌어올린다. 마치 바로 무릎 위를 양손으로 잡고, 꽉 쥐고 천천히 **허벅지 전체 근육을 서혜부쪽으로 당겨 올리듯 하라.** 그리고 허벅지를 고관절 소켓까지 끌어올려 집어넣는다고 상상하라.

자신의 근육에서 '지퍼로 잠그는' 느낌을 얻도록 한다. 이것은 매우 강력하다. 대퇴근이 매우 짧아지고, 단단하며 고관절 안으로 쑥 들어간 것처럼 느껴질 것이다.

양 볼기짝으로 '동전을 꽉 쥐듯이' 둔근을 수축하라.

몸을 더 발전시킨다. 허리 말이다. **복직근, 복사근, 늑골 주변 근육, 즉 허리를 둘러싼 근육들을 짧게 만들어 평평하게 유지하는 것을 기억하라.** 당신이 이것을 제대로 하면 하부 늑골이 안으로 움직이며 복부는 안으로 들어가는 것이 아니라 편평하게 유지될 것이다. **늑골에서 골반까지 아래로 모든 몸통의 근육을 지퍼로 잠그면 된다.** 호흡기 근육이 조여져 얕게 숨을 쉬게 될 것이다. 숨을 참지는 마라.

지금까지 그 설명을 팔굽혀펴기와 스쿼트 둘 다에 적용했다. 다음은 오직 팔굽혀펴기에 관한 것이다.

흉근과 광배근. 이 근육들을 수축해서 어깨를 귀에서 멀리, 아래로 끌어내린다. 요가의 대가 아엥가(B.K.S. Iyengar)는 "승모근은 목이 아니라 등에 속하는 근육"이라고 말한다. **겨드랑이 근육을 더욱 더 짧게 만들어 어깨를 몸 속으로 당겨 집어 넣는다.**

견고한 팔을 어깨 소켓 속으로 당겨 넣는다. 팔을 집어넣어라.

방법을 이해한다면 **"당신의 어깨를 소켓 안으로 돌려서 끼워 넣는다." 안에서 바깥 방향으로 오른팔을 시계방향으로 왼팔을 반시계방향으로.**

이두근과 삼두근을 삼각근 속으로 집어넣어라. 이것은 대퇴근에서 했던 것과 똑같은 '덧창 올려 닫기' 다.

전완. **팔꿈치로 전완 근육을 '모아 올리고' 전완의 뼈를 팔꿈치 속으로 당겨 올린다.**

지퍼를 잠그라! 당신은 매우 다부지고 강력하게 정렬된다. 그렇지 않다면, 계속 수련하라.

근사한 점은 귀찮은 듯 보여도 이것이 프로그램의 알맹이며 힘을 위한 단 하나의 합법적인 지름길이라는 점이다.

능숙해지면, 데드 스타트 훈련들에서 지퍼를 잠그도록 노력하라.

팔굽혀펴기에서 늘어난 흉근과 이두근을 지퍼로 잠그는 것에 각별히 집중하라.

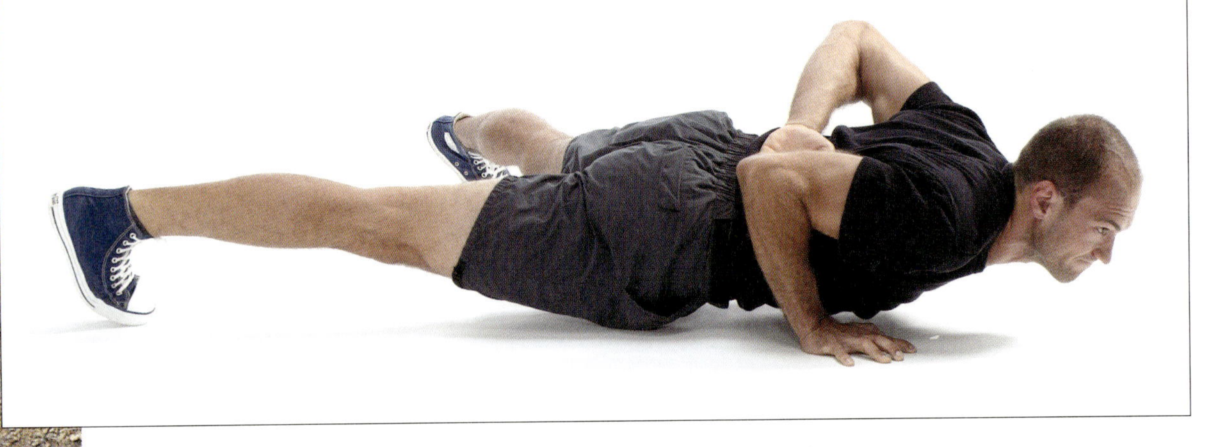

늘려진 근육에 지퍼를 채우는 것은 훨씬 어렵지만 그것이 쉽다면 누구나 다 했을 것이다.

팔굽혀펴기에서 늘려진 대흉근과 이두근을 지퍼로 잠그는 것에 각별히 집중한다. 밀어 올려라. 마치 용수철처럼 튀어오를 것이다.

데드 스타트 운동에서 지퍼를 잠그는 수련을 발전시켜라. 그러나 완전히 팔꿈치를 편 상태에서 수련하는 것도 멈추지 않는다.

신장된 근육에 지퍼를 채우는 것은 훨씬 어렵지만 그것이 쉽다면 누구나 했을 것이다.

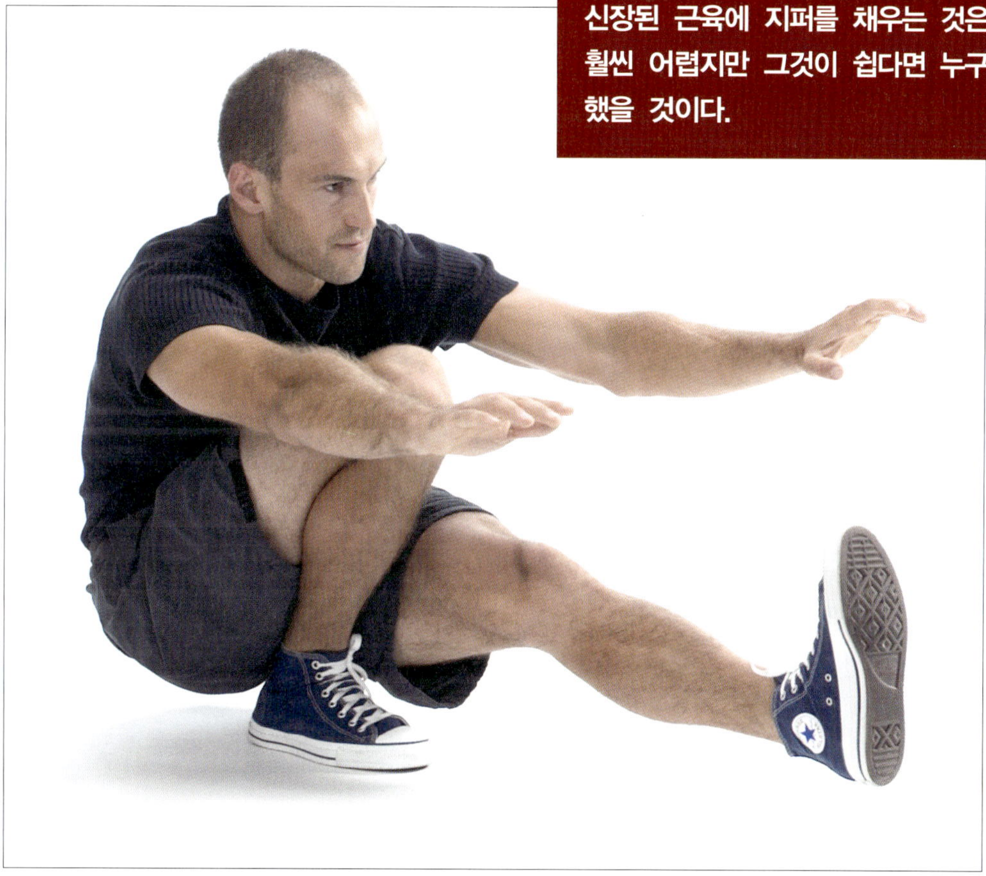

파워를 위해 감아올리기

연속적으로 가라데 펀치를 찔러보라. 그리고 각각의 연속된 펀치를 위해 자신의 몸이 장전되는 방식을 관찰하라. 레스터 잉그버 박사는 "압축된 근육에서 나오는 에너지(압축)는 압축된 스프링이나 스폰지공에서 생기는 움직임처럼 또 다른 테크닉의 시작을 만들어내도록 재사용될 수 있다"고 자신의 훌륭한 저서인 『가라데 운동학과 역학(Karate Kinematics and Dynamics)』에서 주장한다.

힘 훈련도 똑같다. 일단 자신의 근육 지퍼를 잠갔다면, 엄청난 양의 탄성 에너지가 확실히 저장된 상태다. 흥미롭게도 그 에너지가 반동이나 튕김 없이도 다시 사용될 수 있음을 알게 될 것이다. 여기 방법이 있다.

중력에 못 이겨서 아래로 내려가는 대신, 단단히 긴장시키고 타이트함을 유지하면서 능동적으로 스스로 아래로 당겨서 내려간다. 팔굽혀펴기에서 광배근과 다른 등 근육으로 당겨라. 내려가는 동안 안에서 밖으로 코르크스크류하는 것을 잊지 말아야 한다. 스쿼트에서는 고관절 굴근으로 당긴다. 고관절 굴근은 몸을 주머니칼처럼 접히게 하는 허벅지 위쪽의 근육이다. 지퍼로 잠근 근육들이 늘려진 고무밴드처럼 느껴져야 한다.

중력에 못 이겨 내려가는 것이 아니라, 능동적으로 자기 자신을 아래로 당겨 내려라. 자신의 근육을 고무줄처럼 늘리고 있다고 상상하라.

밀리터리 파워 리프팅 챔피언인 잭 리애이프(Jack Reape)는 드래곤도어 포럼에 '리버스 스쿼트(reverse squat)'라는 스쿼트 속으로 자신을 당겨 내리는 방법을 가르쳐주는 훌륭한 훈련법을 제안했다. "목 뒤에서 풀다운 로프를 잡은 다음 아래로 스쿼트해 내려가고 몸을 접는다. 복근에 좋고, 안정근에는 훨씬 더 좋다." 이것은 턱걸이 바에 고무밴드를 걸어 놓고 한다리 스쿼트를 해봐도 잘 될 것이다.

능동적인 네거티브 컨셉을 팔굽혀펴기로 가져가기 위하여, 로우(row)운동을 거꾸로 시도한다. 고정된 바 아래에 등을 바닥 쪽으로 향하게 누워서, 어깨 너비로 양손을 바 위에 놓고 잡는다. 몸을 견고하게 하고, 가슴을 바 쪽으로 당긴다. 양 발은 바닥에서 떨어지지 않도록 한다. 당기는 동작에서 가슴을 밀어내며 바 쪽으로 당긴다. 어떻게 느껴지는지 느끼며 팔굽혀펴기에서 몸을 내려보낼 때도 똑같이 당기는 느낌을 되살리도록 노력한다. 흉근을 스트레칭하는 데 집중한다. 그것은 당신의 반발력을 크게 도울 것이다.

"내가권*사들은 감겨 있는 스프링처럼 일부러 자신의 몸을 회전해 근육에 '긴장을 장전하는' 방식을 이해했다." RKC 존 두 케인(John Du cane)은 그의 뉴스레터에서 이렇게 설명했다. 이 내용은 드래곤도어 홈페이지에서도 볼 수 있다. "이렇게 감겨 있는 자세는 오랜 시간 유지하기 위해 쓰이거나, 폭발적인 동작을 위해 일시적으로 쓰인다. 십팔나한수**와 오금희*** 같은 것이 이러한 형(型)을 하듯이 철포삼****도 이 테크닉을 사용한다. 맨몸의 전사에 관한 힘의 비술도 모두 여기에서 나왔다.

* internal martial arts : 내가권(內家拳). 소림무술과 더불어 중국 무림을 양분하는 큰 줄기. 강맹하고 직선적인 소림을 외가(外家)로 부르고 내공을 위주로 하는 무당파를 내가라고 불렀다(조민욱 저, 『칼끝에 천하를 춤추게 하다』 참고). 도가 철학, 도교 양생술과 밀접한 연관이 있다. 근대에 와서는 태극권, 팔괘장, 형의권을 가리켜 내가삼권이라고도 했다.

** The 18 Buddha Hands : 6세기경, 남인도 또는 페르시아에서 중국 소림사로 건너온 달마대사는 소림사의 승려들에게 역근경(易筋經)과 세수경(洗隨經), 십팔나한수(十八羅漢手)를 전해주었다.

*** The Five Animal Frolics : 한말, 인도 또는 페르시아 의학을 도입했던 중국의 명의 화타(가상의 인물일 수도 있다), 그가 호랑이, 사슴, 곰, 원숭이, 새 등의 동작을 모방해 만든 것으로 알려진 심신수련법. 오금희(五禽戲).

**** Iron shirt : 하드스타일(외공) 무술수련의 하나. 소림 72예 중의 하나다. 격투에서 타격에 대항해 자신의 몸을 보호하기 위한 수련법. 철삼(鐵衫) 또는 철포삼(鐵布衫).

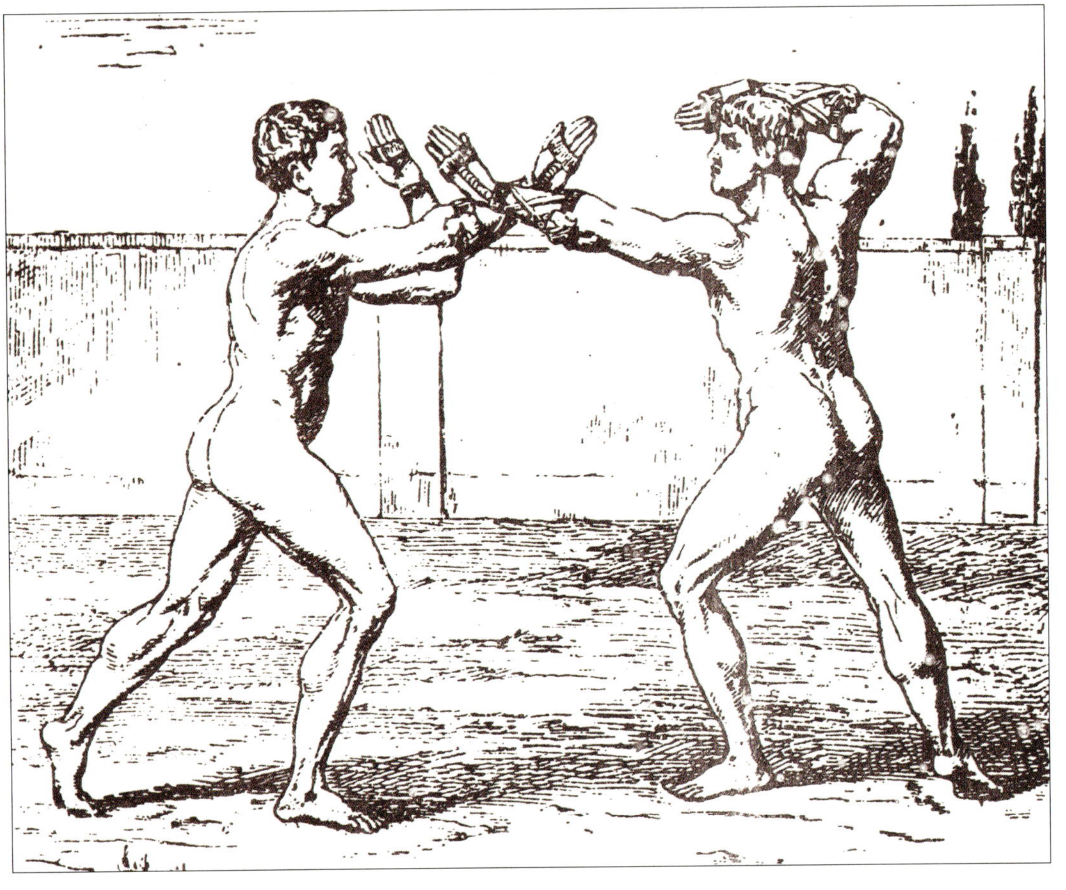

CHAPTER FOUR

4

파워호흡 : 초인적인 힘을 위한 무림고수들의 비술

- 이소룡은 '호흡의 힘'이라고 불렀다
- 강력한 들숨
- 날숨이 아닌 압축, 태극권의 대가가 파워호흡을 설명한다
- 역 파워호흡 : 철포삼 테크닉의 진화
- 코어로부터 파워 증강 또는 '기의 공기역학'

WARNING!

압력을 높이는 호흡법은 고혈압, 심장질환 또는 기타 건강문제가 있는 사람들에게 위험하다! 수련 시작 전에 먼저 담당의사와 상의하라.

이소룡은 '호흡의 힘'이라고 불렀다

폐는 공기의 저장소이며, 공기는 힘을 소유한다. 누구든 힘을 말한다면 반드시 공기를 알아야 한다.

– 주이 멩(Jui Meng), 소림사 승려 1692년

이소룡은 무술이 "신체의 힘(body strength)"보다 "호흡의 힘(breath strength)"을 더 많이 필요로 한다고 말하곤 했다. 게다가 호흡의 힘을 증강시키는 것이 신체의 힘을 끌어올리는 것이다. 대부분 서양의 근력 트레이닝 권위자들은 호흡 패턴과 복강압(Intraabdominial pressure : IAP)의 영향을 이상하리만치 무시했다. 그렇지만 압축된 호흡 또는 파워호흡은 현존하는 가장 강력한 근력 증강 방법의 하나다!

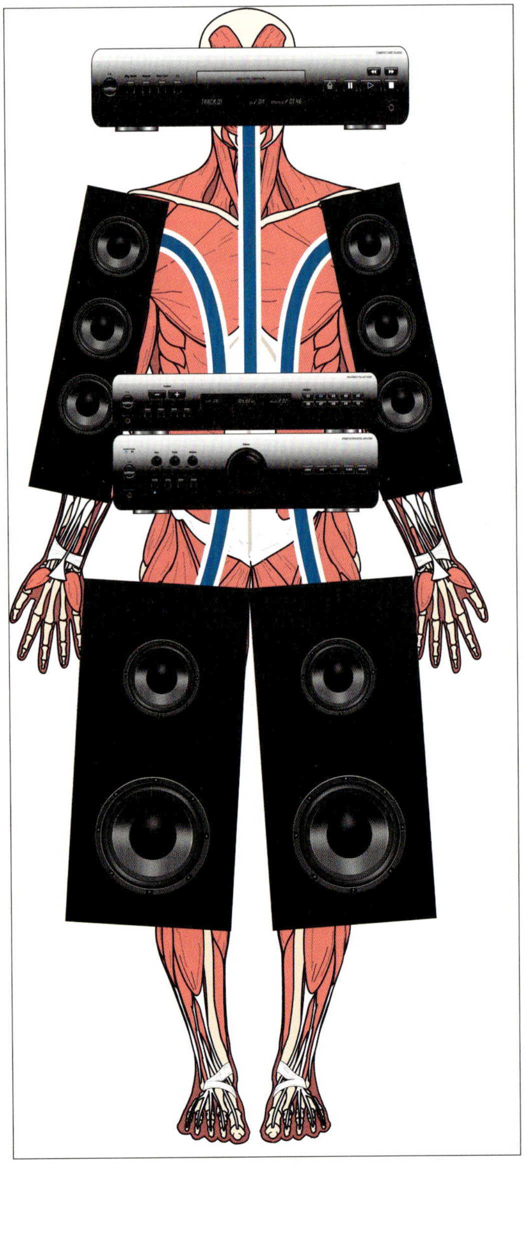

뇌를 CD 플레이어라고 생각해보자. 근육은 스피커다. 앰프(증폭기)는 어디 있는가? 당신의 뱃속에 있다. 특수한 감각수용기들은 복부 내부의 압력을 측정하며 "음량조절 스위치" 역할을 한다. IAP가 꺼졌을 때, 모든 근육에서 텐션도 뚝 떨어진다. 나의 스트레칭 책은 이러한 현상의 이점을 활용해서 하룻밤 사이에 극적으로 유연성을 얻는 방법을 설명한다.

한 편으로, 내부 압력이 올라갈 때, 신경계는 보다 흥분되며 근육으로 공급되는 신경세포들은 뇌에서 하달하는 명령의 초전도체가 된다. 따라서 IAP 조절 손잡이를 올림으로써 당신은 자동적으로 눈에 띄게 강해질 것이다. 몸의 모든 근육에서 그리고 어떤 운동에서든!

몸 중간부가 더 강해질수록,
복강압을 최대한 높이는 것에 더 숙련될수록,
더욱 강해질 것이다.

만약 당신이 심장질환, 고혈압, 탈장 또는 기타 건강문제가 있다면 반드시 담당의사에게 특수한 호흡에 대한 조언을 들어야 한다. 이것을 할 수 있을 만큼 건강하다면, 파워호흡은 당신의 근력을 강화하는 데 있어 그 어떤 것들보다 최고의 선물이 될 것이다.

정의부터 분명히 하자. **파워호흡이란 자신의 근력을 증폭시키기 위하여 복강압을 극대화시키는 호흡법의 한 형태다.**

강력한 들숨

여기서 사용하는 단어가 복강이지 흉강이 아니라는 점에 주목하라. 머리나 가슴의 압력에서 얻을 수 있는 이득은 없다. 압력을 배로 보내라!

압력을 배로 보내라.
가슴이나 머리가 아니다.

복식호흡은 대부분의 서양 남성들이 지속적으로 피해간 하나의 기술이다. 특히 가상의 광배근을 지어내 자신을 부풀리고 있거나 복부의 에너지를 상실한 사람들이 그렇다.

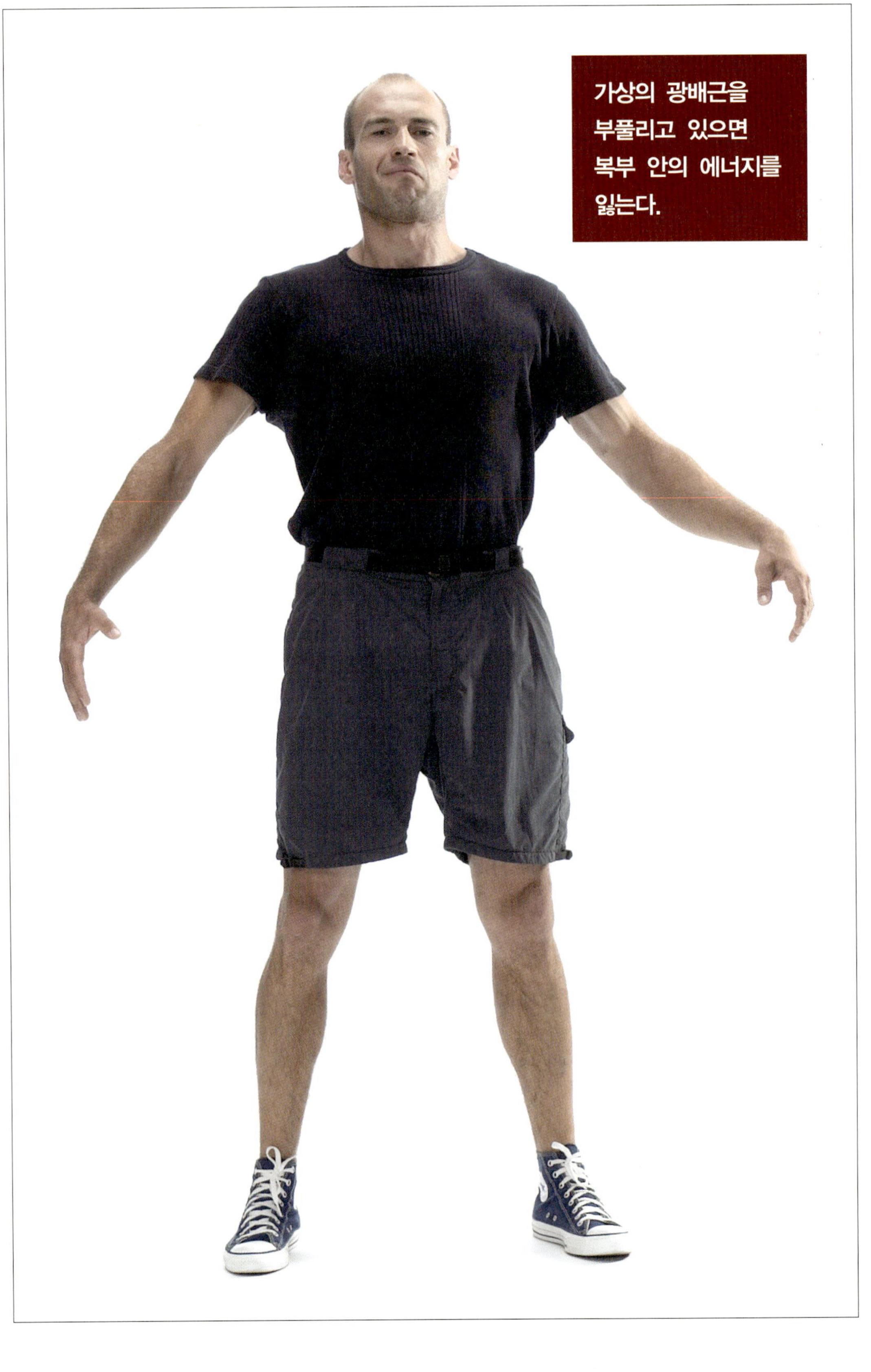

가상의 광배근을 부풀리고 있으면 복부 안의 에너지를 잃는다.

에고를 버려야만 한다. 자, 양 어깨의 힘을 빼자. 그리고 호흡과 에너지를 아래로, 복부로 보내자.

구부정한 게 아니다. 목을 길게 그리고 척추를 곧게 유지하라.

어깨를 떨어뜨려라. 다음의 반복연습이 도움이 될 것이다. 똑바로 서며, 자신의 양팔은 몸 옆에 느슨하게 내려놓는다. 몸을 앞으로 굽히지 않고 손가락 끝이 가장 아래에 도달하라. 자신의 양 어깨를 귀에서 멀리 아래로 밀어내기 위해서 겨드랑이를 긴장시켜라. 이완하라. 당신의 양 어깨는 이제 아래에서 유지된다. 지금이 낫다.

이제 당신의 머리가 끈으로 묶여 있으며, 그 끈이 머리를 위로 잡아당기고 있다고 상상하라. 최영의*가 강조했다. "… 앞쪽이 아니라 위쪽으로 목을 뻗어 올린다." 어깨를 움츠리지 말고.

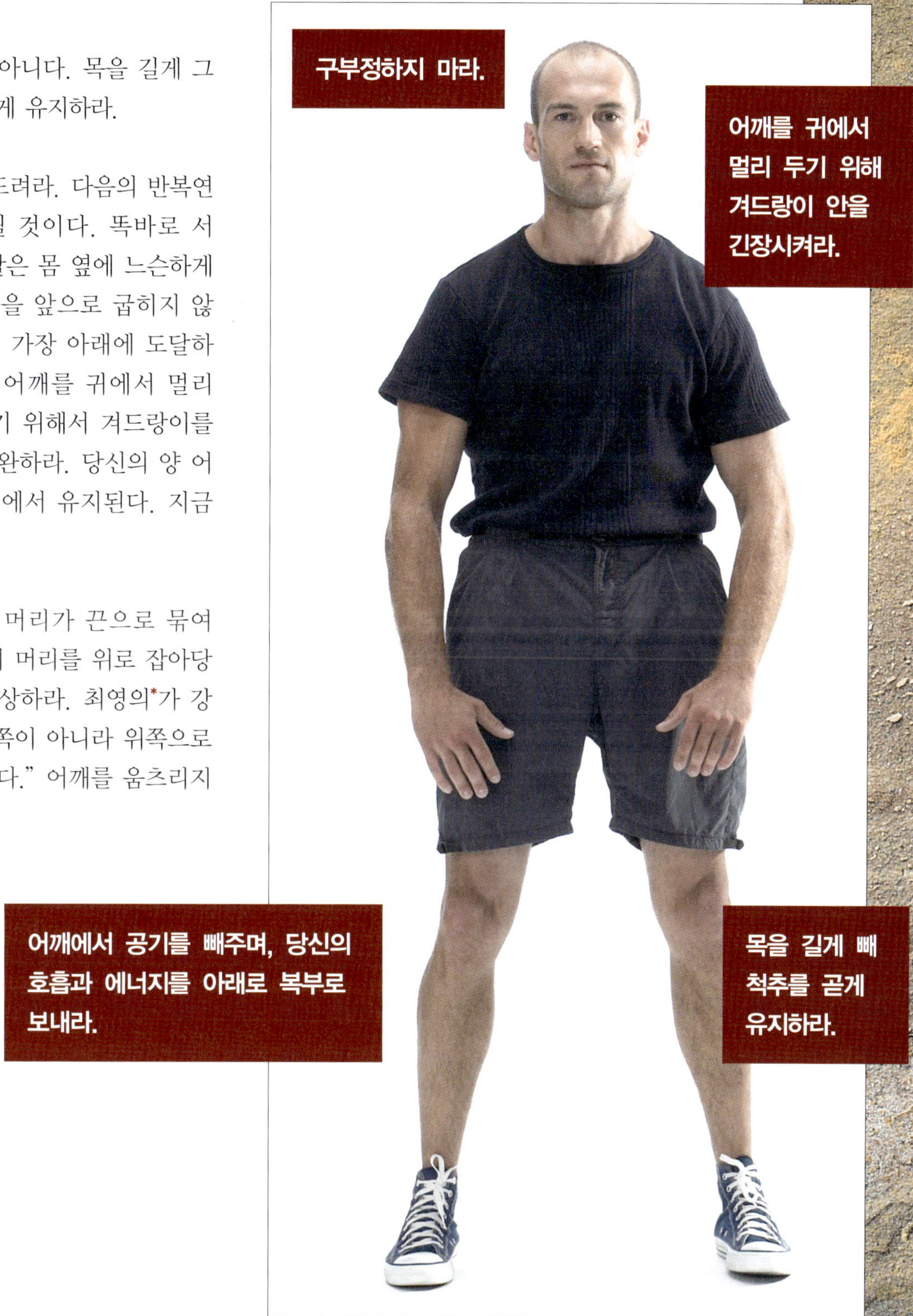
구부정하지 마라.
어깨를 귀에서 멀리 두기 위해 겨드랑이 안을 긴장시켜라.
어깨에서 공기를 빼주며, 당신의 호흡과 에너지를 아래로 복부로 보내라.
목을 길게 빼 척추를 곧게 유지하라.

* 최배달(Mas Oyama) : 교쿠신(極眞) 가라데의 창시자(1923~1994). 가라데를 세계 최대의 무술 중 하나로 발전시키는 데 크게 기여했다. 일본의 가라데 10대 문파를 꺾고 세계적인 무술인들과 벌인 100여 차례의 격투기에서 승리했다. 맨손으로 황소와 대결해 47마리의 뿔을 꺾었고 4마리를 즉사시켰다.

여기에 또 다른 연습거리가 있다. 신발을 벗고 바닥에 등을 대고 눕는다.

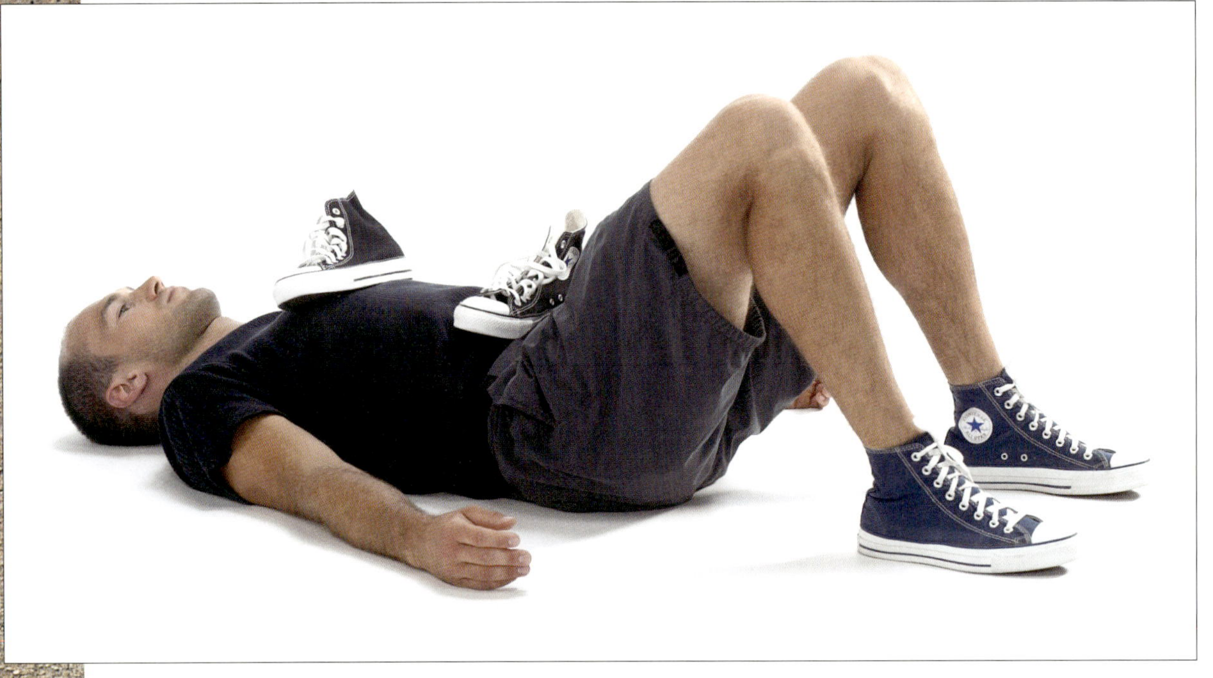

한쪽 신발을 배 위에, 다른 신발은 가슴 위에 올려놓는다. (바벨 원판이나 캐틀벨을 올리거나 동료가 위에 앉는 것도 가능하다). 오로지 배 위에 있는 신발만 위아래로 움직일 때까지 코를 통해서 복식호흡을 연습하라(그러나 가슴 위의 신발은 움직이지 않게). 이 느낌을 기억하라.

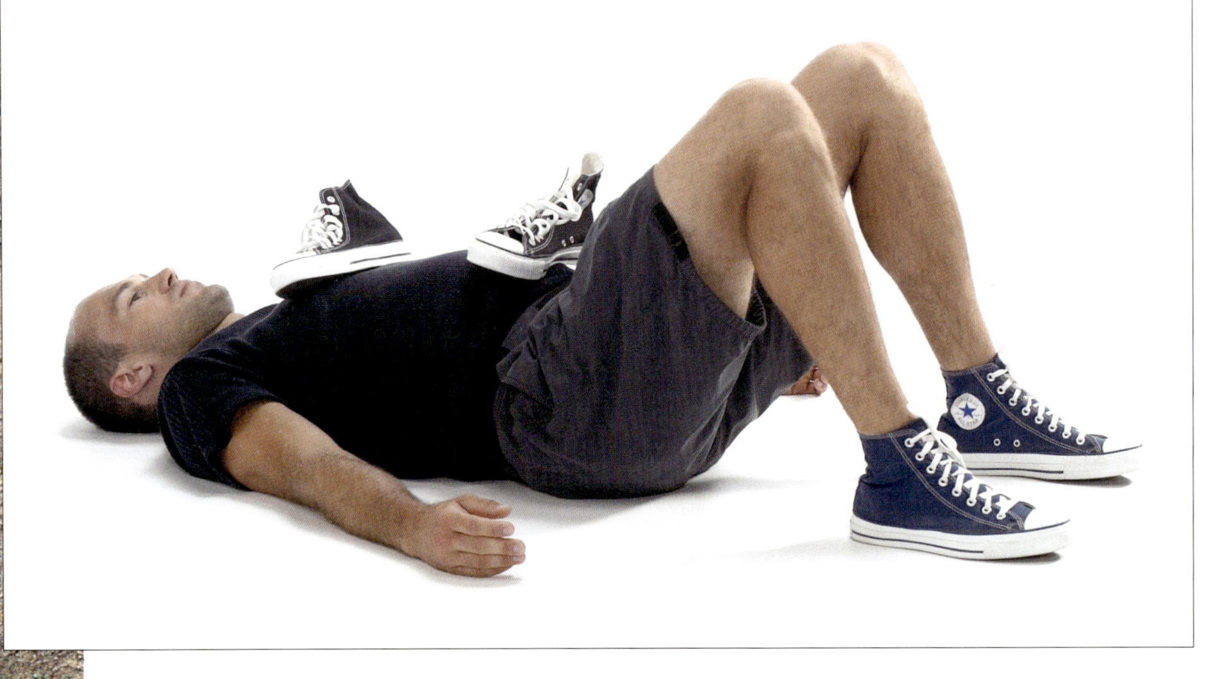

복식호흡은 무엇인가? 기술적으로 공기가 배 안으로 흡입되는 것은 아니다. 왜냐하면 폐가 위에 있기 때문이다. 그러나 폐는 다른 세트의 근육들을 사용해야 확장시킬 수 있다. 어깨를 움츠려 올려서 숨을 들이마실 수도 있다, 이것은 별로다. 흉곽을 확장시켜서 숨을 들이마실 수도 있다. 이것은 더 낫겠지만 여전히 최상은 아니다. 아니면 배를 확장시켜서 숨을 들이마실 수도 있다.

이제 집중하라. 보디빌딩 잡지들이나 심지어 스트렝스 책들에서도 지금껏 언급하지 않은 훌륭한 힘을 위해 절대적으로 중요한 근육 하나를 지금 소개하고 있는 중이다. 보여줄 수 없는 근육이라서 여성에게 깊은 인상을 줄 수는 없을 것이다.

이 신비한 근육은 바로 횡격막이다. 낙하산 모양의 기묘한 장치는 소화기관과 폐를 구분 짓는다. 횡격막은 수축될 때 아래로 밀리게 되며 두 가지 일이 벌어진다. 첫째, 당신의 폐도 역시 아래로 당겨지며, 폐 안을 저압상태로 만들어준다. 신선한 공기가 그 안으로 흡입된다. 둘째, 내장이 아래로 눌리게 되며 (당신의 복부가 타이트하지 못하면) 밀려난다. 당신의 복부가 확장된다. 그러므로 복식호흡은 진정한 횡격막호흡이다.

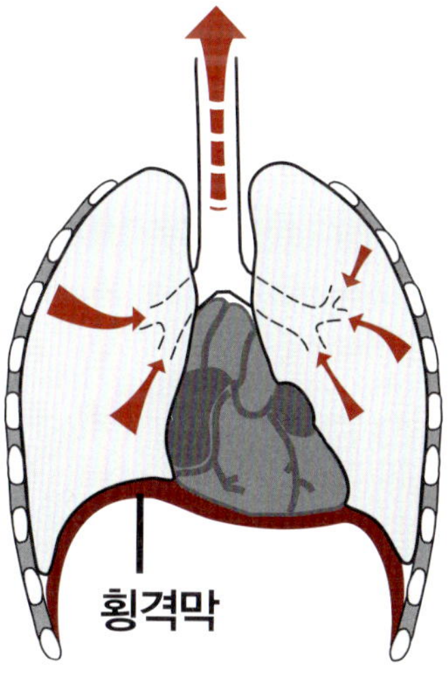

횡격막이 이완됐다 :
공기가 폐에서 나오며,
복강이 이완되고
장기들이 위로 이동하고 확장된다.

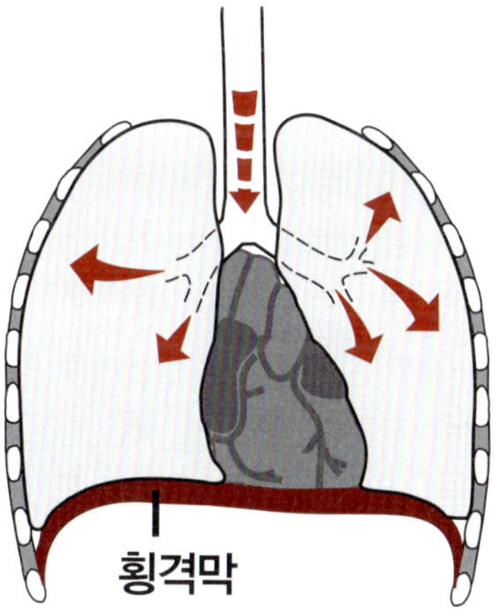

횡격막이 수축됐다 :
공기가 폐로 들어가며,
복강이 긴장되고
장기들이 아래로 압박된다.

복식호흡은 건강, 스트레스 감소, 기(氣) 배양 등 여러 가지 이유에서 근사하다. 그렇지만 그것들은 맨몸의 전사에 대한 좁은 초점, 즉 근력강화와 연관되지 않는다. 횡격막호흡이 어째서 힘을 증강하기 위해 절대적으로 중요한가?

복강 내부에는 '뱃살(spair tire)' 내부 압력을 측정하는 특수한 감각수용기들이 존재한다는 말을 다시 떠올려보라. 압력이 올라갈 때, 당신의 힘도 올라간다.

횡격막이 부여하는 아래쪽으로의 압박은 IAP를 올리는 데 필수적이다. '배로 호흡할' 때, 반구형 덮개 모양의 근육은 내리누르며 당신의 내장을 압박한다는 것을 떠올려라. 가슴으로 호흡하는 것은 흉강에 압력을 줄 것이며 복부를 약하게 내버려둔다. 이것은 당신의 힘보다는 혈압을 더 올려줄 뿐이다. 그러니 배로 호흡하라, 동지들!

코로 숨을 들이마셔라. 습관으로 개발하라. 링 위에서 당신의 치아를 지키기 위한 이유만은 아니다. 공기를 더 작은 구멍을 통해서 안으로 들여보내는 것이 더 강한 횡격막 작용과 더 나은 압박을 만들 것이다.

입을 통해서 공기를 흡입하는 방법이 얼마나 속이 비고 약한 느낌을 만드는지 주목하라. 이제 코를 통해서 호흡해보라. 더 확실히 하려면, 손가락으로 코를 집어서 콧구멍이 반쯤 닫히게 하고 호흡을 다시 시도하라. 당신은 강력한 횡격막의 작용과 압축의 편안하고 강력한 느낌을 느낄 수밖에 없을 것이다.

코를 통해서 뱃속으로
숨을 들이마셔라.
그러면 당신은 더 강해진다.

날숨이 아닌 압축, 태극권의 대가가 파워호흡을 설명한다

파워호흡에 관해 이해해야 할 가장 중요한 점은 힘의 증폭에 있어서 파워호흡은 폐와 대기 사이의 가스교환 작용이라는 진정한 호흡이 아니라는 점이다. 파워호흡은 복강압 또는 바로 그 압축(compression)이다. 들숨, 날숨, 또는 숨을 참는 것은 압축에 따른 순전히 부수적인 것이다.

무술의 세계는 논리적인 표현을 통한 명료한 의사소통과는 거리가 멀다. 이것은 수개월, 심지어 수주일 안에 집중시킬 수 있는 개념들을 많은 무술 학교들에서 학생들이 마스터하는데 수년, 수십 년이 걸리는 이유이기도 하다. 중요한 예외적 인물은 호흡에 관해서 심오하지만 이해하기 쉬운 원리를 말하는 태극권의 대가 윌리엄 첸(William C.C. Chen)이다.

"주먹을 뻗으며 날숨을 쉰다면, 그것은 펀치가 아니다. 에너지를 잃게 된다. … 내쉬며 펀치를 뻗는 프로 파이터는 없다. 왜냐하면 힘을 잃고, 압축이 없고, 그러므로 에너지가 없기 때문이다. … 압축과 함께 소리를 내는 것은 날숨이 아니다. 날숨과 다르다. 복서는 펀치를 뻗으며 '슈', '슈', '슈' 소리를 내지만 그것은 날숨이 아니다. 압축이다. 차이점은 압축이 공기밸브를 잠그는 것이라는 점이다. 공기밸브가 매우 좁아진다. … 날숨을 쉴 때는 밸브를 열어서 공기가 밖으로 나가게 내버려두는 것이다."

절대 위의 설명을 공기가 빠져나가지 못하게 전력을 다해 막아두라는 경고로 오해하지 마라! 약간의 공기는 새어나온다. 마치 압력밥솥에서 안전밸브를 통해 그렇게 되듯이 닫힌 성대를 통해서 공기가 새어나올 것이다. 이것이 우리가 원하는 방식이다. **즉 날숨(또는 그보다 훨씬 미미한 공기분출)은 압축의 부작용*이어야 하지, 의도한 것이 되어서는 안 된다!** 서로 다른 종파의 무술가들이 '키아이', '화', '훗', '츠읏', '이크' 등 온갖 종류의 이상한 소리들을 만들지만 이 기합소리들은 애써 노력할 목표가 아니다. **애쓰지 않고도 이런 소리들이 나오는 것이 적절한 압축을 보여주는 하나의 지압계**가 된다.**

성대를 공기호스의 노즐이라고 생각하자. 성대가 이완될 때, 수동적인 날숨으로 마치 안도의 한숨을 내쉬듯이 공기는 자유로이 밖으로 흘러나온다. 그러나 성대가 닫힐 때는 완전히 다른 상태가 된다. 엄지손가락으로 그 공기호스의 끝을 틀어막은 것과 같다. 갑자기 극히 미미한 양의 공기가 새어나오며 (소리와 함께) 호스 내부의 압력이 치솟게 된다.

* 부작용(side effect) : 본래의 작용 이외에 부수적으로 일어나는 작용.
** 지압계(indicator) : 압축기 따위에서 실린더 내의 압력 변화와 피스톤의 움직임과의 관계를 측정하는 계기.

전자의 상황, 성문*/노즐이 열리고 공기가 자유로이 흐르는 것을 첸은 날숨이라고 부른 것이다. 후자 즉 성문이 닫힌 상태가 압축인 것이다. 내 말에 동의하는가?

요컨대 호흡 패턴은 압축이나 IAP만큼 중요하지 않다. 러시아의 한 연구에서 호흡의 세 부분 즉 들숨, 멈춤, 날숨 시기 각각 근력의 세기를 비교했다. 서양 운동계의 믿음과 다르게 날숨 그룹의 점수가 가장 낮았다! 들숨 그룹이 더 나았고 숨참음 그룹이 현저하게 뛰어났다.

위 내용이 숨을 잡아두는 것이 유일한 최선의 방법임을 의미하지는 않는다. 일단 당신이 파워호흡을 이해한다면 최대 압축을 성취하기 위한 다양한 방법이 존재한다. 핵심은 이것이다. 공기가 흐르거나 흐르지 않음에 집중하지 마라. 압축에 초점을 맞추라.

공기가 흐르거나
흐르지 않음에 초점을 맞추지 마라.
압축에 초점을 맞추라.

역 파워호흡 : 철포삼 테크닉의 진화

압축호흡의 수행방법은 많다. 내 친구인 파워 리프터는 마치 모든 기합소리들의 수집가 같다. 공기 새는 소리, 쉬이익 하는 소리(hissing), '기계음', 버저 울리는 소리, '동물소리', 으르렁거리는 소리, 끙끙대는 소리(grunting). 그 친구는 데드리프트를 할 때는 끙끙대는 소리, 벤치프레스를 할 때는 벨 울리는 소리, 컬을 할 때는 쉬이익 하는 소리 내기를 좋아한다.

복잡해 보이겠지만 그렇지 않다. **뱃속 내용물이 압축되는 한 파워호흡이 맞다.** 어떤 식으로 할지는 당신 몫이다. 그리고 파워호흡은 결코 날숨 중에 우연하게 발생하지 않는다.

* 성문(glottis) : 후두부의 발성장치. 성대와 성문열(좌우 성대 사이에 있는 빈자리)을 합쳐서 성문이라고 함.

나의 다른 근력강화 책에서, 나는 쉬이익 하는 소리를 내는 파워호흡과 '가상의 파워호흡(virtual power breathing)', 또는 밖으로 공기가 나오지 않게 하면서도 쉬이익 하는 소리를 내는 척하는 방식을 설명했다. 이 책에서는 다른 압축 테크닉을 가르치겠다. 전통적인 무술들의 역(逆) 호흡(reverse breathing)에서 발전시킨 역(逆) 파워호흡이다.

운동지도자로서 내 경험에 의하면, 이것은 압축하는 방법을 가르치는 가장 빠른 방법이다. 왜? 매일 하는 배변이라는 생리기능과 비슷하기 때문이다. 냄새나는 비유에 대해 양해를 구한다. 그러나 새 기술을 배우기 위해서 익숙한 기술을 동원할 수 있다면 언제든지 당신은 아주 빨리 배우게 될 것이다.

새 기술을 배우기 위해서 익숙한 기술을 동원할 수 있다면 언제든지 아주 빨리 배우게 될 것이다.

첫째, 항문을 조인다. 미리 괄약근을 수축시키고 복부에 압력을 올릴 때 골반 횡격막*을 위로 당겨 올려 유지하라. 항문조이기는 많은 무술에서 표준규정쯤 된다. 이 괴상한 운동법은 건강과 운동 면에서 필수적이다.

둘째, 항문조이기를 유지하는 동안 대변을 보려고 힘을 주고 있는 체하라. 얼굴은 무표정하게. 처음부터 너무 강하게 하지 마라. 그냥 몸을 관찰하라. 횡격막이 자신의 몸통을 강하게 누르는 동안 허리에서 매우 강력하고 안정된 느낌 그리고 내장으로의 압박을 알아차릴 것이다. 복부가 약간 팽창되고 복사근도 그럴 것이다.

탈장 증상이 있다면, 절대 역 파워호흡을 연습하지 마라.

의사의 처방을 받고 있지 않다면, 몸통이 옆으로 팽창되는 게 문제는 아니다. 오히려 여러 이유에서 이것은 힘을 돕는다. 배가 불룩 튀어나오게 만들지 마라. 대신 평평한 벽 모양이 된다. 압박하는 횡격막 때문에 내장이 움직이고, 그 결과 복부팽창이 발생한다고 했던 걸 기억하라. 내장들은 움직여야 하고, 그러므로 넓은 공간을 원하게 된다. 그래서 자신의 신발을 내려다 볼 수 없게 만드는 것이다. 복근이 이것을 막아야 한다.

* 또는 골반 기저근. 몸통의 가장 아랫부분에 해당. 치골과 미골에 걸쳐 있음.

일어나라. 복부에 단단히 힘을 주라. 압력을 낮게, 아주 낮게, 아래로 압박하라. **"윗배로 향하지 마라." 최영의가 강조한다. "가랑이 안으로 밀어내라. 공기를 아래로 아래로 밀어내라. … 발까지 밀어내라. 당신이 서 있거나 앉아 있거나 바닥을 꿰뚫어 그 아래로 밀어내라."**

양손을 복부 위에 올려놓고 복부가 평평하게 유지됨을 확실히 하라. 펀치에 대비하듯이 복부를 강하고 평평하게 긴장시켜라. 배가 돌출되도록 빵빵하게 부풀리는 것은 잘못이다! 식스팩이 잘 발달돼 있다면, 복근이 다소 두드러질 것이다. 복근이 힘을 준 이두박근처럼 단단해질 것이다.

괄약근을 잠그라. 추측이지만, 고주류* 가라데의 대가 야마구치(Yamaguchi)**는 역동적인 긴장(dynamic tension)인 산친 카타(Sanchin Kata) 수련 중 항문조이기를 제대로 하지 못해 심한 치질을 얻었다. 파워 리프팅계 역시 그 비슷하게 무서운 이야기들이 있다.

잠그라. 그리고 아래로 압박하라. 하복부를 충만한 에너지로 가득히 '채우라.' 횡격막이 아래로 누르면서 내장을 밖으로 밀어내려고 시도할 때, 복근과 주변 근육들은 '가상의 벨트'를 형성해 그것을 방지해야 한다. 일직선으로 복근을 압축하는 기술을 상기하기 위해서 몇 차례 백 프레셔 크런치를 하라.

요약하면 횡격막을 아래로 압박하거나 누르는 동안 골반 횡격막은 당겨 올려라. 팽팽해진 몸 중심부를 가지고 내부 압력을 간직하라.

계속해서 악수를 하면서 역 파워호흡의 테크닉을 적용해보라. 훈련 파트너가 당신을 좋아하지 않을 것이다.

복부를 팽팽하게
유지시키는 동안 골반 횡격막은 끌어올리고
긴장시키고 '압박한다.'

* 고주류(剛柔流) : 오키나와에서 시작된 가라데의 유파 중 하나. 무겁고 호쾌한 중국 남권의 특징을 간직하고 있다. 산친 카타가 중시된다.

** 고겐 야마구치(山口剛玄 1909~1989) : 고주류 가라데를 본격적으로 현대화한 인물.

압축 테크닉을 수련하는 동안 당신이 어떻게 호흡하는지 의식했는가? 아마 안 했을 것이다. 다시 해보라. 무슨 일이 있을 것 같나? 으르렁거리며 숨을 내쉰 적이 있는가? 또는 얕게 숨 쉰 적이 있나? 숨을 멈춰봤는가? 아니면 힘주면서 숨을 들이마셔 봤는가? 어떤 게 맞는가? 윌리엄 첸의 지혜를 기억하라. 문제는 호흡이 아니라 압축이다. 후자에 신경을 쓰라. 그러면 전자는 저절로 해결될 것이다.

그러나 호흡방식에 관계없이, 두 가지 규칙을 기억하라. 첫째, 호흡을 멈추는 것을 선택했다면, 2, 3초보다 더 길게 참지 마라. 등척성과 역동적인 등척성 훈련처럼 오래 힘쓰기 위해서 긴장을 유지하는 동안에는 얕게 호흡할 수 있다.

둘째, 지나치게 많거나 지나치게 적은 공기로 호흡하지 마라. 러시아의 무술 근력훈련과 컨디셔닝 훈련 전문가인 포펜코(V.N. Popenko)가 말했듯이 "폐 안에 지나치게 많거나 지나치게 적은 양의 공기를 보유해선 안 된다." 지나치게 많은 공기를 보유하는 것은 복부 근육을 최대한 긴장시키는 것을 방해하며, 충분치 못한 공기를 보유하는 것도 역시 나쁘다. "호흡을 완전히 배출할 때 약점이 생긴다." 가라데 고수 간분 우에치(Kanbun Uechi)가 경고했다.

동양의 무술 고수들은 일반적으로 폐에서 공기의 절반 정도만 내보냈을 때 가장 강력한 상태에 도달한다고 믿는다. 러시아의 연구는 힘을 위해서는 75퍼센트가 이상적이라고 밝혔다. 정확한 퍼센트에 연연할 필요는 없다. 절대 끝까지 완전하게 내쉬거나 들이마시지 않는다는 것만 기억하라.

절대 끝까지 완전하게 내쉬거나 들이마시지 않는다.

코어로부터 파워 증강 또는 '기의 공기역학'

러시아군의 맨손격투 교관들은 파워 발생의 중요한 원칙 두 가지를 강조한다. '가중' 그리고 '파장'이 그것이다. 둘 다 신체의 중심부(core)로부터 힘을 일으키는 기술을 말한다. 그리고 나서 그 경로를 따라서 모든 근육들로부터 힘이 가중되면서 가격하는 팔이나 다리까지 다이내믹하게 파워가 전달된다.

만약 그 파워의 경로에서 어떤 구간이 제 몫을 하는데 실패한다면, 〈파워 비하인드 더 펀치(Power Behind the Punch)〉라는 비디오의 공동저자이자 RKC 스티브 바카리의 표현처럼 "파워의 누출"이 생기게 된다. 그럴 때 당신의 힘은 헛수고가 될 뿐이다. 복싱 링 위에서 그렇듯이, 이것은 한팔 팔굽혀펴기를 할 때도 진실이다.

당신이 스스로 힘을 낼 때마다, 항상 하복부에서 긴장을 주기 시작하라. 그리고는 (중심부에서) 점점 더 주변부까지 증폭되기 위해서 그 긴장을 바깥으로 보내라.

몸통으로부터 팔다리를 따라서 마치 공기역학 또는 수력학의 원리에서 파워가 제공되는 것처럼 변형된 역 호흡법으로 만들어낸 압력이 전달되는 방법을 시각화하라.

당신의 다리나 팔이 길고 가는 풍선(어릿광대가 동물 모양을 만들기 위해 매듭을 짓는 종류)이라고 상상하라. 피스톨이나 한팔 팔굽혀펴기의 최저 지점에서 '풍선'이 구부러진다.
'풍선에 바람을 불라.' 그러면 풍선이 똑바로 펴질 것이다.

변형된 역 호흡법으로, 뱃속에서 압축된 에너지 혹은 '공기'를 '풍선' 안으로 밀어 넣어 보내라. '풍선'은 압력을 받아 쭉 펴질 것이다.

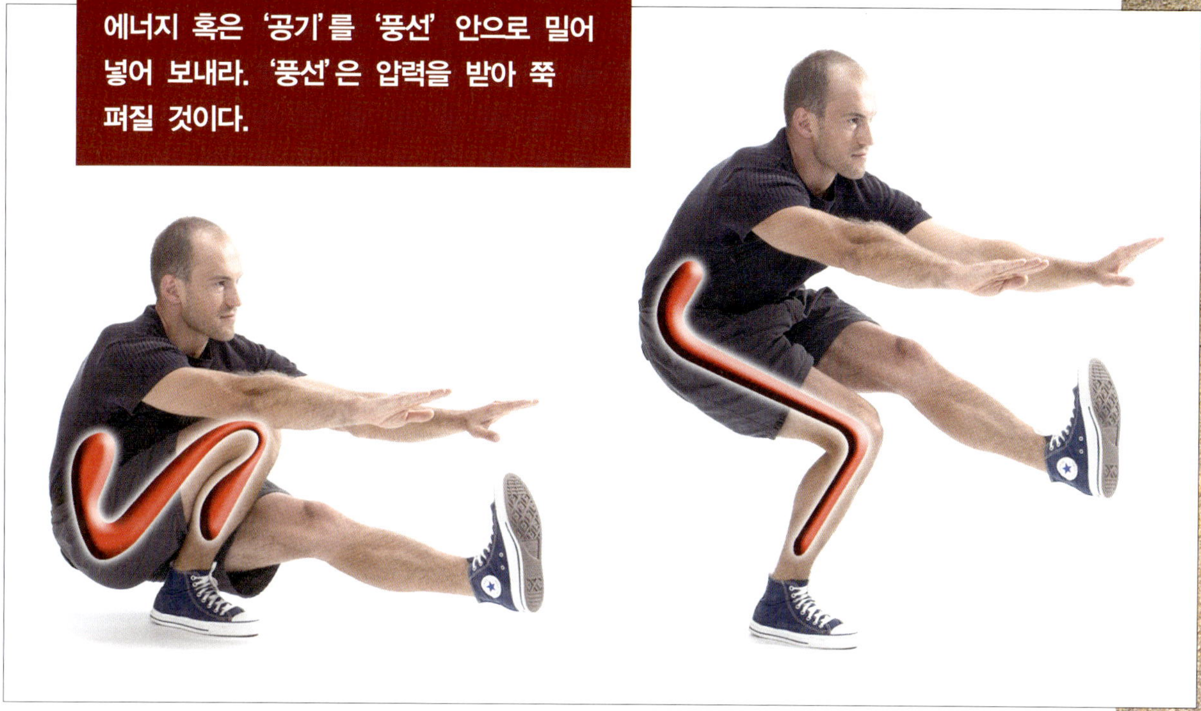

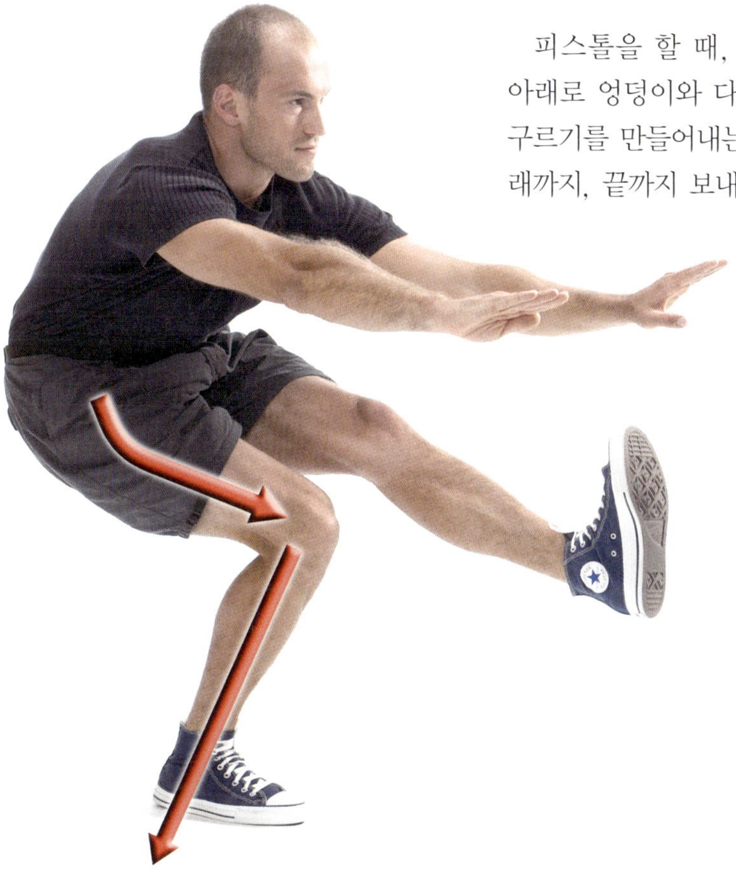

피스톨을 할 때, 압축된 에너지를 아래로 엉덩이와 다리로 정적인 바닥 구르기를 만들어내는 바로 그 바닥 아래까지, 끝까지 보내라.

한팔 팔굽혀펴기를 할 때, 복사근과 늑골을 따라서 겨드랑이로 에너지를 보내라. 그리고는 팔을 따라서 손 안으로 보내라.

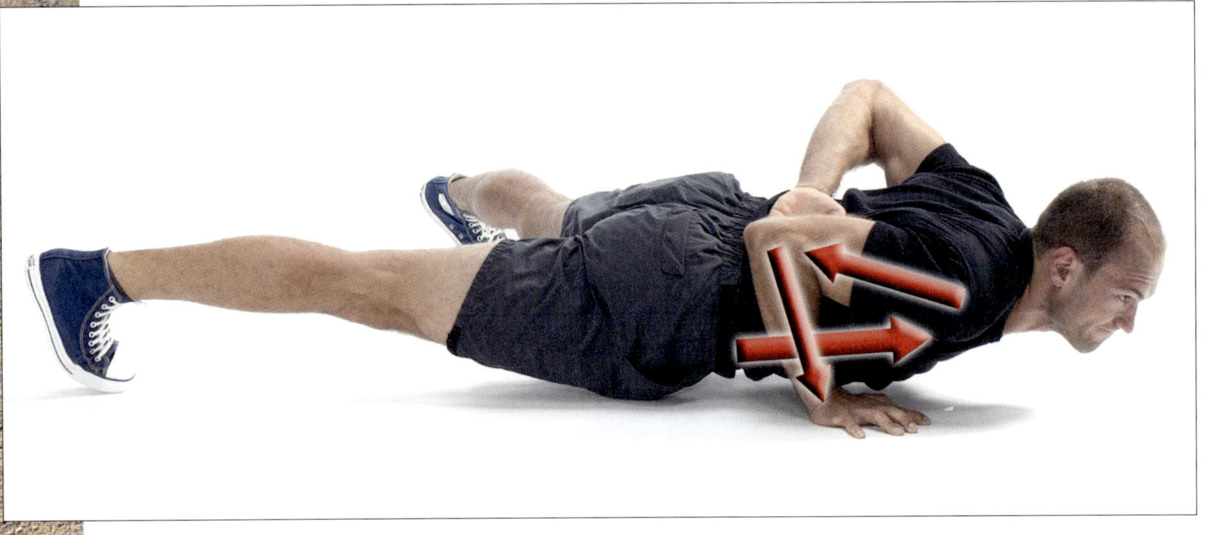

나카야마가 말했듯이 "엉덩이의 엄청난 파워가 한데 모여 가슴, 어깨, 상완, 전완을 거쳐 때리는 주먹의 표면까지, 마치 연쇄적으로 퍼져나가는 번개처럼 전송된다."

피스톨을 할 때는 고관절(hip joint), 한팔 팔굽혀펴기를 할 때는 견관절(shoulder joint)에 오버랩될 만큼 충분히 높이 '풍선'이 도달함을 확실히 하라. 무릎이나 팔꿈치 신전만으로는 멀리 도달할 수 없다. 대부분의 파워는 코어 더 가까이에서 나온다. 피스톨에서는 둔근, 팔굽혀펴기에서는 광배근과 흉근.

팔 또는 다리를 아랫배에서 시작되는 하나의 풍선이라고 상상하라. 피스톨이나 한팔 팔굽혀펴기의 가장 낮은 자세에서 '풍선' 자체가 두 개의 구부러짐을 갖는다. 각각 고관절과 무릎에서 그리고 견관절과 팔꿈치에서. 변형된 역 호흡법으로 뱃속에서 압축시킨 에너지 또는 '공기'를 '풍선' 안으로 밀어 넣는다. '풍선'은 압력을 받아 쭉 펴질 것이다.

나는 링 위에서 또는 체육관에서 파워를 만드는 데 올바른 호흡법의 중요성을 과장할 수 없다. 지금의 당신은 이것을 당혹스러운 배움의 경험으로 여길 수 있으나, 이것을 성취하게 된다면 슈퍼파워의 놀라운 비술을 소유하게 될 것이다.

"호흡 조절을 마스터하지 못한다면 당신은 아마 몇 가지 귀여운 장난들을 제외하고 가라데에서 아무것도 할 수 없다"라고 위대한 고(故) 최영의가 주장했다. 힘 훈련도 다르지 않다.

"호흡 조절을 마스터하지 못한다면 아무것도 할 수 없다."

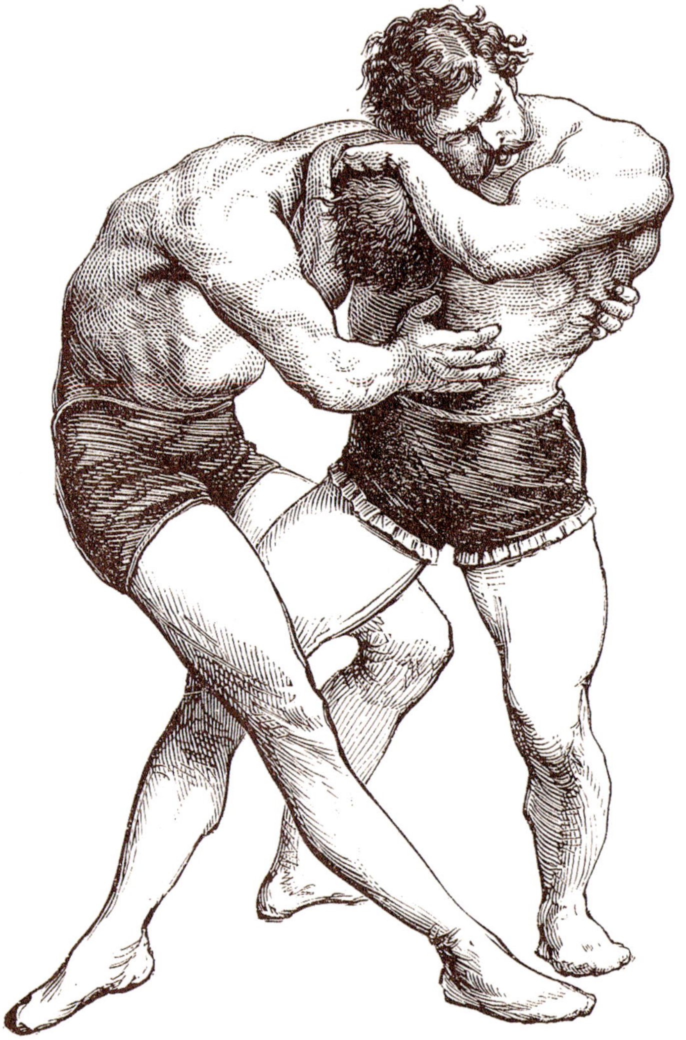

CHAPTER FIVE

GTG 이해하기

- GTG 이해하기 : 집중
- GTG 이해하기 : 완벽
- GTG 이해하기 : 자주
- GTG 이해하기 : 쌩쌩
- GTG 이해하기 : 변화
- GTG 요약하기
- GTG 더 요약하기
- GTG 열 단어 이하로 압축하기

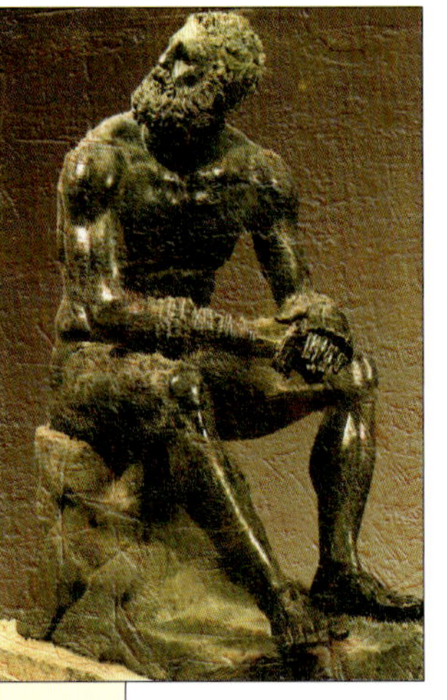

'홈에 기름칠하기(Grease The Groove)'에서 5개의 F

1. 집중(Focused)
2. 완벽(Flawless)
3. 자주(Frequent)
4. 쌩쌩(Fresh)
5. 변화(Fluctuating)

GTG 이해하기 : 집중

킥복싱의 전설 빌 '슈퍼발' 월리스(Bill Wallace)는 한쪽 무릎이 성치 않아 한 다리로만 발차기를 할 수 있었다. 그래서 '슈퍼발'은 건강한 다리 하나로 남들보다 두 배 많은 발차기를 했다. 부실하게 무장했지만 남은 무기 1개를 상대의 2개보다 더 뛰어나게 만들었다. 그리고는 모두가 아는 킥복싱의 전설이 됐다.*

더 적은 기술을 연습할수록, 더 뛰어나게 된다.

상이한 움직임들을 위한 '홈들(grooves)'은 정글의 법칙이 적용된다. 즉 서로 경쟁하게 된다. 당신이 더 적은 기술을 연습할수록, 더 뛰어나게 된다.

보통 GTG로는 2가지의 서로 상관없는 운동을 수련해야 한다. 그보다 더 많은 가짓수의 운동에는 적용하지 마라. 당신이 하겠노라 결정한 운동이 따로 더 있다면 빈도와 볼륨을 낮추고 평이한 루틴을 선택해서 하라.

* 유도를 하다가 무릎 부상으로 선수생활을 접고 가라데를 시작했다. 장애가 생긴 오른 무릎 때문에 왼발 킥만 할 수 있었지만, 무패의 킥복서 챔피언으로서 미국에서 전설이 되었다.

GTG 이해하기 : 완벽

연습은 완벽해야 한다. 최대 근력훈련을 할 때 완벽함이란 자세의 엄정함과 높은 근육 긴장이 필요함을 의미한다. 러시아의 전문가 로버트 로만의 연구는 피로나 반복횟수보다 근육의 긴장이 힘의 핵심임을 분명히 보여준다.

**연습은 반드시 완벽해야 한다.
최대 근력훈련이 완벽하려면
고도의 긴장이 필요하다.**

고도의 긴장은 5가지 조건이 필요하다. 상당량의 외부적 저항, 하이텐션과 파워호흡 테크닉의 적용, 세트 당 5회 이하로 반복횟수 제한, 각각의 세트를 비교적 쌩쌩한 상태로 실시하기, 꽤 느리게 움직이기.

'상당한 저항' 이 최대 저항(max singles)은 아니다. 그것은 당신을 금세 지쳐 떨어져 나가게 만들 것이다. 그러나 최소한 '적당히 무거운' 저항은 느껴져야 한다.

반복횟수는 긴장을 최대화하기 위해 줄어든다. 근력강화 연구자들은 최고의 '순수한 힘' 획득이 반복횟수 5회 또는 그 이하로 제한될 때 만들어진다는 점을 확실히 정립했다. 힘은 기술이며 기술의 연마는 구체적이어야 한다. 낮은 반복횟수는 최대 근력을 목표로 한다. 목표가 한팔 팔굽혀펴기라면 보통의 팔굽혀펴기로 연습하지 마라. 목적이 한다리 스쿼트라면 힌두 스쿼트*로 괴롭히지 마라. 『파워 투 더 피플!』에서 왜 그런지 설명했지만 사실 설명이 필요 없이 자명하다.

낮은 반복횟수는 최대 근력을 겨냥한다.

* 힌두 스쿼트 : 인도식 스쿼트. 주로 인도 레슬러들이 해왔다. 보통 발뒤꿈치를 들고 리듬을 타서 하루 종일 쉬엄쉬엄 수백회, 많게는 5,000회까지 고반복하는 스쿼트.

GTG 이해하기 : 자주

"… 1년 동안 웨이트 트레이닝을 한 사람들이 왜 '자기 체중만큼 클린 앤드 밀리터리 프레스를' 하지 못하는지 모르겠다"라고 〈아이언맨(Ironman)〉의 1947년 발행본에서 찰스 스미스(Charles A. Smith)는 주장했다. 내가 여러분에게 오늘날 '하드코어' 체육관에서도 자기 체중의 밀리터리 프레스보다 진정한 이두박근 측정법을 찾는 편이 더 쉽다는 사실을 굳이 말할 필요가 있을까.

스미스는 계속해서 "프레스에서 놀라운 기록 상승을 이뤄낸 비결은 … 프레스의 특화된 훈련에 집중하는 것이다. 노박(러시아 챔피언)은 데이비드(미국 챔피언)와 마찬가지로 매일 프레스 연습을 했고 … 프레스 성공에는 오로지 한 가지 비밀만이 존재한다. 바벨 가까이 갈 때마다 매번 프레스하고 프레스하고 또 프레스하는 것이다. 프레스 기록 보유자들은 기록을 올리려고 훈련할 때 실제로 이 방법을 쓴다."

**보다 자주 연습할수록,
더 나은 기록을 얻는다.**

"이건 정말 기초일세. 왓슨(Watson)* 자네가 더 많이 할수록 더 좋은 결과를 얻게 된다네. 다만 피로와 오버 트레이닝을 피하는 선에서 말이지." 독일의 연구결과를 보면 이틀에 1번 하는 훈련은 매일하는 훈련의 근력강화 결과물의 단지 80%, 그리고 일주일에 1번 하는 훈련은 단지 40%만 낼 수 있다고 한다. 이것은 좀 덜 자주 훈련할 수 없다는 것은 아니다. 다만 그러면 많은 힘의 증강은 얻을 수 없다는 의미다.

그러므로 일요일에 휴식하는 것은 좋은 생각이다. 쌩쌩한 상태를 유지하게 도와줄 것이다. 잠자기 몇 시간 전에 근력강화 훈련을 멈추는 것도 좋은 생각이다. 생기를 북돋아주는 효과가 있을 것이다.

* 명탐정 셜록 홈즈(Sherlock Holmes)가 동료 왓슨(Watson)에게 습관적으로 하는 말. 셜록 홈즈는 코난 도일이 쓴 추리소설 시리즈의 주인공이다.

GTG 이해하기 : 쌩쌩

쌩쌩한 상태를 유지하는 동안 할 수 있는 한 최대한 운동한다. 이것은 자제력이 필요한 섬세한 균형의 기법이다. 지나치게 적게 운동하는 것은 당신의 발전을 늦춘다. 반면 지나치게 많이 운동하는 것 역시 당신을 후퇴시킨다. 자신의 몸이 말하는 것을 알아차려라. 더 많이 하는 쪽보다는 더 적게 하는 쪽으로 실수하는 편이 낫다.

쌩쌩하게 연습하라. 당신의 기술이 나빠지려 하기 전에 그만두어라. 달리 말해서 당신이 피로해지기 전에 멈추라.

"기억하라. 운동 시작 전보다 운동 후에 더 강해짐을 반드시 느껴야 한다. 만약 운동시간이 끝나고 약해진 느낌이 든다면, 운동이 과했던 것이다"라고 『락, 아이언, 스틸 : 더 북 오브 스트렝스』에서 중서부의 스트롱맨 스티브 저스타(Steve Justar)가 말했다. 이전의 운동 경험 때문에 이런 주장이 어렵게 다가온다면, 그냥 반복하라. 힘은 기술이다. 힘은 기술이다. 힘은 기술이다. 그리고 기술은 쌩쌩할 때 가장 잘 습득된다.

"… 항상 운동시간 전보다 끝나고 난 후 더 강해짐을 느껴야 한다…."

쌩쌩함은 낮은 반복횟수가 선호되는 또 다른 이유다. 보디빌딩의 신화와는 반대로, 낮은 반복횟수는 (피로에서) 회복하기 더 쉽다. 즉 더 자주 훈련할 수 있음을 의미한다. 이것은 또 더 많은 힘을 의미한다.

"언젠가 내가 큰 서커스 공연장의 곡예사 텐트에서 유명한 공중그네(trapeze) 곡예사와 얘기를 나누고 있었을 때, 공연시간이 다 되기 직전 그가 링에 다가가더니 첫째와 둘째 손가락을 링에 걸고 한 팔로만 친업*을 2번 했습니다. 그리고 나머지 팔로도 똑같이 했습니다. 공연을 위한 '준비 운동'으로 이것을 하는데, 이것이 공연을 빼고 그리고 새로운 묘기를 연습해야 할 때를 빼고는 자신이 하는 운동의 전부라고 말했습니다. 누구나 두 팔로 25

* 손바닥 쪽을 자신에게 보이게 해서 올라가는 턱걸이.

회 친업하는 것보다 한 팔로 1회 친업하는 게 더 많은 힘이 필요하다는 것을 잘 압니다.

재미있는 것은 1회가 훨씬 덜 피로하다는 것이죠. 곡예사는 이점을 알았고 그래서 시간과 에너지를 가장 경제적으로 이용했던 것입니다"라고 찰스 맥마혼(Charles McMahon)은 1925년 판 『더 로열 로드 투 헬스 & 스트렝스(The Royal Road to Health & Strength)』에서 회상했다.

낮은 반복횟수는 더 쉽게 빨리 회복된다. 그것은 더 많은 연습이 가능함을 의미한다. 이것은 또 더 많은 힘을 의미하는 것이다.

근육의 실패지점 심지어 그 가까이도 밀어붙이지 마라. 그렇게 불태워버리는 훈련은 회복시간을 심하게 늘려야 한다. 그러면 훈련의 빈도를 양보하게 된다. 피로를 피해야 하는 또 다른 이유가 있다. 누구나 자신이 연습한 것을 배우는 법이다. 왜 스스로 실패를 연습하는가? 성공을 위해 연습하라! 나는 『파워 투 더 피플!』에서 실패지점에 이르는 훈련의 문제를 분석했다. 그 이유를 이해하도록 주의를 기울여야 한다.

실패는 선택사항 중 하나가 아니다.

대부분의 운동시간 동안 자신의 최대 능력치 횟수의 절반 정도만 시행한다. 때때로 더 적거나 더 많이 운동한다. 때때로 1~2회만 해낼 수 있는 범위 가까이 다가간다.

자주하는 것과 쌩쌩함 사이에서 적절한 균형을 이루는 것은 까다로운 일이다. 이것은 몸의 이야기를 주의 깊게 듣는 것 그리고 볼륨과 빈도를 점진적으로 늘리는 끈기가 필요하다. 매일 매시간 한 세트씩 운동하는 운동계획을 갑자기 시작하는 대신, 하루에 한두 차례 손쉬운 세트부터 시작한다. 몇 주 후에 격일로 한 세트를 더 추가한다. 이어서 하루에 3세트를 구성한다. 이런 식으로 아이디어를 얻어라. 천천히 올린다. 궁극적으로 몸이 놀라운 운동하중을 이겨낼 수 있게 될 것이다. 그러나 결코 하룻밤 사이에 그렇게 되지는 않는다.

피로는 선택사항 중 하나가 아니다.

GTG 이해하기 : 변화

어떤 것에 뛰어나기 위해서 당신은 반드시 그것만을 특수하게 연습해야 한다.

한편으로 당신이 동일한 것을 지속적으로 연습한다면 결국 정체기에 이르게 될 것이다.

그러므로 효율적인 훈련은 반드시 달라야 하며 동시에 같아야 한다! 마치 선(禪)의 대가를 위한 화두와 같다.

그 공안(koan, 公案)*의 답은 무엇인가?

'같지만 다르게' 훈련하라.

같은 운동을 다양하게 수련하라. 이것이 더 효과적이며, 더 재미있고, 과사용으로 인한 부상을 얻을 확률이 훨씬 적다.

세트 수, 횟수, 피로와의 거리 등에 변화를 주는 것도, 지속적인 발전을 위해 훈련을 '같지만 다르게' 유지하는 목적에 부합한다. 러시아 리프터들은 그들이 '요동치는 하중'이라고 부르는 이러한 접근법에 맹세한다.

매일 20회를 하는 것보다 오늘은 전체 10회를 하고, 내일은 30회, 모레는 20회 운동하는 것이 훨씬 낫다.

참전 해병이었고 RKC인 닉 니블러(Nick Nibler)와 역시 참전 네이비 실(navy SEAL) 대원이었고 RKC인 데이브 베르너(Dave Werner)와 공동소유한 시애틀 퍼스널 트레이닝 체육관(CrossFitNorth.com)에서 개인적으로 그리고 자신의 '희생자들(고객들)'에게도 '같지만 다른' 접근법으로 엄청난 성공을 거뒀다.

"나는 턱걸이를 정말 강하게 하길 원했습니다. … 그렇지만 과사용 부상은 원치 않았습니다. 훈련이 금세 부담이 될 정신없는 횟수와 세트로 변질되는 것도 원치 않았습니다. 그래서 나는 운동 프로그램에 약간의 변화를 주기로 했습니다. 나는 지금 거의 매일 턱걸이

* 화두(話頭)와 같은 말. 중국 불교에서 참선 수행자가 해결해야 할 과제. 당대(唐代)의 선문답(禪問答)에서 형성되기 시작해 송대(宋代)에 성행. 약 1,700가지가 있다.

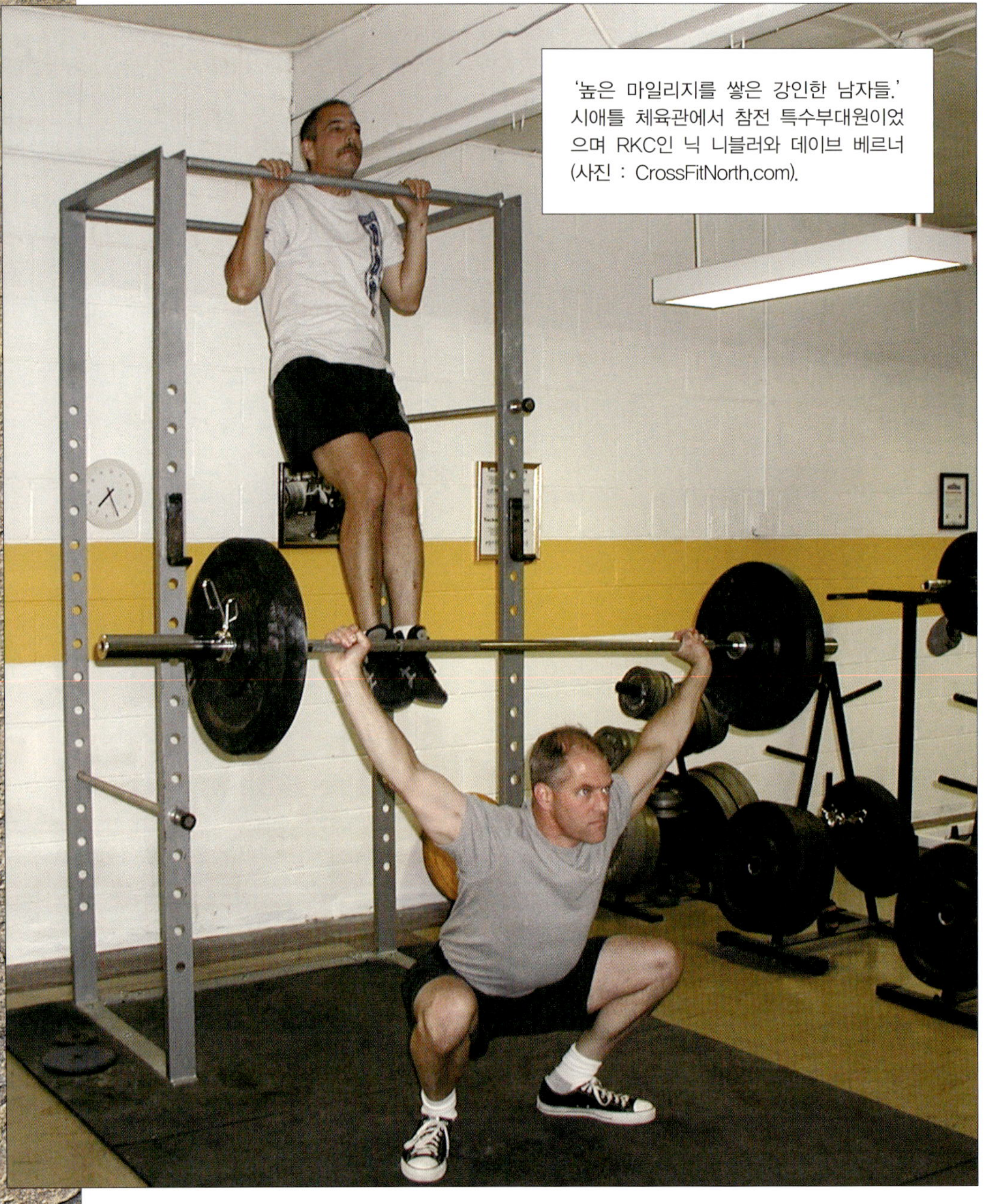

'높은 마일리지를 쌓은 강인한 남자들.' 시애틀 체육관에서 참전 특수부대원이었으며 RKC인 닉 니블러와 데이브 베르너 (사진 : CrossFitNorth.com).

를 하지만, 같은 워크아웃을 절대로 2번 반복하지 않으려고 합니다. 가능한 한 훈련에 많은 변화를 줍니다. 하루는 케틀벨을 달고 무게 턱걸이를 하고, 다음에는 맨몸으로 그리고 어떤 때는 철봉 위에 걸어놓은 고무튜브에 발을 걸친 채 보조 턱걸이를 상당히 많은 횟수로 반복합니다."

이러한 전 참전 해병이 순수한 힘과 힘의 지구력 훈련을 혼합한 것에 주목하라. 이것은 당신이 그 두 가지를 필요로 할 때 효과적이다. 만약 당신이 순수한 힘 증강에만 집중한다면 1에서부터 5까지 이 범위에서 자신의 반복횟수를 변화시켜야 한다. '다르지만 같은 것'을 기억하라.

"강도 역시 매일 변합니다. 어떤 때는 모든 세트마다 마지막 좋은 반복까지 밀어붙일 것이고 또 다른 날에는 단지 몇 세트 동안만 50~70%로 운동했습니다. 사다리(ladder) 훈련* 역시 훌륭합니다. 그것은 메타볼릭 환경을 변화시키는 데도 유용합니다. 언젠가 나는 세트 사이에 가능한 오래 휴식을 취한 채 유지하거나 하루 종일로 간격을 넓게 할 것입니다. 턱걸이가 짧은 서킷 운동의 일부가 될 날도 있을 것입니다. 매일 달라질 또 다른 측면은 철봉의 바입니다. 나는 잘 고정된 턱걸이 봉이나 불안정하게 흔들리는 링으로, 또는 하나의 로프에 양손을 이용해, 그리고 마지막으로 2개의 로프를 잡고 턱걸이를 할 것입니다. 만약 몸에 페이스의 변화가 필요하다면, 나는 컨셉2로 로잉머신를 하겠죠. 가로 방향의 또 다른 당기기를 운동하며 능동적인 휴식도 될 이러한 형태는 아마도 매우 이로울 것입니다. 나는 로잉머신을 하고 하루나 이틀 후 운동의 일부 측면에서 힘의 증가를 느끼곤 합니다. 운동 스케줄과 사회적으로 해야할 일들을 완벽히 스케줄대로 움직일 수는 없습니다. 그래서 계획할 필요가 없습니다. 하지만 딱 좋은 시간에 서로 잘 되어가고 있는 것 같습니다."

"트레이닝에 대한 이러한 방식은 내게 지극히 효과적이었습니다. 내 몸은 다음에 뭘 할지 절대로 몰랐으며 어떠한 훈련 부하가 주어질지라도 내 몸은 매우 신속하게 적응하는 듯했습니다. 이것은 또한 매우 흥미로운 프로그램입니다. 날마다 내가 집중하게 될 어떠한 변수들을 생각해 내는 것은 경기에 임하는 훈련으로 전환되었고 그 운동을 흥미롭게 만들었습니다. 턱걸이에 관한 한, 나는 지금처럼 많이 할 수 없었습니다."

많은 횟수를 기록한 이 강인한 남자의 말을 경청하라.

알맞게 부하를 변화시키는 것은 줄여야 할 시점을 아는 것을 포함한다. 피로가 생기거나 또는 새로운 개인기록(PR)에 대해 테스트를 해볼 시점에 놓일 때다.

만약 피로가 생긴다면 또는 새로운 개인기록에 대해 테스트를 할 때라면 훈련량을 줄인다.

힘 훈련과 힘의 시연은 다르다. 워크아웃마다 기록을 갱신한다는 생각은 동화다. 개인기록 테스트는 덜 자주 할수록 더 낫다. 초보자는 2주에 1번 정도도 괜찮고, 스트렝스 스포츠의 경험이 많은 선수는 2달에 1번 정도가 더 적합하다. 엘리트 선수는 1년에 2번 정도 시도하면 된다.

* 사다리 훈련방식은 파벨의 『엔터 더 케틀벨!』(대성의학사)에 자세히 나와 있다.

그리고 이를 위해서 계획을 잡아야 한다. 간단하고 효과적인 테이퍼(taper)*는 하루나 이틀 정도 저강도로 운동하고 테스트 전날은 휴식하는 것이다. 24kg 케틀벨로 5RM** 피스톨을 예로 들어보자. 보통의 날, 화요일은 아마 24kg을 들고 2회×10세트를 하고 수요일은 테이퍼가 시작돼 16kg으로 2회×5세트, 목요일은 16kg을 들고 1회×5세트, 그리고 금요일은 휴식일이다. 드디어 토요일, 당신은 24kg 케틀벨을 들고 6회나 7회까지 반복할 수 있어야 한다. 당신은 5회 반복의 한계를 넘어섰으며 이제 32kg를 할 만한 사람이다!

**하루나 이틀 저강도로 운동하고
하루는 쉬고 스트렝스 테스트를 진행한다.**

우연히 오버 트레이닝을 했다면 물러나는 것이 필요하다. 지치고 쑤시고 약해짐을 느끼면, 다시 활기를 느낄 때까지 일주일 동안 운동하는 양과 전체 빈도를 거의 절반까지 줄인다. 이것은 그저 대체적인 기준이다. 심한 오버 트레이닝에는 더 과감한 방식이 필요하다.

과사용 손상이나 수면장애를 동반하는 심한 오버 트레이닝은 몸을 경청하는 것을 거부한 결과다. 절대 하지 마라.

한편으로 경험 많은 근력스포츠 선수들에게는 가끔씩 가벼운 오버 트레이닝이 근력강화로 전환될 수 있는 보약이 된다. "댐으로 막힌 강물은 더 많은 파워를 얻게 된다." 리투아니아의 속담이다.

즉시 축소하라. 오버 트레이닝이 가볍고 당신이 제때 물러났다면 아주 좋은 소득이 될 것이다.

경험 많은 일부 근력스포츠 선수들은 의도적으로 살짝 오버 트레이닝으로 밀어붙이고 나서 테이퍼(운동량을 줄이고)하고 피크(정점)에 도달한다. 초보자들은 의도적으로 오버 트레이닝을 해선 안 된다. 이렇게 하는 것은 충돌 전 급격한 운전으로 벗어나는 기술이 필요하다. 그렇지만 당신이 우연히 너무 많이 운동한다면 이제 어떻게 해야 할지 알게 될 것이다.

* 테이퍼(taper, tapering) : 중요한 경기나 대회를 앞두고 훈련량을 서서히 줄이거나 조절하는 것.
** 1RM은 1회만 성공할 수 있는 최대 리프팅 중량. 5RM은 5회를 성공할 수 있는 최대 리프팅 중량을 말한다.

"댐으로 막힌 강물은 더 많은 파워를 얻게 된다." 테이퍼로 이어지는 가벼운 오버 트레이닝으로 경험이 많은 선수들은 더 큰 힘을 획득할 수도 있다.

GTG 요약하기

- GTG 피스톨과 한팔 팔굽혀펴기만 한다. 만약 다른 운동을 선택한다 해도 마찬가지다. 보통의 루틴에서 분리해서 하라.
- 지극히 엄격한 테크닉으로 하라.
- 하이텐션과 파워호흡 테크닉을 적용하라.
- '적당히 무겁게' 느껴지는 변형 운동들을 선택하라.
- 중간 속도에서 느린 속도로 리프팅하라.
- 횟수를 세트당 5회 또는 그 아래로 제한하라.
- 힘 훈련을 주당 6차례. 가능한 한 여러 차례의 작은 운동시기로 한다. 일요일은 휴식.
- 근육의 실패지점이나 그 근처까지도 밀어붙이지 마라. 대부분의 시간들은 당신이 할 수 있는 반복횟수의 절반 정도만 시행한다. 때때로 더 많이 또는 더 적게 운동한다. 때때로 1,2회 만에 실패할 수 있는 범위까지 가까이 다가간다.
- "… 운동시간 시작 전보다 끝나고 더 강해짐을 느껴야…"
- 약간 오버 트레이닝을 했다면 쌩쌩함과 다시 하고 싶어 좀이 쑤심을 느낄 때까지 운동 총량을 50%로 줄인다.
- 천천히 늘린다.
- 같은 운동에 변화를 줘서 연습하라. 세트, 횟수, 그리고 실패지점에 가까운 정도를 지속적으로 변화시켜라.
- 개인기록은 덜 자주 테스트하는 편이 훨씬 낫다. 당신이 초보자라면 최대 2주에 1번, 경험 있는 근력스포츠 선수라면 2달에 1번이 좋다. 하루나 이틀 정도 줄여서 운동을 하고 다음 날은 휴식을 취한 뒤 테스트한다.

GTG 더 요약하기

더블에스프레소를 마시고도 페럿 수준으로 주의 집중하는 시간이 짧다면 '홈에 기름칠하기' 의 〈리더스 다이제스트(Reader's Digest)〉 버전쯤 되는 걸 보라.

- 오로지 두 가지 운동과 그 변형들.
- 적절히 어렵게.
- 긴장.
- 가능한 반복횟수의 절반, 그러나 5회를 넘지 않는다.
- 매번 운동시기마다 절대 피로하지 않기.

GTG 열 단어 이하로 압축하기

오랜 러시아 군대의 농담이 있다. 한 하사관이 한 분대의 신병들에게 탱크를 구경시켜주고 있다. 그는 탱크 위에 무선전송장비가 있다고 말한다. 한 신병이 묻는다. "죄송합니다만, 하사님. 그 무전기가 트랜지스터나 마이크로칩 위에 있습니까?" "멍청이들을 위해서 다시 말해주겠다. 탱크 위에 있다."

여기 GTG '탱크 버전' 이 있다. 이보다 더 요약할 수는 없다.

최소화하기
- **종류**
- **피로**

최대화하기
- **긴장**
- **빈도**

CHAPTER SIX

피스톨 분해하기

- 박스 피스톨
- 한다리 스쿼트, 폴 앤더슨 방식
- 클래식 피스톨
- 네거티브 없는 피스톨
- 코사크 피스톨
- 역동적인 등척성 피스톨
- 등척성 피스톨
- 웨이트 피스톨

한다리 스쿼트 능력을 최고로 만들 수 있는 가이드를 제시하겠다.

박스 피스톨

피스톨에는 다양한 맛이 있다. 피스톨을 위한 첫 번째 변형법은 박스 피스톨이다. 엉덩이를 뒤로 보내서 박스나 벤치 위에 앉는다. 그리고 마치 흔들의자에 앉듯이 상체를 뒤로 살짝 기울여 앉았다가 다시 앞으로 기울인다. 그리고 일어선다. 박스 스쿼트가 조지 프렌(George Frenn)부터 루이 시몬스(Louie Simmons)와 유리 포민(Yuri Fomin)까지 많은 파워리프팅 챔피언들에게 사랑받는 데는 다 이유가 있다. 최대 스쿼트 파워를 내는 데는 대퇴사두근만으로 부족하다. 둔근과 햄스트링까지 최대한 동원해야 한다. 유일한 방법은 곧장 아래로 내려가지 않고 뒤로 앉으며 둔근을 미리 확장시키는 것이다. 제대로 한다면 정강이가 거의 수직으로 유지되고 마치 바벨 굿모닝(good morning)을 하는 것처럼 엉덩이가 훨씬 뒤로 내밀어질 것이다.

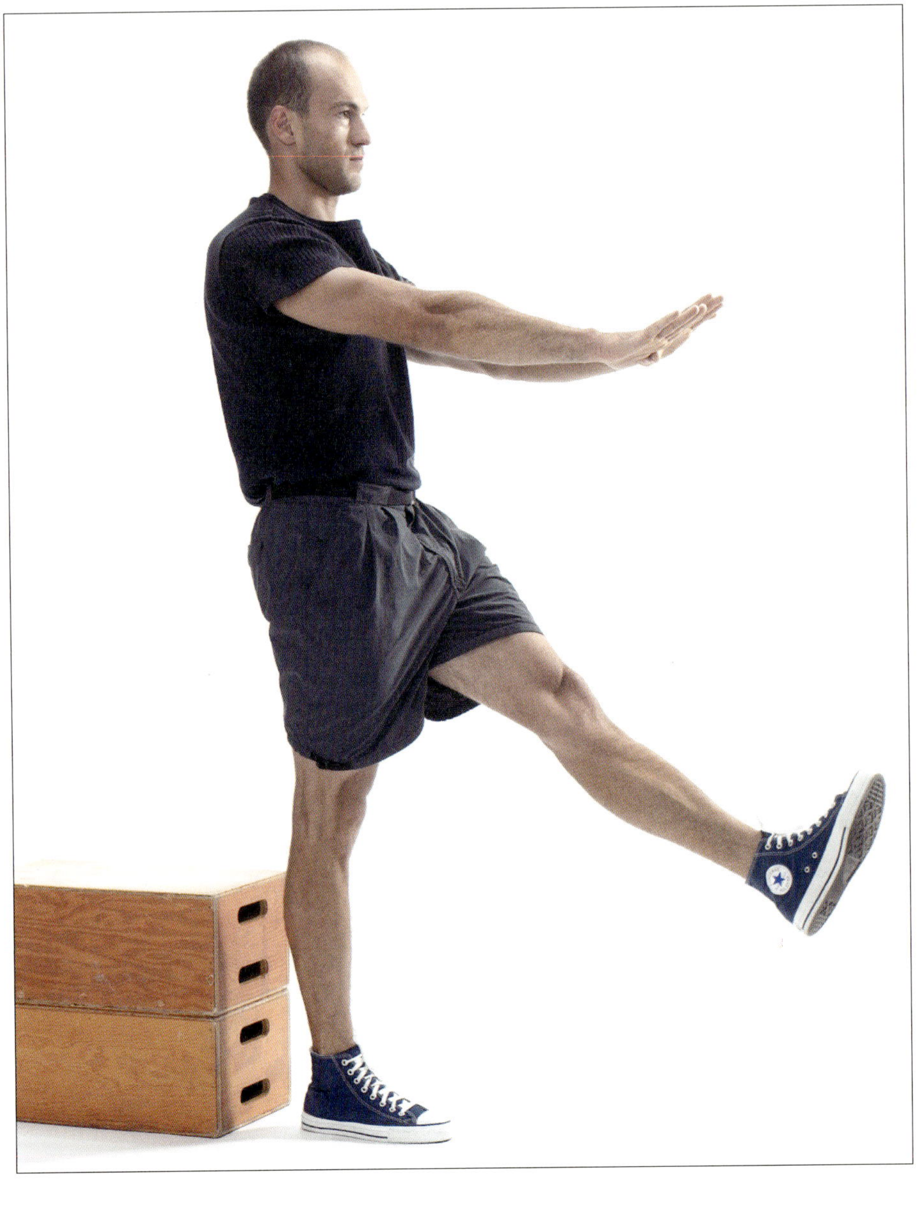

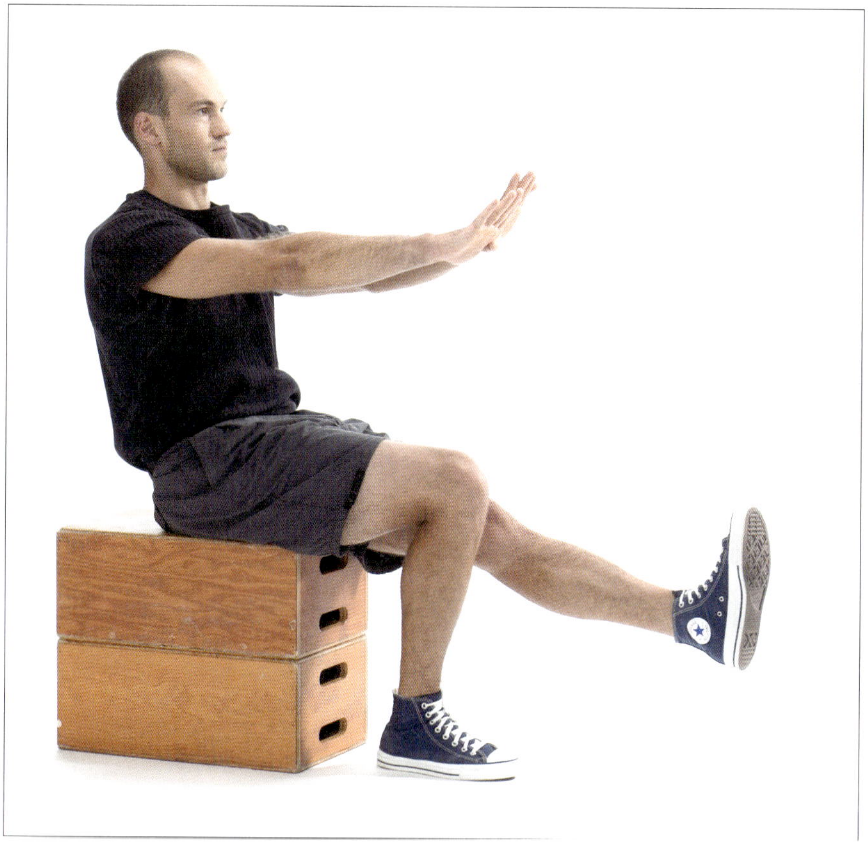

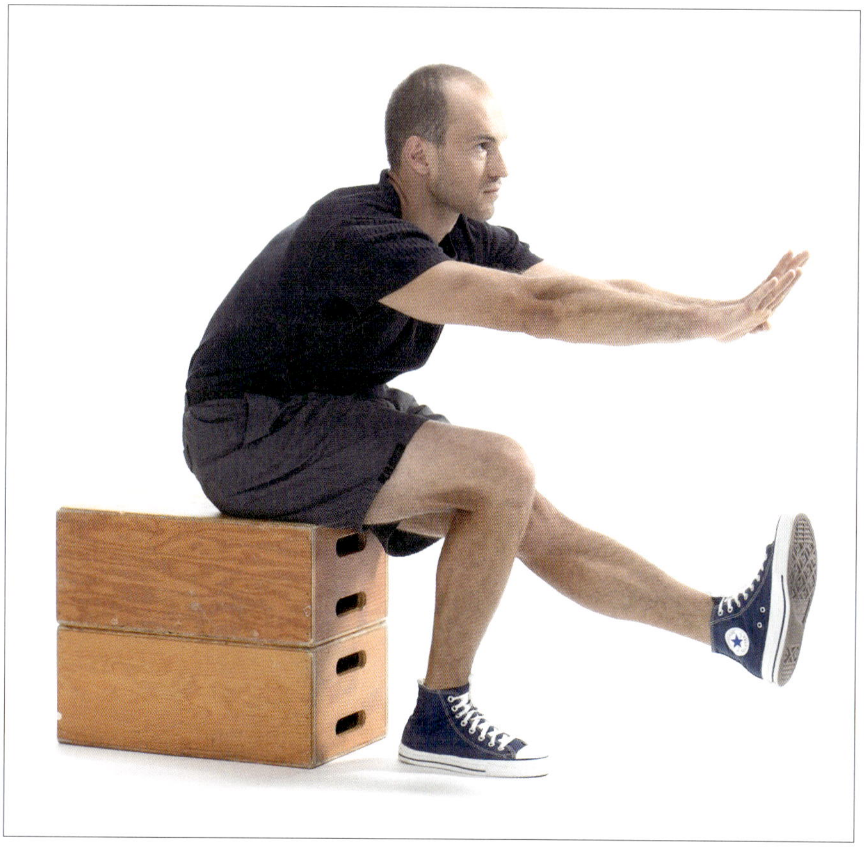

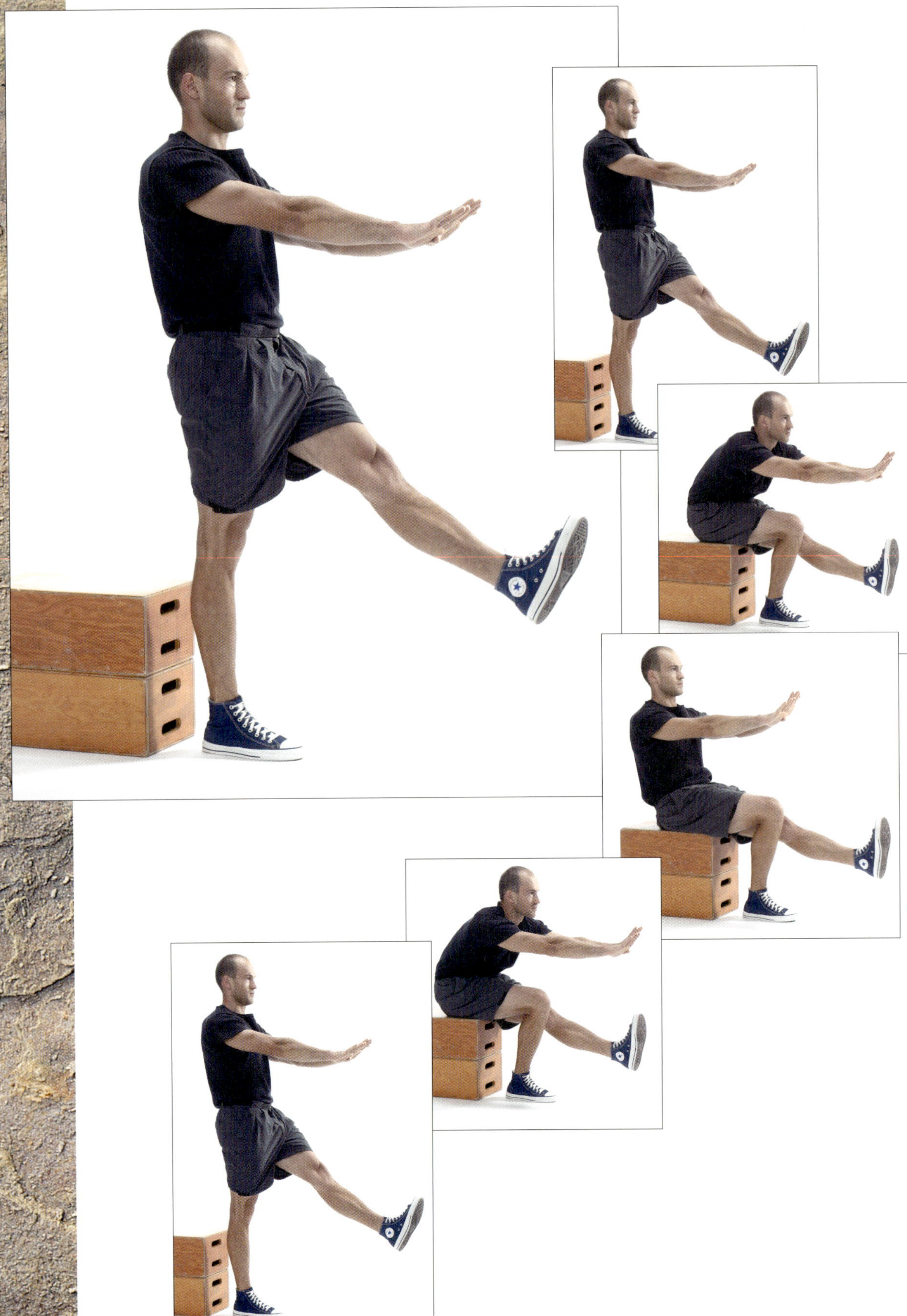

그러면 스쿼트, 점프, 발차기, 스프린트 파워, 하체 전체의 능력이 놀랍게 발달할 것이고, 무릎의 스트레스는 줄어들 것이다.

정강이가 거의 수직으로 유지된다면 슬개건이 슬개골을 관절 내에서 충돌시키지 않는다. 책에 나온 대로 박스 스쿼트를 한다면 동작 내내 햄스트링은 긴장을 유지할 것이다. 덕분에 무릎이 더 잘 보호된다. 경험이 부족한 사람들이 일반적인 스쿼트에서 이렇게 하는 것은 거의 불가능하다. 일반적인 스쿼트를 하다 슬개건이 찢어진 파워 리프터들도 박스 스쿼트를 통해 재활에 성공할 뿐만 아니라 더 이상 무릎의 문제없이 전체적으로 비약적인 발전을 달성한다고 알려진 것은 당연하다.

또 다른 장점은 한다리 스쿼트의 박스 변형법이 어떤 근력 수준에도 적용하기 쉽다는 점이다. 일반적인 피스톨보다 실제 바닥 위에 앉아서 몸을 흔들의자처럼 앞뒤로 기울이다 엉덩이를 바닥에서 떼고 일어서는 피스톨이 더 힘들 것이다. 그러나 높은 벤치에 앉는 피스톨은 누구나 할 수 있을 것이다. 당신이 강해질수록 내려가는 깊이를 깊게 하면 된다.

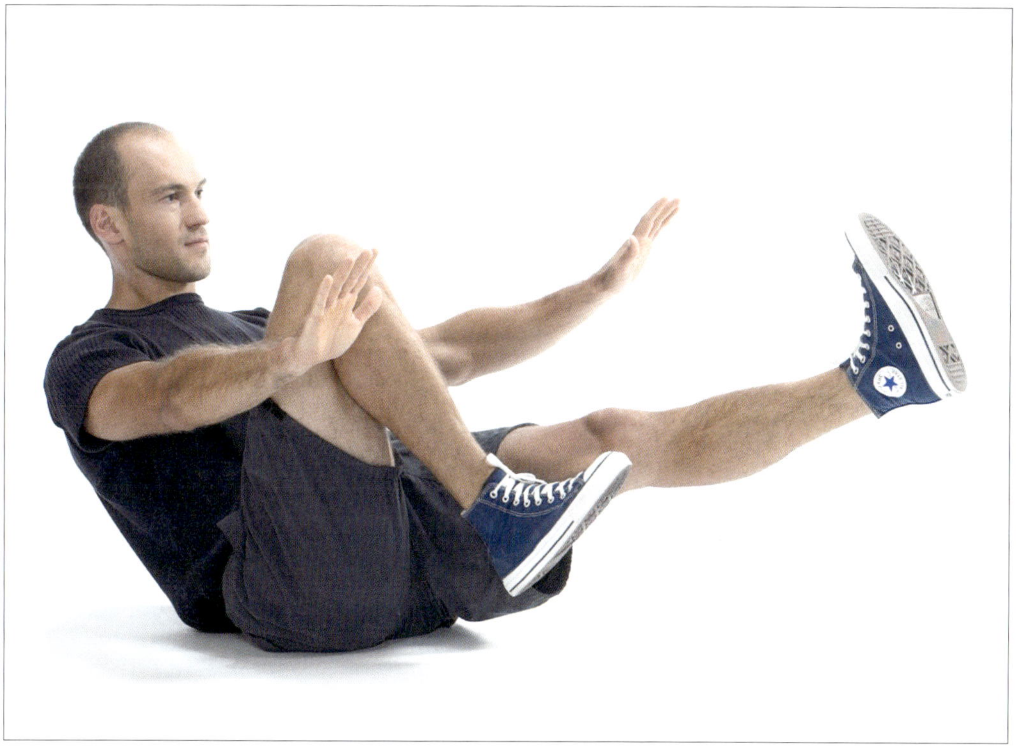

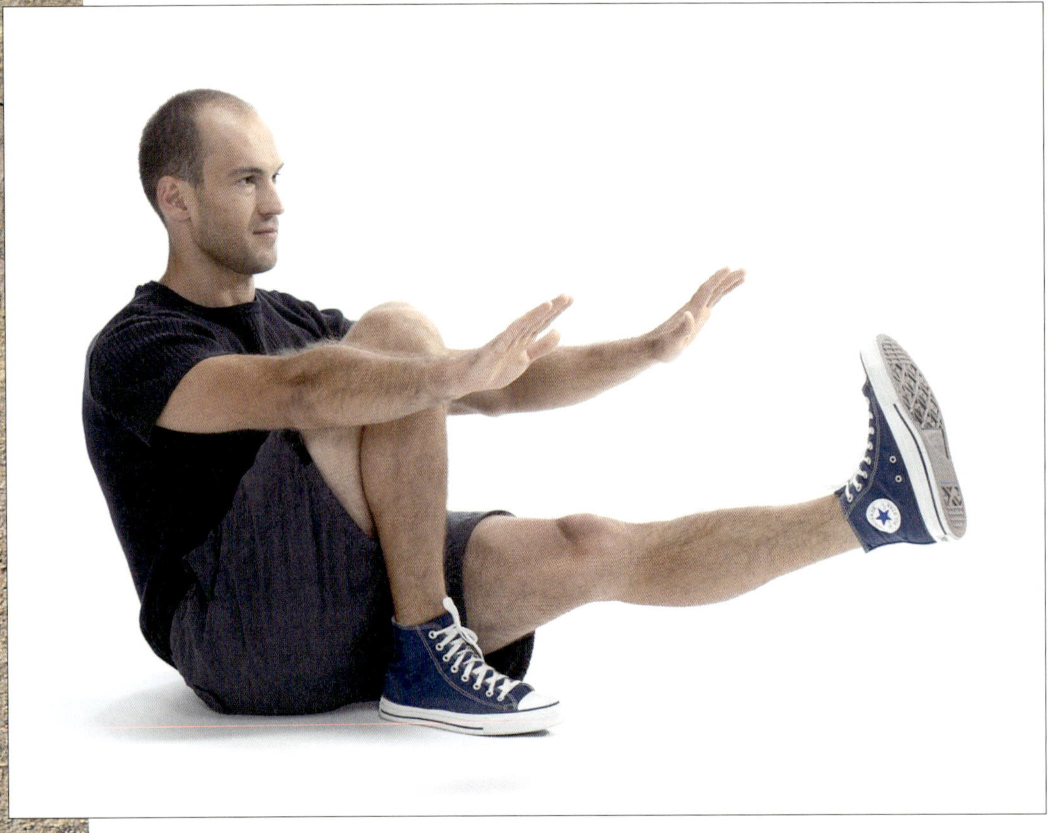

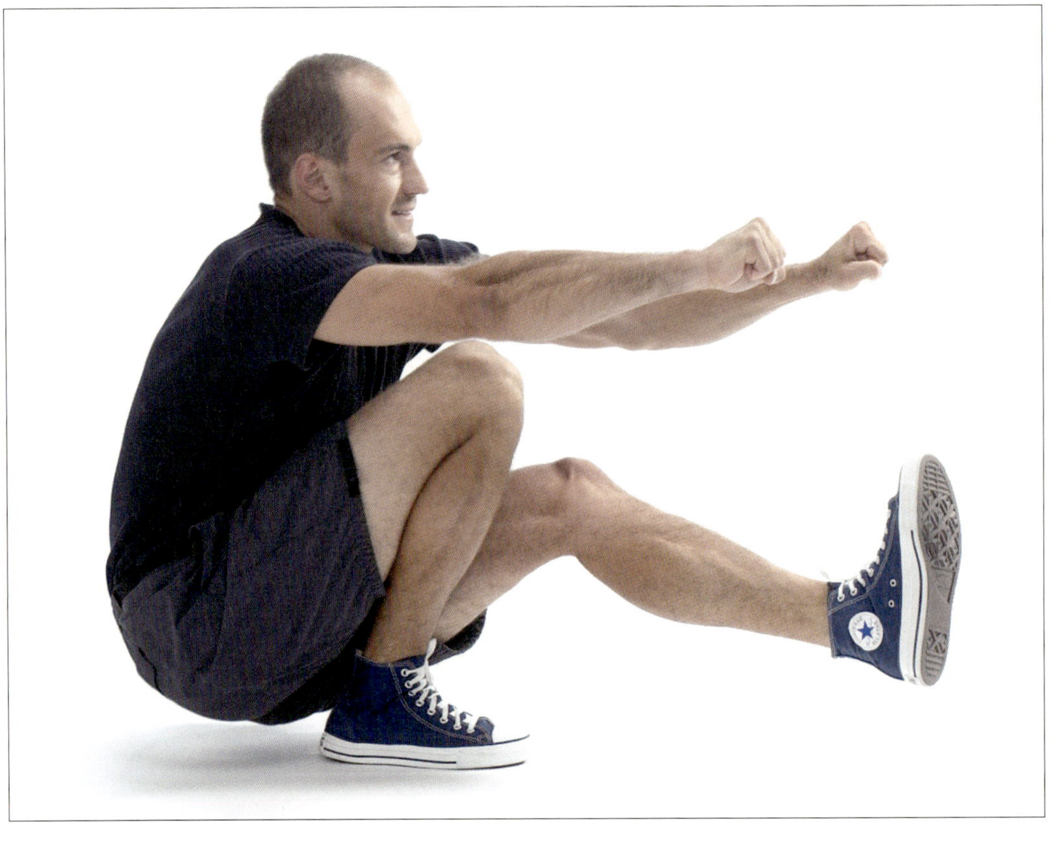

피스톨 분해하기

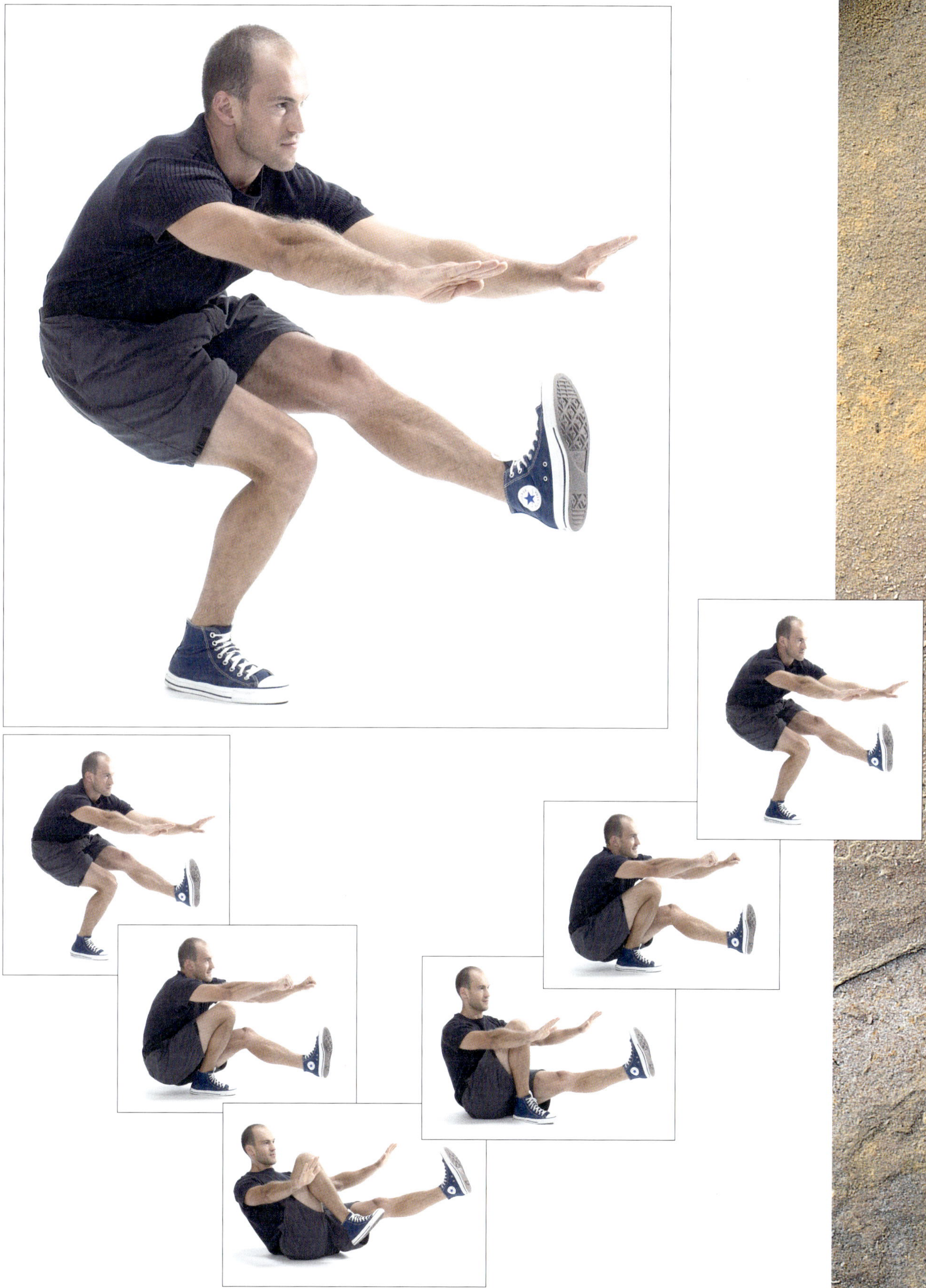

흔들의자 동작(rocking) 없이 엉덩이가 (박스나 바닥에) 닿으면 바로 일어서는 방식도 있다. 일어서는 동작을 시작하기 전에 바닥에서 완벽히 이완하고, 일어서기 위해서 다시 힘을 내는 방식이 가장 힘들 것이다.

1/4 스쿼트 높이로 박스를 높이고 박스에서 두세 발짝 앞에 선다. 맨발로 한다. 또는 컨버스화나 레슬링화처럼 바닥이 평평한 신발을 신는다. 부츠처럼 목 높은 신발을 신고 피스톨을 하면 훨씬 쉬워진다. 그래서 좋은 출발점이 될 수도 있다. 제아무리 예쁘장해도 쿠션이 있는 운동화들은 좋지 않다. 경험적 법칙에 의하면 비싼 신발일수록 힘 훈련에 적합하지 않다.

한 다리를 앞으로 거의 곧게 뻗어 들어 올리고 스쿼트한다. 체중을 발뒤꿈치에 실어 유지하고 엉덩이를 최대한 뒤로 멀리 보낸다. 스쿼트가 아니라 굿모닝이라고 생각하라. 균형을 잡기 위해 양팔을 앞으로 뻗어서 유지하라. 2.3~4.5kg 원판 같은 가벼운 웨이트를 양손으로 든다면 균형을 잡는 데 도움이 될 것이다. 웨이트를 들든 들지 않든, 상체를 앞으로 기울여야 한다. 무릎이 틀어지지 않게 한다.

시니어 RKC 롭 로렌스가 말한다. “굿모닝을 할 때처럼 상체를 최대한 앞으로 기울여야 한다. 그렇지 않으면 균형을 잃고 뒤로 넘어질 것이다. 생각해보라. 똑바로 서 있을 때가 완벽하게 균형이 잡힌 것이다. 만약 몸의 일부가 뒤로 간다면, 그만큼 몸의 일부는 또 앞으로 가야 한다. 아니면 넘어질 것이다.”

“충분히 앞으로 기울이는 것을 확실히 하라. 아래로 내려가는 동안에도 머리가 체중을 지탱하는 발과 거의 같은 선상에서 유지될 것을 추천한다. 사실 스쿼트를 시작할 때 바로 아래 있는 발을 내려다볼 수도 있다. 등에 웨이트를 짊어지는 게 아니라서 위험하지 않다.”

“금세 알아차리겠지만, 뒤로 앉는 것에 대응해서 균형을 잘 잡을 수 있게 앞으로 충분히 숙인다면 성공적으로 내려갈 수 있다. 앞으로 충분히 기울이지 않으면 뒤로 넘어질 것이다.”

최영의는 박스 피스톨과 관련된 재미있는 물리학적 설명을 하곤 했다. 학생을 의자에 앉히고 단 한 손가락으로 학생의 이마를 누른다. 그리고 그 상태에서 학생에게 일어서 보라고 지시한다. 학생은 일어설 수가 없을 것이다. 왜냐하면 무게 중심이 발보다 뒤에 놓여 있기 때문이다. 이것에 주목하라.

무릎이 안으로 뒤틀리거나 발가락 위로 처지지 않게 하라. 정강이가 수직에 가까울수록 더 낫다. 무릎 높이까지 시멘트 안에 박혀 있거나 단단한 스키부츠를 신고 있다고 가정한다. 그래야만 한다면 진짜 스키부츠를 신고 하라.

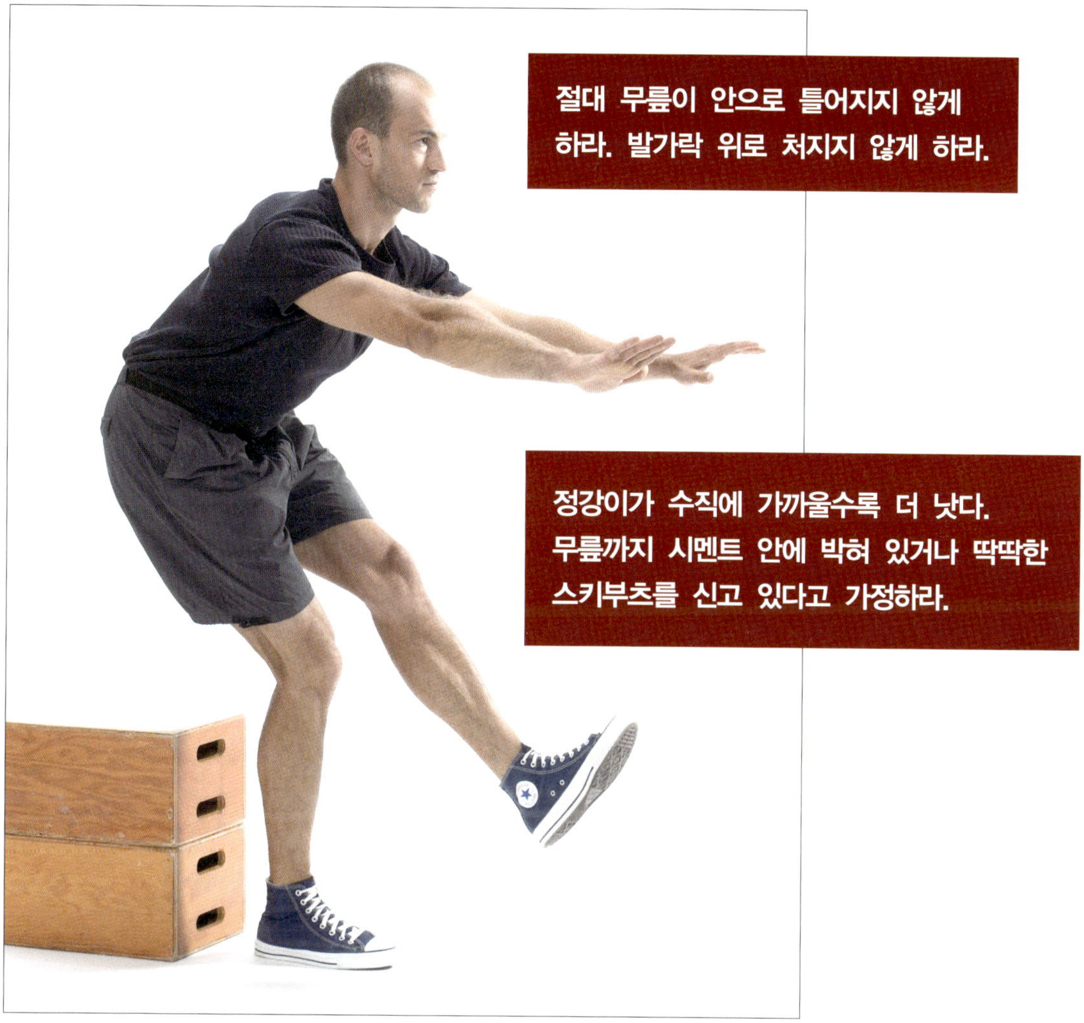
절대 무릎이 안으로 틀어지지 않게
하라. 발가락 위로 처지지 않게 하라.
정강이가 수직에 가까울수록 더 낫다.
무릎까지 시멘트 안에 박혀 있거나 딱딱한
스키부츠를 신고 있다고 가정하라.

통제하면서 뒤로 앉아라, 상체가 바르게 앉게 될 때까지 마치 흔들의자에 앉은 것처럼 상체를 뒤로 기울여라. 그런 다음 망설임 없이 상체를 멀리 앞으로 기울여라. 일어서라. 긴장을 조금도 잃지 않고, 폭발적으로.

일어나려고 하기 직전, 당신의 발 아래쪽이 움직이려는 것을 알게 될 것이다. 대퇴사두근이 훨씬 지배적이라면 무의식적으로 모든 일을 대퇴사두근에게 맡기고 약한 햄스트링과 둔근에는 부담을 주지 않으려고 한다. 안 된다! 필요하다면 박스 높이를 더 올려서 정강이를 거의 수직으로 만들고, 바닥에 발을 '접착해 놓은 것처럼' 붙여라!

다음의 테크닉이 정강이를 곧게 유지하는 데 도움을 줄 것이다. 훈련 파트너가 당신의 슬개골에서 1~2인치 아래 지점에 손을 올려놓는다. 파트너는 당신이 당의 명령을 거역하고 정강이를 앞으로 나가게 하는 것을 물리적으로 멈추게 만든다.

일어서면서 반드시 둔근을 수축하라. 볼기짝으로 '동전을 꽉 집어라.' 한 번 더 말하겠다, 발뒤꿈치 위에 머물라.

일단 엉덩이로 추진하는 움직임을 이해하면, 높은 박스로 편하게 스쿼트할 수 있다. 문제는 다른 걱정거리가 생긴다는 것이다. 흔들의자처럼 상체를 기울이는 피스톨(rocking pistol)의 깊이가 점점 더 깊어지면서 무릎이 앞으로 밀려나오지 않고서는 평행에서 2인치 정도 위 지점보다 더 깊이 내려가는 게 사실상 거의 불가능하다는 것을 깨닫게 된다. 나는 당신이 바벨 스쿼트에서도 같은 문제를 경험했을 것이라고 확신한다.

별일 아니다. 그냥 파워 리프터들의 조언을 따르라. 웨이트에 굴복하는 대신, 능동적으로 허벅지 위쪽 근육인 고관절굴근을 사용해서 스쿼트의 구덩이 안으로 자신을 당겨 넣어라. 방법은 이렇다. 등을 대고 누워서 당신의 훈련 파트너가 주는 가벼운 저항에 맞서 가슴 쪽으로 최대한 높이 다리를 끌어당긴다. 스쿼트로 내려갈 때와 같은 느낌을 얻도록 노력한다. 말 그대로 스스로 고관절굴근을 사용해 자신을 아래로 당겨 내린다.

처음에는 허벅지 윗부분 근육인 고관절굴근, 특히 들려 있는 다리에 약간 경련이 올 것이다. 세트 사이에 몸통을 곧게 세운 상태로 런지나 한쪽 무릎을 꿇은 런지를 하고 골반을 앞으로 밀어주며 고관절굴근을 스트레치한다. 적응될 때까지 아주 적은 세트를 아주 적은 반복횟수로 한다. 몇 주 정도 걸릴 것이다.

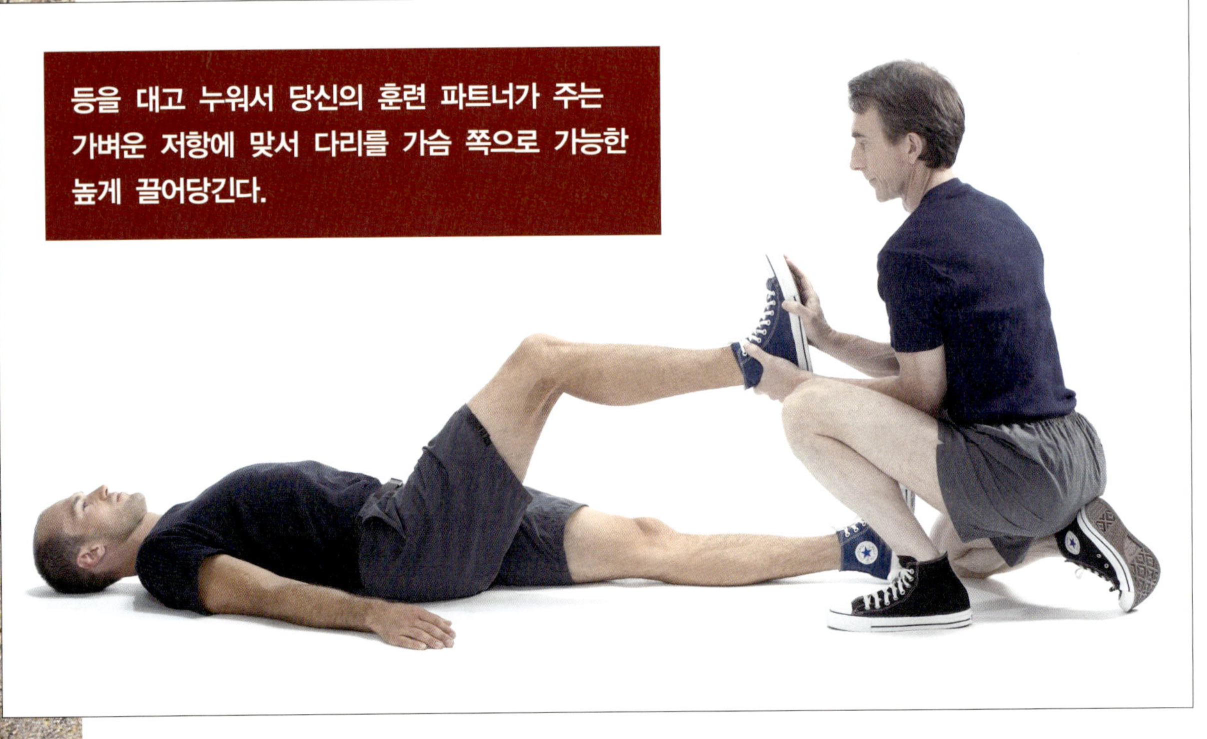

등을 대고 누워서 당신의 훈련 파트너가 주는 가벼운 저항에 맞서 다리를 가슴 쪽으로 가능한 높게 끌어당긴다.

스쿼트로 내려갈 때와 같은 느낌을 얻도록 노력하라. 말 그대로 고관절 굴근을 사용해 자신을 아래로 당겨 내린다.

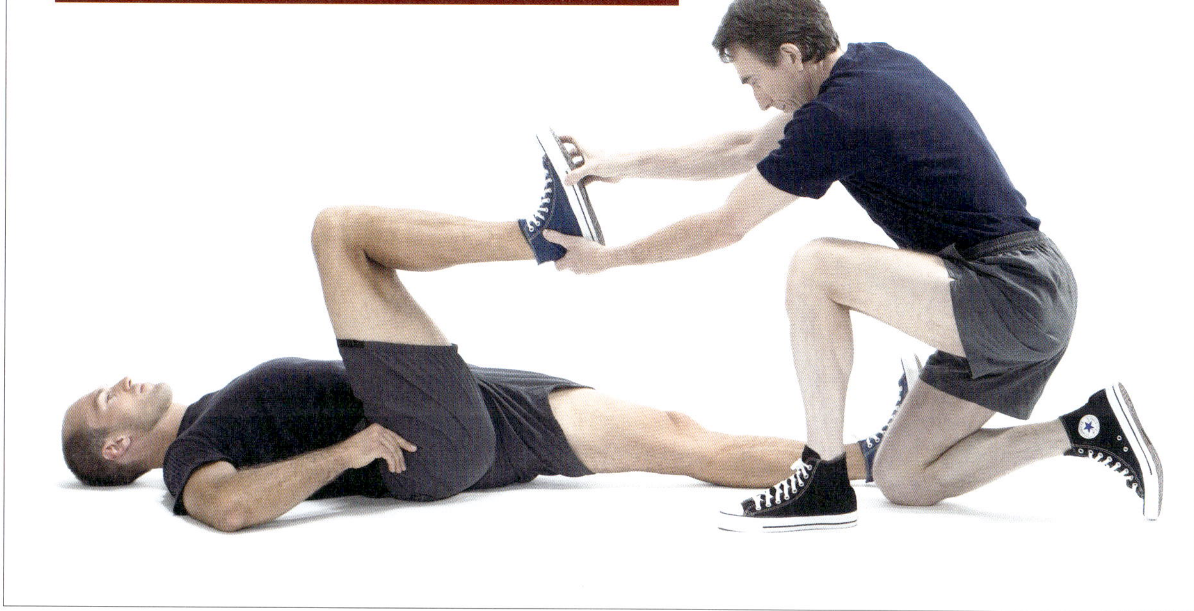

복부 아래 허벅지
위쪽에 있는 고관절굴근이
피스톨을 할 때 쉽게 혹사될 것이다!
매 세트 후에 고관절굴근을 꼭 스트레치하고,
운동량을 아주 서서히 늘려라!

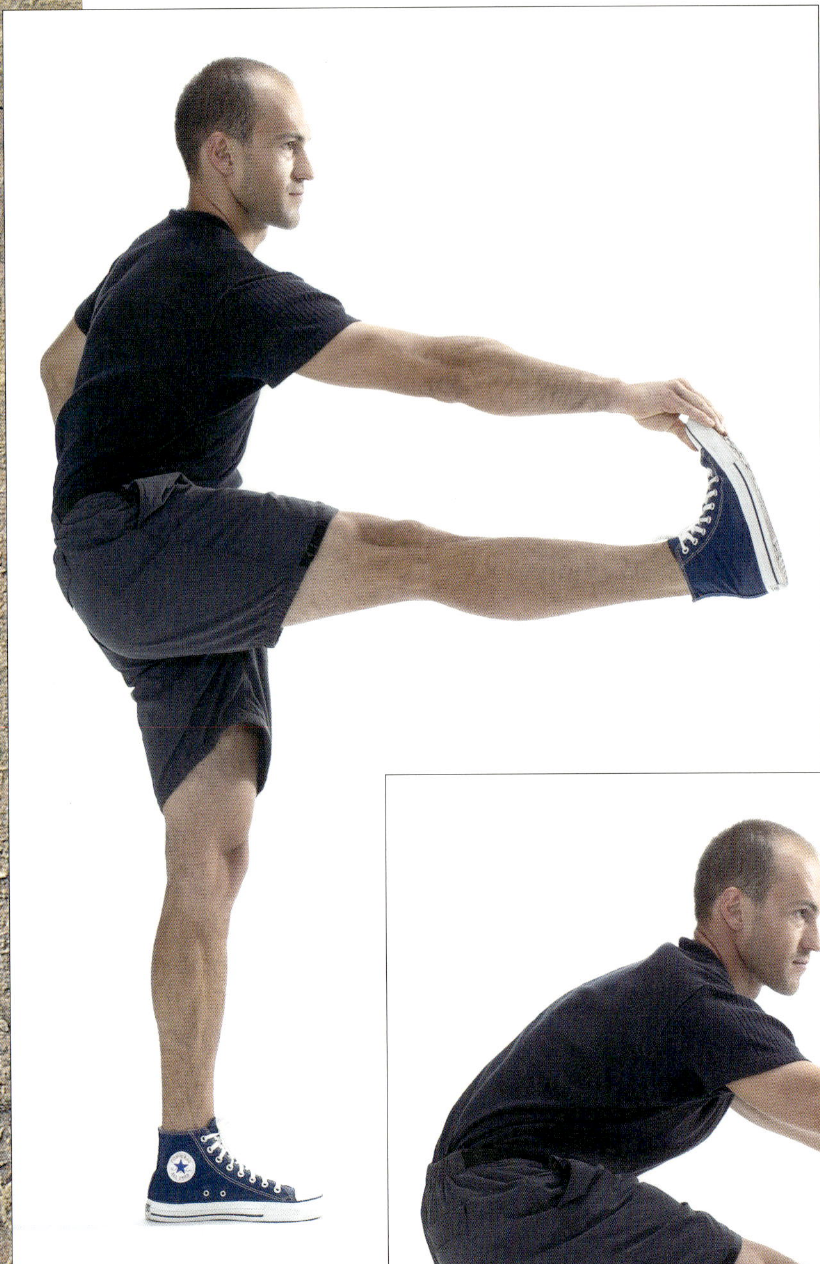

점차 바닥을 향해 내려가게 되면, 균형의 문제가 좀 더 커지게 될 것이다. 손에 웨이트를 들든 들지 않든 꼭 양손을 앞으로 뻗어 유지하라. 이것은 몸 뒷면에서 앞면으로의 안정성을 돕게 될 것이다. 당신이 충분히 유연하다면 뻗은 다리의 엄지발가락을 한 손 또는 양손으로 잡고 피스톨을 할 수도 있다.

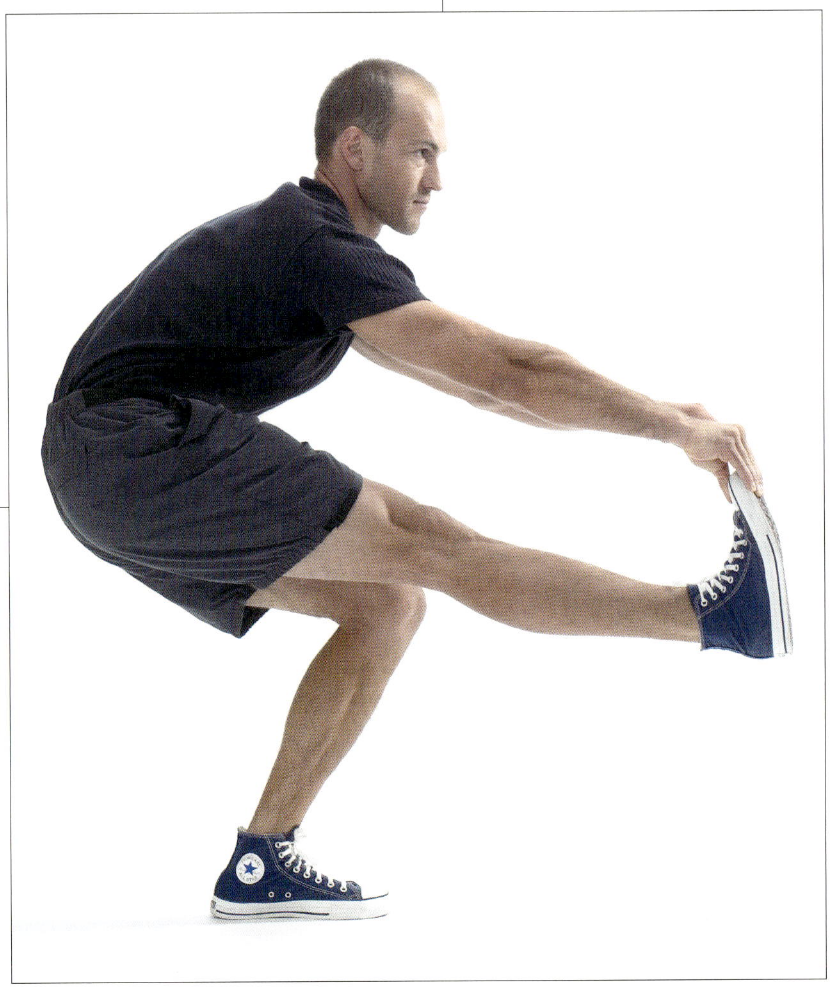

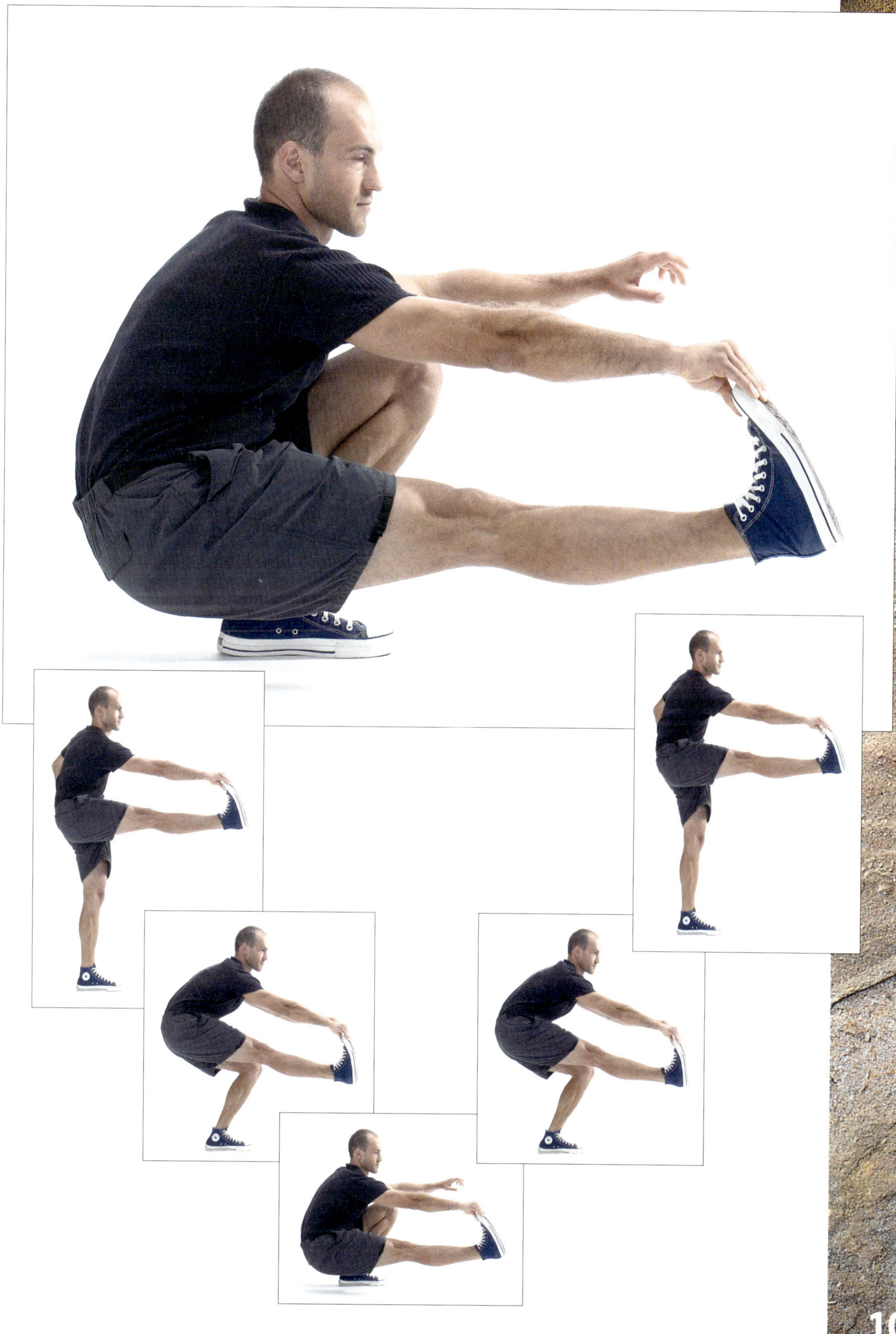

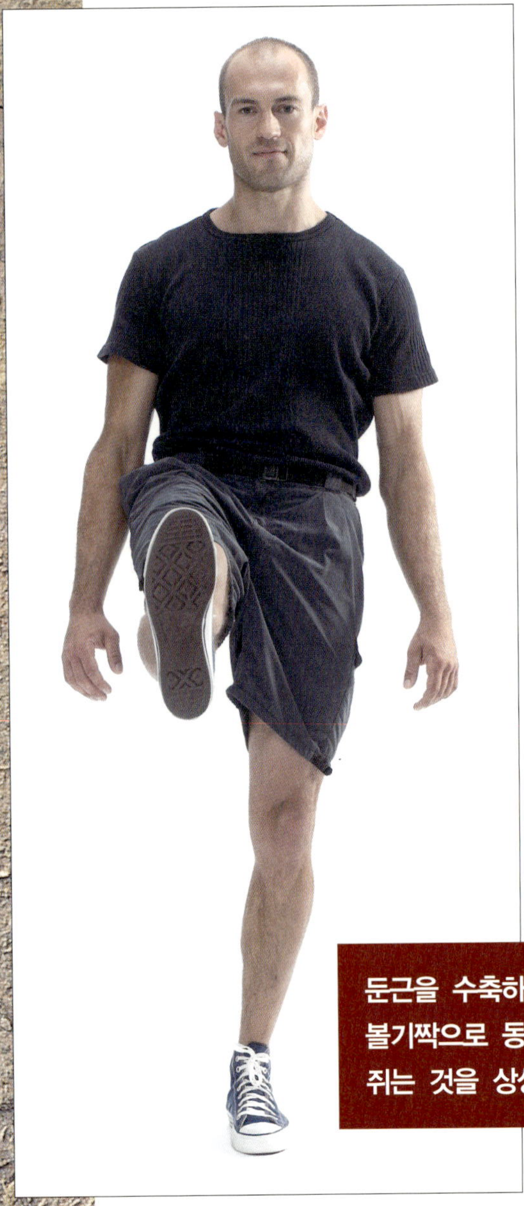

둔근을 수축하기 위해 볼기짝으로 동전을 꽉 쥐는 것을 상상하라.

몸의 측면에서 측면으로의 균형은 더 어렵다. 내려가기 전에 스쿼트하는 다리 허벅지 안쪽 근육과 둔근을 수축하면 큰 도움이 된다. 둔근을 수축하기 위해 양 볼기짝으로 동전을 꽉 쥐는 것을 상상하라. 내전근을 수축하기 위해 무릎 위에서부터 서혜부 안으로 '내전근의 지퍼를 위로 올려 잠그는' 상상을 하라.

앉는 자세로 내려가면서 이 근육들과 다리의 나머지 근육들까지 모두 타이트함을 유지한다면 확실히 더 좋은 균형과 파워를 얻을 수 있을 것이다. 또 다른 멋진 팁은 발가락으로 바닥을 꽉 쥐는 것이다. 처음에 다른 쪽 다리로 살짝 도와주는 것도 괜찮긴 하다. 가능한 빨리 스스로 한 다리로 서야 한다.

지금쯤 당신은 끝도 없는 세부사항들에 진이 빠졌을 것이다. 참아라. 모든 것을 한 번에 적용하는 것은 아니다. 초반에는 정강이를 수직으로 유지하는 것만 한다. 몇 주가 지나면 새로운 파워 팁들을 더하라. 날 믿어라, 충분히 그럴 가치가 있다. 성과는 복잡한 루틴에서 나오지 않는다. 단순하지만 상세함에 주의를 기울임으로써 나온다. 시니어 RKC 롭 로렌스는 "피스톨을 정확히 하려면 평생이 걸릴 것 같다"고 인정했다. "이것은 혼신의 노력을 기울일 가치가 있다."

성과는 복잡한 루틴에서 나오지 않는다. 단순하지만 세부사항들에 주의를 기울임으로써 나온다.

세부사항 하나 더. 내려가는 동안 숨을 들이마신다. 혹은 박스 위에 앉아 있을 때 들이마신다. 엉덩이가 박스에서 떨어지는 그 순간 복부에 압력을 가한다. 허리가 파워풀하게 조여지는 것이 느껴질 것이다. 생성된 '기(氣)'가 스쿼트하는 다리로 흘러들어가 쉽게 일어날 것이다! 개인적으로 나는 피스톨을 할 때 쉿 하는 소리를 내는 파워호흡을 하지만, 그것은 한 가지 옵션일 뿐이다.

일단 인도와 차도의 경계석 높이 정도로 아주 낮게 내려가서 성공했다면, 흔들의자 피스톨을 바닥에 완전히 내려앉을 때까지 계속해서 아래로 내린다! 일어서려고 할 때는 발뒤꿈치로 바닥을 곧장 찔러 꿰뚫는다고 상상하라. 태권도의 뒷차기와 비슷하다. 상체를 뒤로 기울이기 때문에 스쿼트하는 다리의 발이 바닥에서 떨어질 것이다. 이러한 장전 풀기(고급 수준에서도 역시 시도할 만하다)는 스쿼트를 매우 터프하게 만들 것이다. 일반적인 피스톨은 아주 쉽게 느껴질 정도로 터프할 것이다!

일부 동지들의 큰 체구로는 바닥에 앉는 피스톨을 할 수 없을 것이다. 유연성이 좋아도 균형을 잡을 수가 없다면, 먼저 웨이트를 들어야 할 것이다.

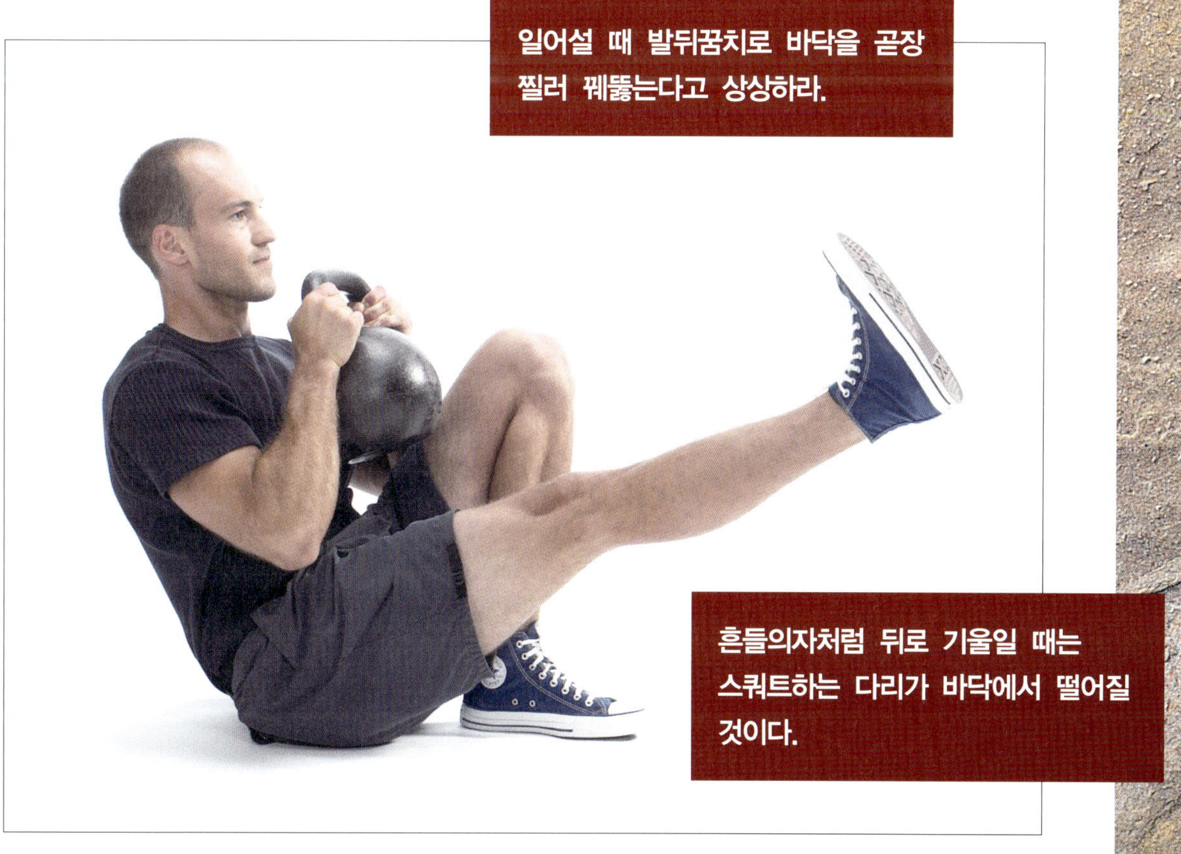
일어설 때 발뒤꿈치로 바닥을 곧장 찔러 꿰뚫는다고 상상하라.
흔들의자처럼 뒤로 기울일 때는 스쿼트하는 다리가 바닥에서 떨어질 것이다.

폴 앤더슨(Paul Anderson)에게서 영감을 얻은 점진적인 박스 피스톨 워크아웃

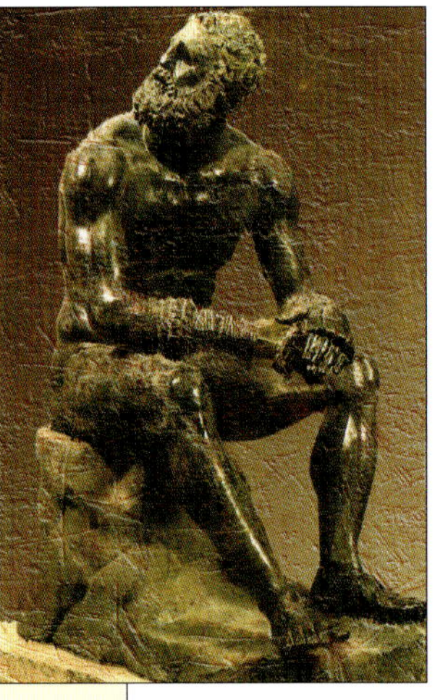

높은 박스를 가지고 1,2회 반복하는 한 세트의 흔들의자 피스톨을 한다. 한 다리로 하고 1분 정도 후 다리를 바꿔서 한다. 5회 이상 반복할 수 있을 것이다. 가동범위가 짧아서 5회 이상 해도 괜찮다.

1,2인치 단위로 박스 높이를 낮춰서 다시 몇 세트를 한다. 고관절굴근이 경직되지 않게 세트 사이마다 고관절굴근을 가볍게 스트레치한다. 이런 식으로 아래로 한 번 내려갔다가 다시 올라오는 것을 계속한다.

클래식 피스톨

드디어 진짜다.

깊숙이 맨 아래까지 내려가고 반동 없이 일어선다. 말은 쉽다. 클래식 피스톨(Pistol Classic)을 시도하기 전에 깊숙이 앉는 자세 자체가 편할 정도로 충분한 유연성과 균형감이 확보되어야 한다. 처음에는 힘의 균형을 위해서 몸 앞에 아주 가벼운 5~10파운드 웨이트를 들 수 있다. 다른 것은 들지 않는다. 속이기가 너무 쉬워진다.

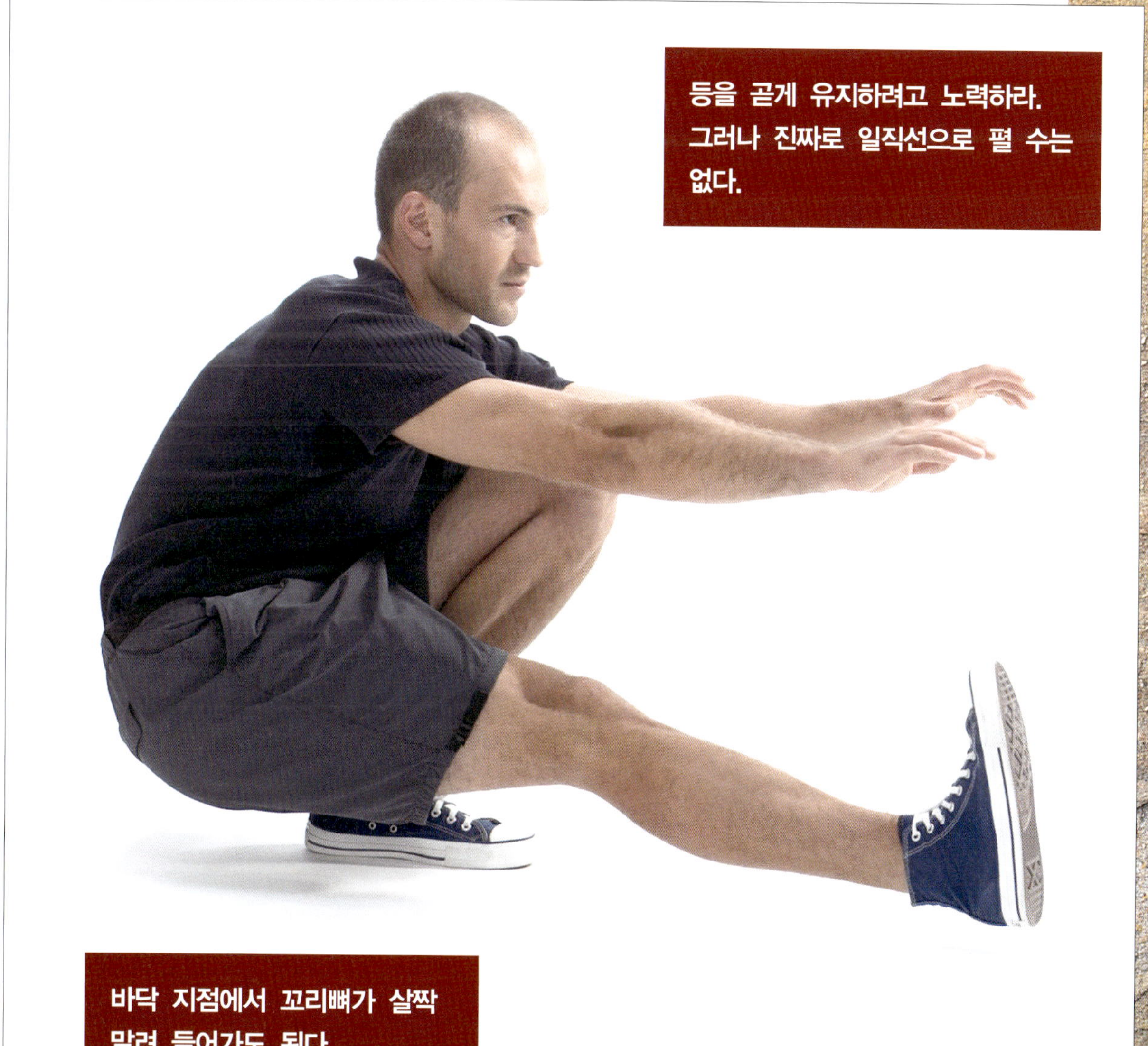

등을 곧게 유지하려고 노력하라. 그러나 진짜로 일직선으로 펼 수는 없다.

바닥 지점에서 꼬리뼈가 살짝 말려 들어가도 된다.

전통적인 한다리 스쿼트를 하기 위해서 앞서 흔들의자 한다리 스쿼트 때 한 것처럼 스쿼트의 구덩이 속으로 자신을 당겨 넣어야 한다. 바닥 위에 앉는 대신 엉덩이 위에 앉는 것이다. 될 수 있으면 등을 곧게 펴서 유지하려고 노력하라. (진짜로 곧게 펴지진 않는다.) 의학적인 문제가 없다면 다 내려간 자세에서 꼬리뼈가 살짝 말려 들어가게 된다.

'곧게' 와 '수직으로' 라는 둘의 차이를 이해하라. 돌연변이 수준의 발목 유연성을 갖고 있지 않다면, 발뒤꿈치가 바닥에 붙어 있는 상태에서 등을 '수직으로' 만드는 것은 물리적으로 불가능하다. 등을 '곧게' 하라. 달리 말하면 '구부정하지 마라.'

반동을 이용할 수 없게 충분히 멈춘다. 훈련을 더 힘들고 안전하게 만들 것이다. 복부에 압력을 가하며 폭발적으로 일어서라. 일어서는 내내 강력하게 엉덩이를 앞으로 추진시켜 고관절굴근 펴기를 확실하게 하라.

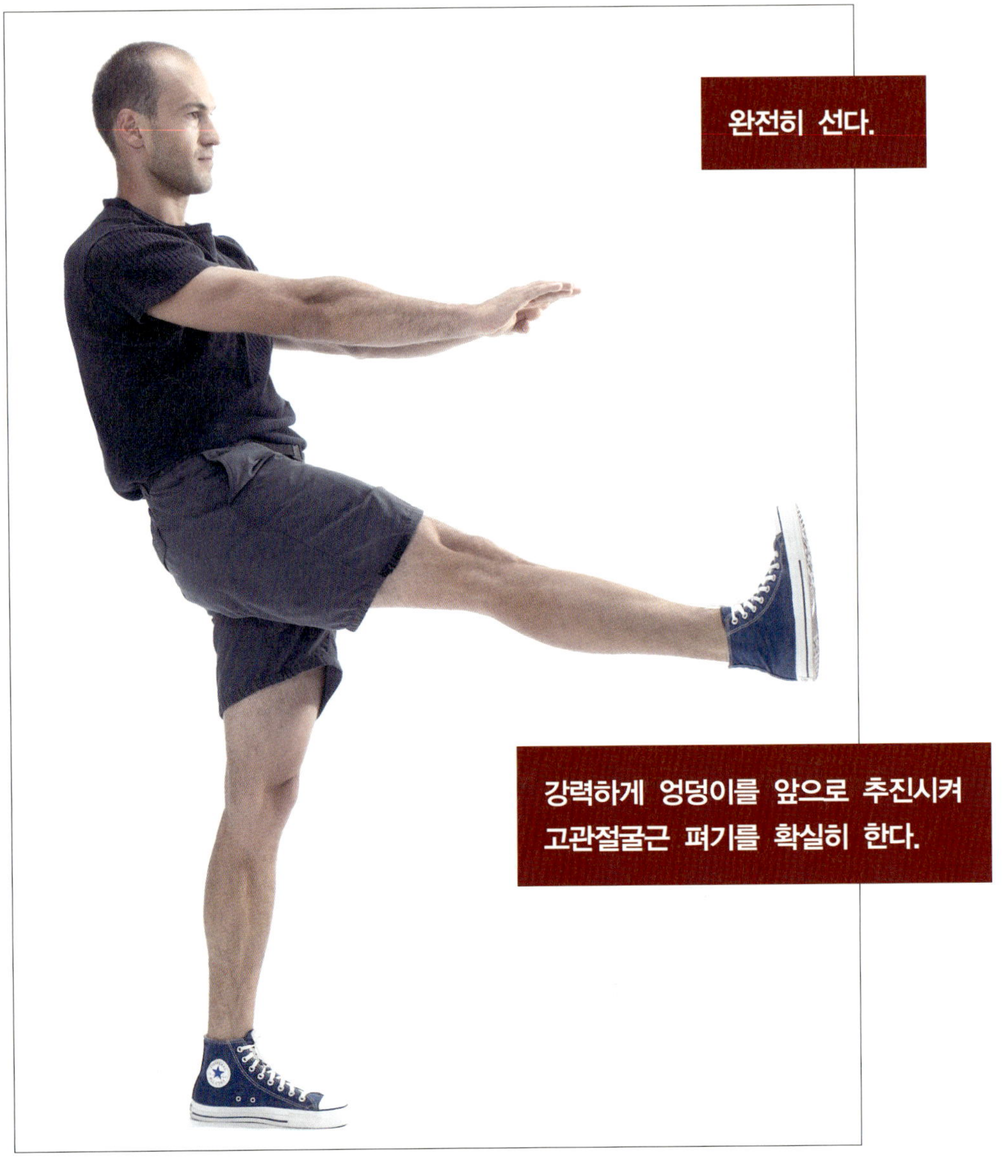

전처럼 무릎이 앞으로 밀려 나가거나 안으로 모이지 않게 한다! 정강이를 거의 수직으로 유지하고 발뒤꿈치에서 추진하는 것을 배울 수 있는 효과적인 방법이 있다. 바벨 원판이나 그 비슷한 높이에서 한다리 스쿼트를 하는 것이다. 보디빌더들처럼 발뒤꿈치를 높이 들려 하는 게 아니다. 발의 뒤쪽 절반을 원판 위에 올려놓고 발가락들을 공중에 떠 있게 한다.

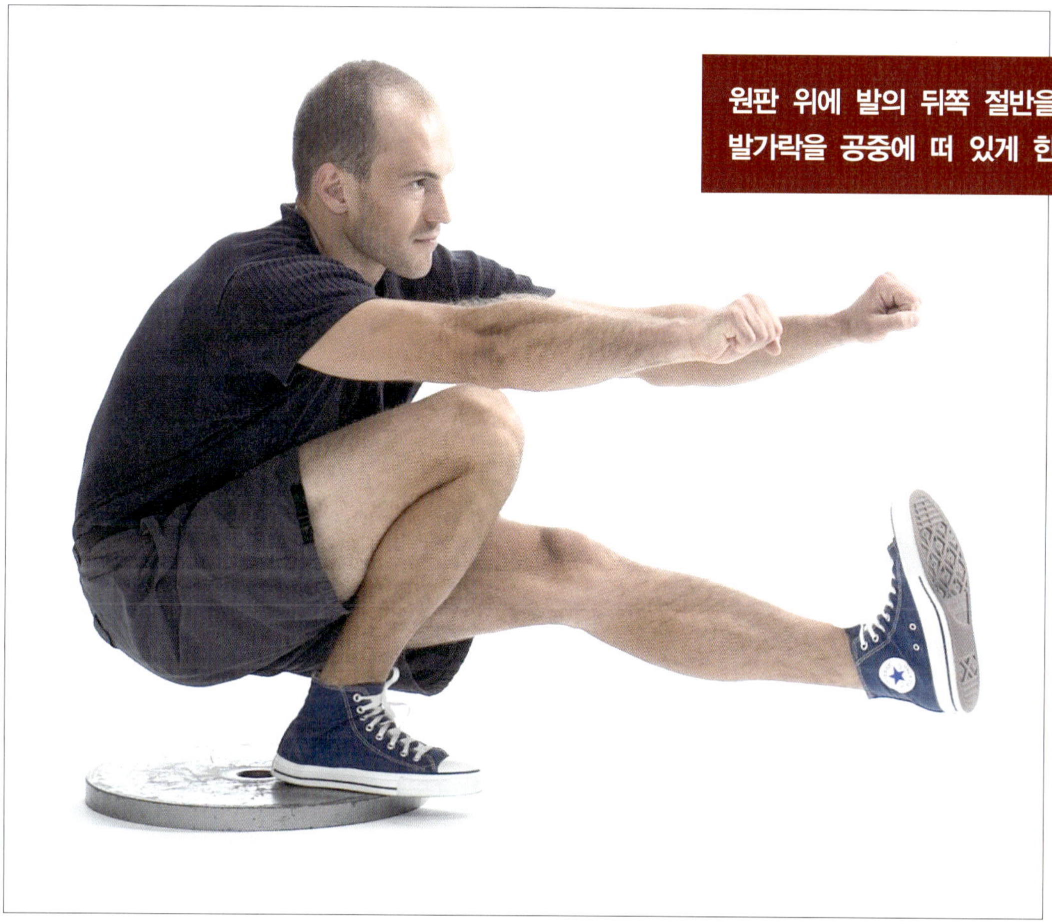

원판 위에 발의 뒤쪽 절반을 올려놓고 발가락을 공중에 떠 있게 한다.

당신이 속임수를 쓴다면 바로 체중이 발볼 부분으로 이동해 발가락이 바닥에 닿게 되고, 당신은 처벌받게 될 것이다! 절대 무릎이 안으로 모이거나 발목이 안으로 무너지거나 몸이 돌아가게 하지 마라.

절대 무릎이 앞으로 밀려 나가거나 안으로 모이거나 발목이 안으로 무너지거나 몸이 돌아가게 하지 마라!

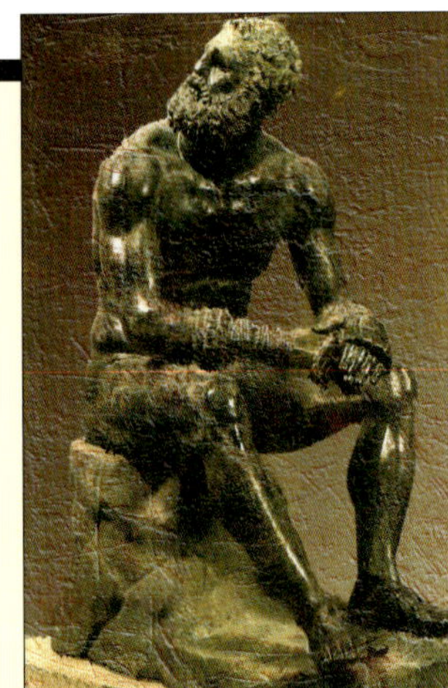

올림픽 역도선수의 요령

62세의 강한 남자 J.D. 윌슨(Wilson)은 이것을 드래곤도어 포럼에 올렸다. "(피스톨)의 맨 아래 자세에서 편안해져라. 나는 이 아이디어를 올드 스쿨 스트렝스 트레이닝(Old School Strength Training) 사이트에서 올림픽 역도 배우기에 대한 몇 가지 대단한 아이디어를 발표했던 게리 발렌타인(Gary Valentine)에게서 가져왔다. 앉은 자세를 가만히 유지하는 것을 수련하라. 목적이 무엇일까? 당신이 이 자세를 (가벼운 웨이트를 이용해서) 편안하고 쉽게 다루지 못한다면, 같은 자세에서 무언가 진짜 무거운 것을 잡았을 때는 어떻게 될 것 같은가?"

"그래서 나는 피스톨의 앉은 자세에서 같은 것을 해왔다. 사실 나는 정적인 자세를 유지하기에는 유연성이 부족했고, 자세를 유지하기 위해 앞에 어느 정도의 웨이트를 들고 있어야 했다. 이것은 스트레치와 균형잡기의 결합이다. 그 자세에서 이완해서 그렇게 하라!"

이완해서 스트레치할 때 안도의 한숨을 내쉬게 하라. 고관절과 무릎을 통해 공기와 에너지, 긴장을 내보내고 있다고 상상하라.

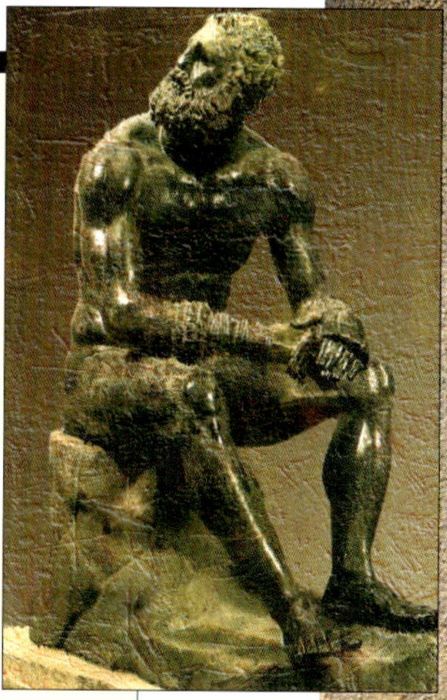

더 강하고 더 잘 균형 잡힌 피스톨을 위한 캐나다 케틀벨 인스트럭터의 시각화

웨이트를 들고 있지 않지만 들고 있다고 연상하는 게 좋다. "당신이 양손에 케틀벨을 들고 있다고 상상하라." RKC 피에로트 푸졸리(Pietro Puzzuoli)의 제안이다. "이것은 복근과 상체 전체에 긴장을 유지시키고, 대퇴사두근도 긴장시킬 것이다. 또 가상의 케틀벨을 들고 있는 것은 의자나 문틀 같은 보조물 없이 올바른 균형을 배울 수 있게 한다."

마치 전동도구를 쓰는 것처럼 피스톨이 위험할 수 있음을 명심하라. '자로 잰 것처럼 정확하게' 하기 위해 모든 사항들을 따르고 아직 준비되지 않은 변형법은 시도하지 마라!

전동도구처럼 피스톨 역시 위험할 수 있다. 지도를 따르라. 그리고 머리를 쓰라!

네거티브* 없는 피스톨

동지, 컨센트릭 수축만 하는 훈련을 해봤는가? 그것은 네거티브를 최소로 하는 힘운동들이다. 이것을 해야 하는 이유는 적어도 셋이다. 하나, 근육 덩어리를 키우지 않고 힘을 키운다. 둘, 오버 트레이닝 없이 부하량을 올린다. 셋, 근육통을 피하고 회복력을 극대화하면서 힘을 유지하거나 향상시킨다. 1,000파운드(약450kg) 스쿼트 선수인 닥터 프레드 해트필드(Dr. Fred Hatfield)는 파워 리프터들에게 대회를 위한 절정의 기량을 만들기 위해 이 테크닉을 추천한다.

* 네거티브(negative) : 턱걸이와 스쿼트에서 위로 올라가는 동작을 포지티브 또는 컨센트릭이라 하고 내려가는 동작을 네거티브 또는 이센트릭이라고 한다. 컨센트릭(concentric) 또는 컨센트릭 수축은 근육의 길이가 짧아지며 수축되는 것을 말하고 이센트릭(eccentric) 또는 이센트릭 수축은 근육의 길이가 길어지며 수축되는 것을 말한다.

양발로 맨 아래까지 스쿼트하고 천천히 한 다리를 앞으로 보낸다. 복부를 압축하고 전신을 긴장시키며 한 다리로 일어선다. 박스 피스톨처럼 하면 된다.

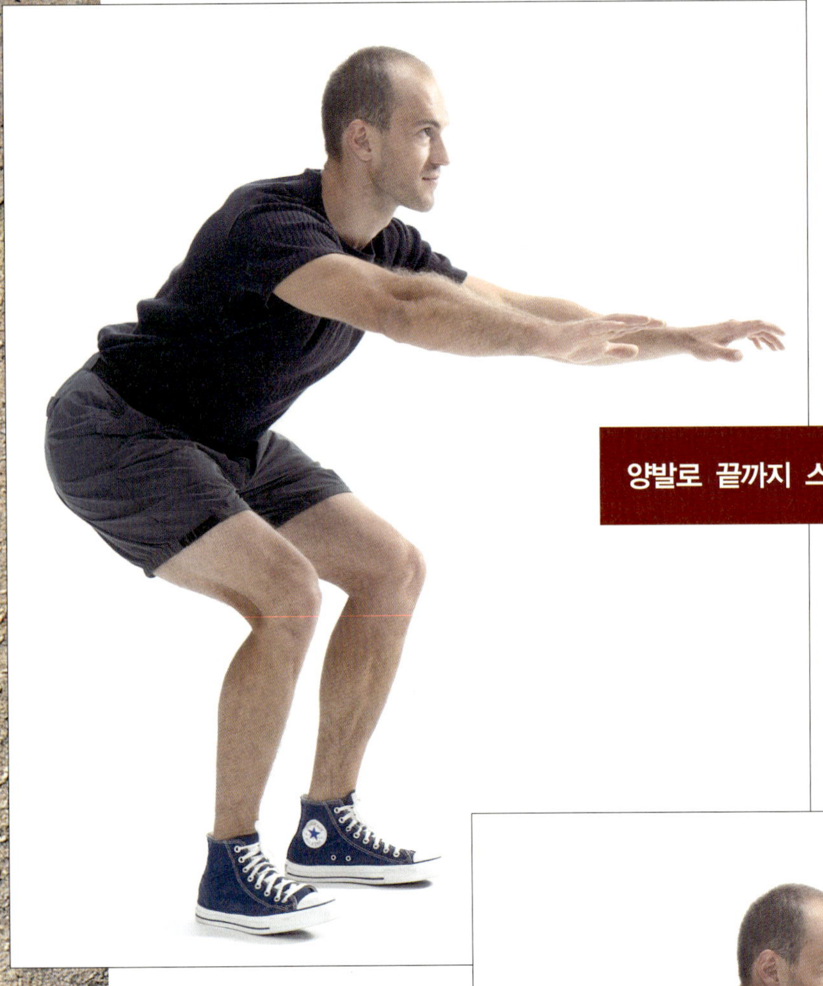

양발로 끝까지 스쿼트한다.

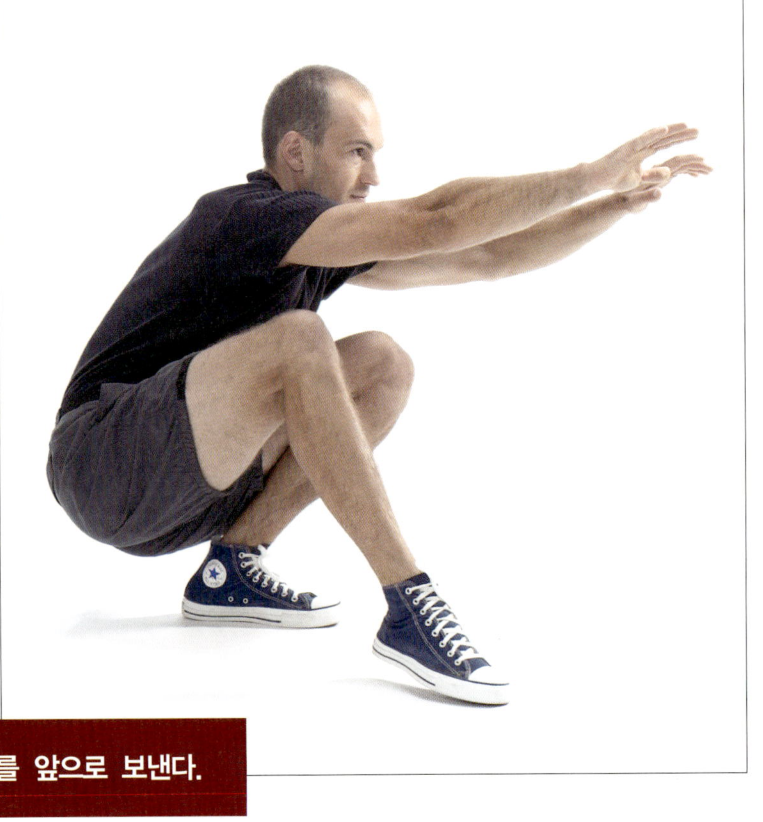

천천히 한 다리를 앞으로 보낸다.

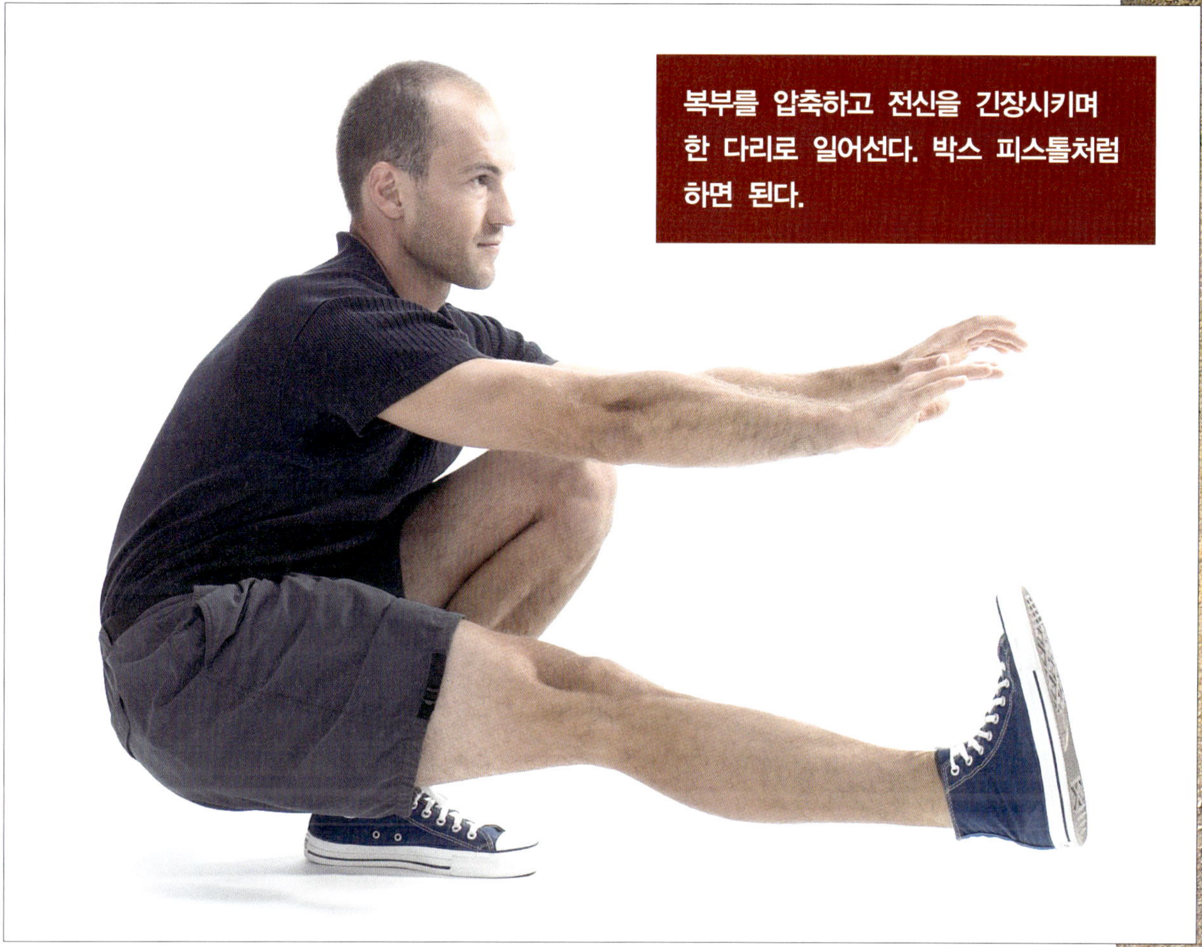

무릎이 틀어지는 일부 동지들은 무릎에 부담을 덜 주는 네거티브 없는 피스톨(Negative-Free Pistol)을 좋아할 것이다. 나는 내 찢어진 내측 측부 인대가 문제를 일으킬 때마다 아무 통증이 없는 컨센트릭 수축의 한다리 스쿼트만 수련한다.

이 변형법으로 피스톨 훈련을 시작할 수도 있다. 처음에 많은 사람들은 안전하게 내려가는 것을 어려워한다. 고관절굴근을 잘 사용하지 못하거나 균형을 잃고 넘어지는 것을 두려워한다. 무릎이 살짝 아슬아슬할 것이다. 일단 일어서는 데 성공했다면 그 동선을 따라 내려가고 일어서는데 문제가 없어야 한다.

전종목 리프팅 전국 챔피언이자 기록 보유자인 RKC 앤디 코모니(Andy Komorny)는 드래곤도어 포럼에서 컨센트릭 수축만으로 박스 피스톨 운동을 일과시간 내내 할 수 있는 훌륭하고 간단한 방법을 제안했다. "의자에서 일어설 때마다, 한 다리로 일어선다. … 정강이를 수직으로 유지하고 체중은 발뒤꿈치에 싣는다."

코사크 피스톨(Cossack Pistol)

또 다른 고급 피스톨 변형법은 한 다리를 곧게 앞으로 뻗은 채 앉은 자세에서 곧바로 폭발적으로 다리를 바꾸는 것이다.

체중을 발뒤꿈치에 싣는다!

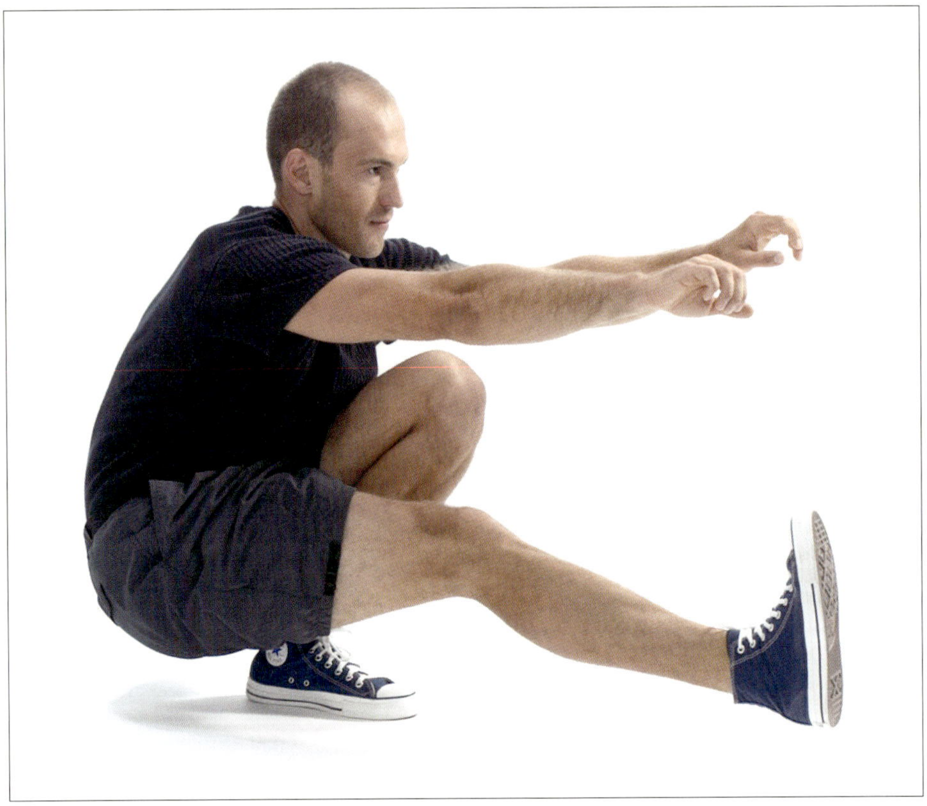

발가락들을 바닥에서 들고 하면 균형을 잡기가 매우 어렵다. 반대로 뒤꿈치를 들고 하면 파워훈련이 된다. 균형을 잡기 위해 상체를 기울여서 확실하게 앞으로 뻗어라.

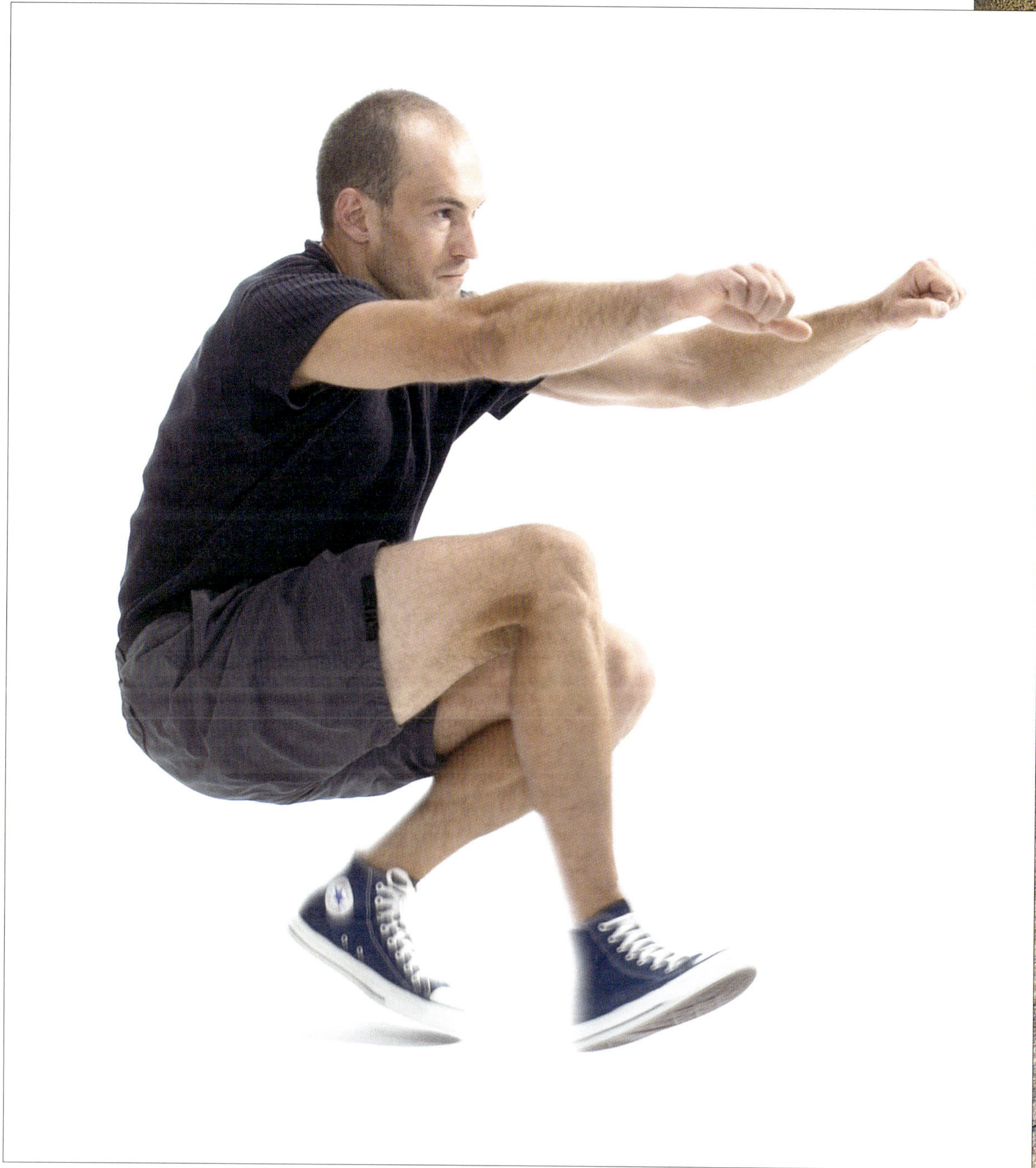

다리를 바꾸면서 폭발적으로 끙 하는 소리를 넣는다. 목표물을 향해 앞으로 발뒤꿈치 차기(heel kick)를 한다고 상상하라. 당연히 이 훈련은 무릎이 건강하고, 파워 있는 다리를 갖고 있는 사람만을 위한 것이다.

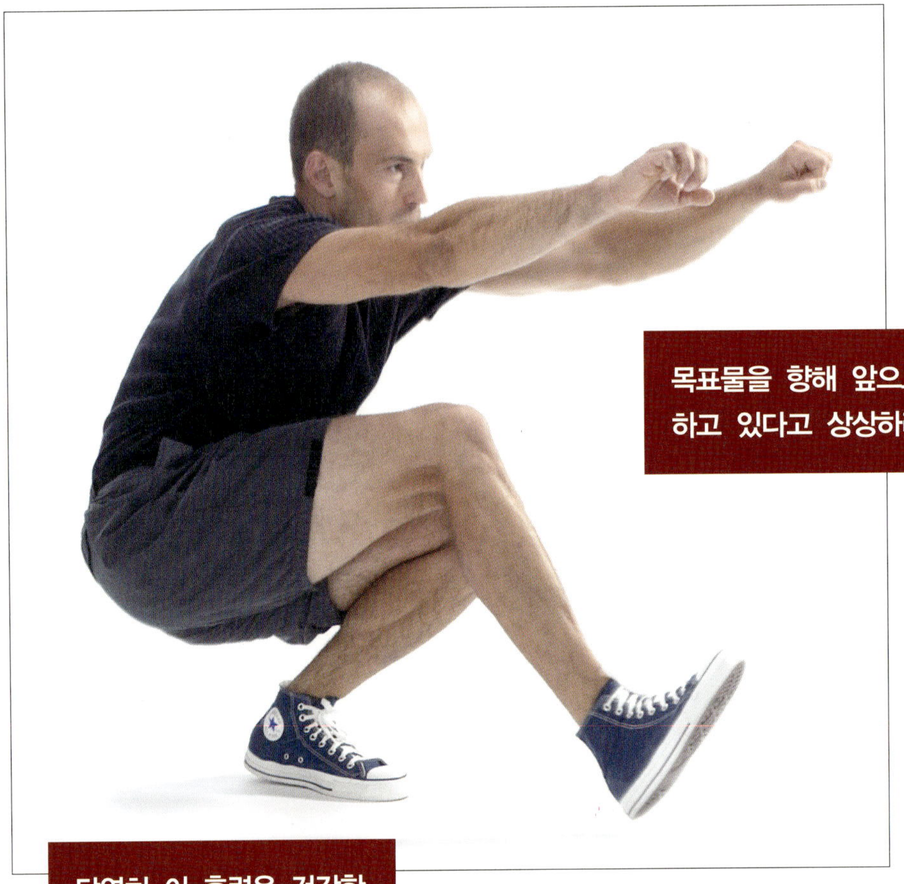

목표물을 향해 앞으로 힐킥을 하고 있다고 상상하라.

당연히 이 훈련은 건강한 무릎과 파워 있는 다리를 갖고 있는 사람만을 위한 것이다.

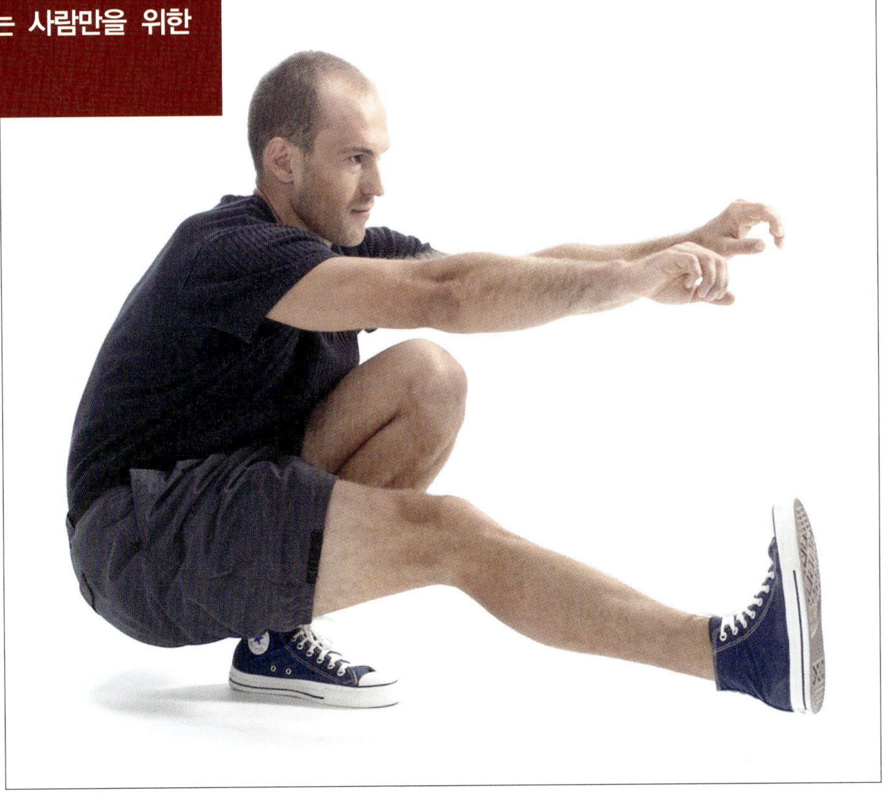

역동적인 등척성 피스톨(Dynamic Isometric Pistol)

좋다, 당신이 12회의 한다리 스쿼트를 가볍게 할 수 있다면, 강하고 멋진 남자라고 뽐낼 만하다. 그러나 이제 겸손해질 시간이 됐다.

앉은 자세에서 이완 없이 몇 초간 정지하라.

천천히 일어나 허벅지가 바닥과 평행이 될 때쯤 다시 정지하라. 얕게 호흡하라, 타이트하게 유지하라, 고통을 즐겨라!

몇 인치를 더 일어나고, 그 훈련을 반복하라. 그리고 최종적으로 완전히 일어선다. 악마의 웃음소리가 그칠 것이다.

역동적인 운동과 스티킹 포인트에서 높은 긴장상태로 정적 멈춤을 결합하는 것은 웨이트를 들지 않고도 힘운동의 난이도를 크게 증가시킬 수 있는 방법이다.

러시아 사람들은 마케팅보다 트레이닝에 뛰어나다. 그들은 끊임없이 멋진 방법들을 발명했지만 그 방법들에 이름을 붙이는 것을 잊어버렸다. 앞에 언급한 사례가 미국 스포츠 과학자 마이클 예시스(Micheal Yessis) 박사가 이름을 붙여 소유하게 된 '역동적인 등척성 운동(dinamic isometrics)' 이다. 이 파워풀한 테크닉의 정수는 지독히 힘든 특정 자세에서 동작을 멈춰버려 정상적이고 역동적인 리프팅의 전개를 방해하는 것이다. 러시아에서는 보통 1~5초 정도 멈추지만 꼭 지켜야 하는 수치는 아니다. 1번 또는 그 이상 멈출 수도 있다. 항상 가장 어려운 지점에서 정지한다.

앉은 자세까지 내려가고 평행이 될 때까지 일어서며, 거기서 정지할 수도 있다. 체육관에서 흔히 보는 '평행한' 하프 스쿼트는 장난 같다. 맨몸의 전사는 '평행함' 을 파워 리프팅 용어로 정의한다. 무릎의 윗부분이 허벅지 윗부분의 접히는 부분보다 반드시 위에 있어야 한다.

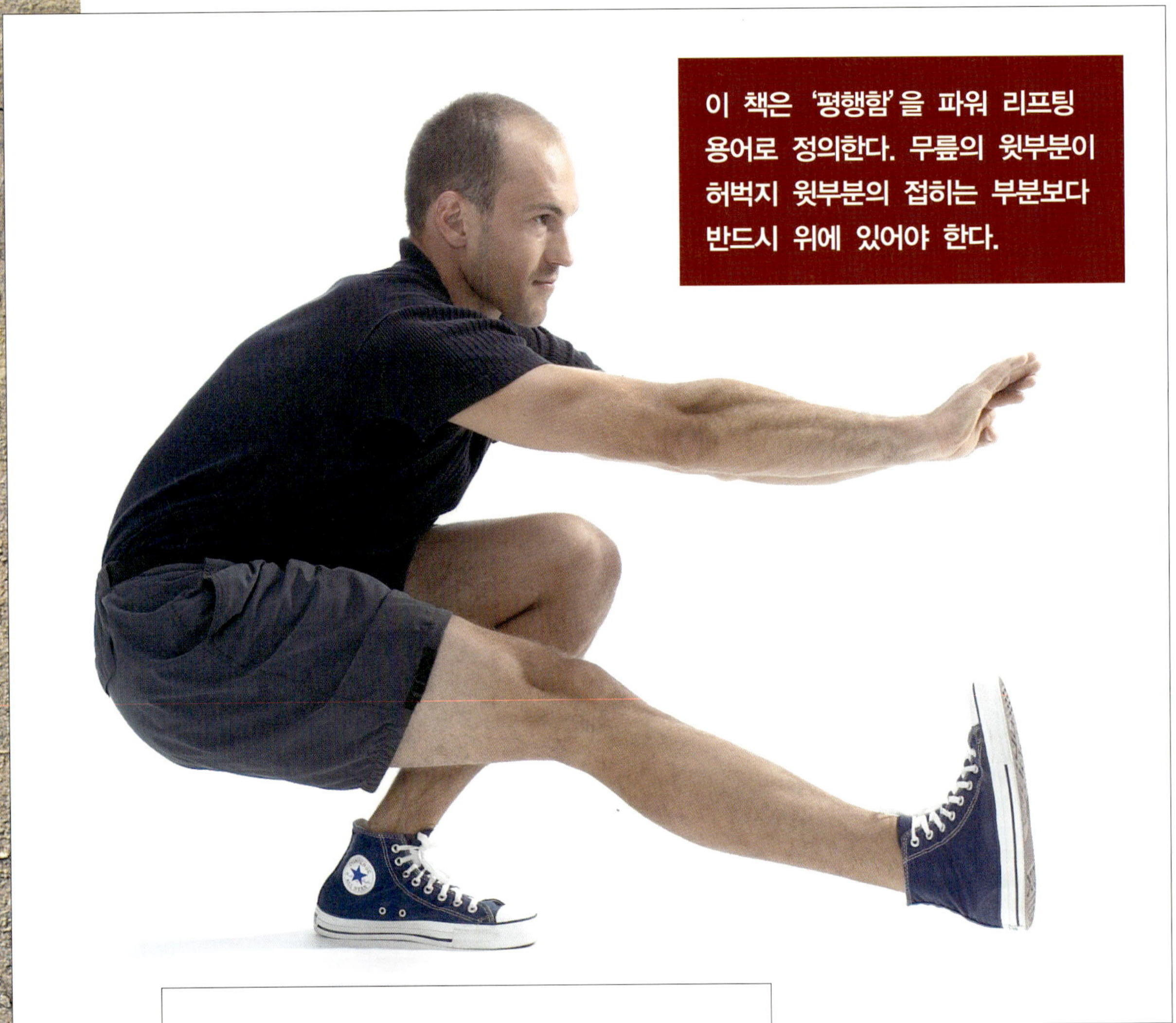

이 책은 '평행함'을 파워 리프팅 용어로 정의한다. 무릎의 윗부분이 허벅지 윗부분의 접히는 부분보다 반드시 위에 있어야 한다.

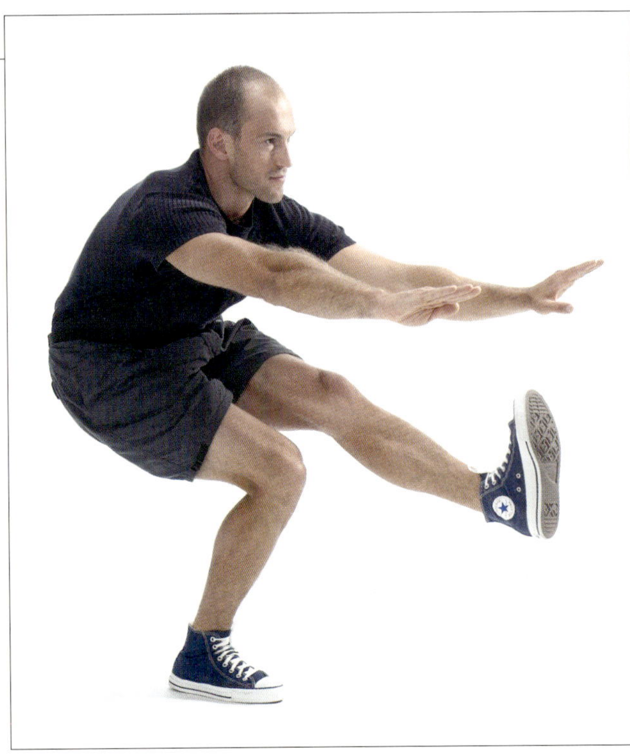

두 번째 옵션은 평행보다 1,2인치 위에서 정지하는 것이다. 전형적인 스티킹 포인트다. 당신이 진정으로 강한 사내라면, 여기서 완벽히 일어서라.

세 번째 옵션은 맨 아래 앉은 자세로 내려가서, 거기에서 이완하지 않고 몇 초 동안 머문 다음에 폭발적으로 일어서는 것이다.

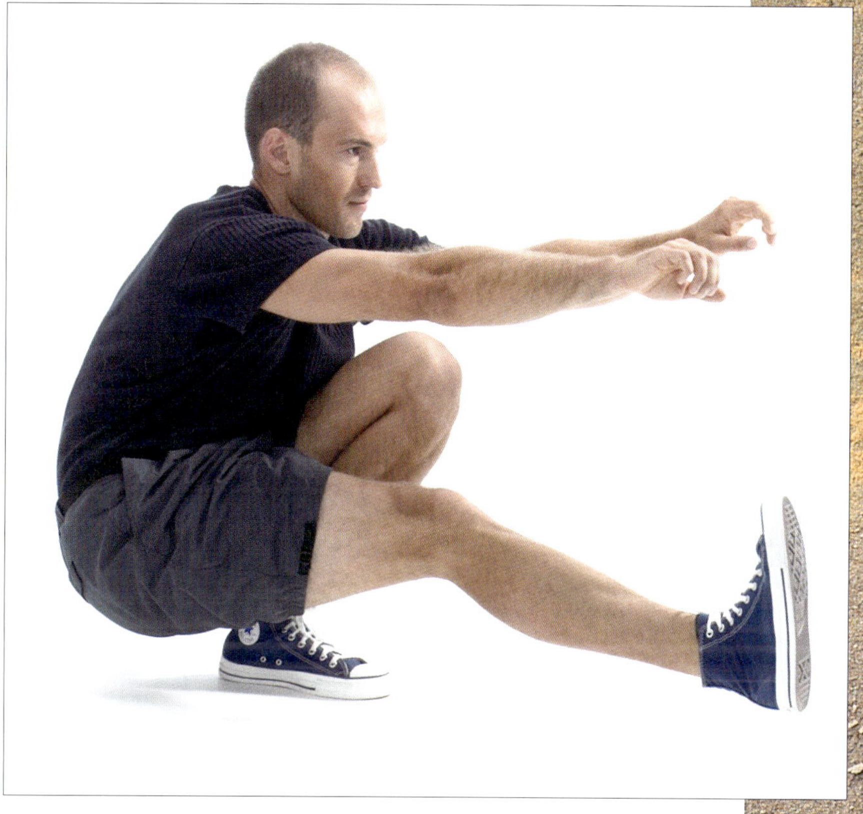

여러 차례 멈추는 것은 정말 지독하다. 상급의 맨몸의 전사는 맨 아래 앉은 자세, 그리고 평행 지점, 마지막으로 평행보다 1, 2인치 위에서도 멈출 수 있다. 그렇다. 아주 강한 남자들에게도 최고로 우수한 스트렝스 워크아웃이 될 것이다. 어떤 장비 없이도 가능하다!

좀 쉬운 변형법도 가능하다. 예를 들어 평행까지 내려가고 거기에서 고통을 즐기고 풀 스쿼트로 내려가지 않고 일어서는 것이다. 불과 1초 정도만 멈출 수도 있다. 그것도 멋진 것이다. 역동적인 등척성 운동은 융통성 있는 운동방법이다. 상상력을 활용하라.

역동적인 운동과 스티킹 포인트에서 높은 긴장상태로 동작을 멈추는 것을 결합시키면 역동적인 운동만 하거나, 등척성 운동만 하는 것보다 더 큰 힘을 만들어낸다.

한 연구에서는 역동적인 리프팅에 등척성 운동을 추가하는 것이 역동적인 리프팅의 효과를 15% 이상 향상시켰다! 여기에는 최소한 세 가지 이유가 있다.

첫째, 스티킹 포인트에서 긴장을 유지한 채 많은 시간을 보내기 때문이다.
탄력을 이용하는 통상적인 수련과 비교해보라.

둘째, 역동적인 등척성 운동은 당신에게 더 훌륭한 텐션 스킬을 가르친다. 정지된 웨이트를 움직이려면 많은 긴장을 사용할 수밖에 없다.

셋째, 이러한 형태의 훈련은 근육을 길러준다.

등척성 피스톨

순수한 등척성 운동 역시 훌륭하다. 맨몸의 전사는 독창적인 효율성으로 등척성 운동을 한다. 전통적인 세 가지 각도로 복합적인 수축을 하는 대신, 맨몸의 전사는 단 한 가지 자세 즉 맨 아래 앉은 자세에서 세트 당 단 한 차례의 오랜 수축을 하게 된다.

70대 러시아 과학자 차치오스키와 라이친(Raitsin)은 등척성 운동은 그들이 수련한 특정한 각도에서만 힘을 길러준다는 미신을 박살냈다. 그들은 피스톨 또는 한팔 팔굽혀펴기의 가장 낮은 자세처럼 몸이 늘려진 자세에서 등척성 운동을 한 것이 전체 가동범위에 걸쳐 힘을 길러준다는 것도 알아냈다. 그래, 시간이 절약된다. 동지!

나중에 소련과 서양의 연구는 등척성 수축의 강도가 그렇게 중요한 것은 아니라는 놀라운 사실까지 밝혀냈다. 그러나 일상적으로 긴장상태에 놓이는 것은 문제다. 그러니 "덜 강렬한 수축을 몇 분 정도로 길게 유지하는 게 낫지 않은가."라고 스트렝스에 정통한 사내들인 스트렝스 코치 제이 슈로어더(Jay Schroeder)와 스트롱맨 작가 스티브 저스타가 말했다. 맞는 말이다.

2,3분 정도 피스톨의 앉은 자세에 그대로 머물라. 유연성을 위해서 노력할 때처럼 거기 앉아서 이완하지 마라. 너무 강하지 않지만 안정되게 바닥을 밀어라. '정적인 바닥 구르기(static atamp)'를 기억하라. 햄스트링의 긴장을 확실히 유지하라. 서서히 최대치의 절반까지 긴장을 끌어올린다. 2초에서 3초 정도 유지. 한 번 더 유지! 텐션이 여기저기 불안정하게 흔들린다면, 시간낭비가 될 뿐이다. 탄탄하게 유지하라.

최대 강도의 절반 정도면 충분하다. 50%의 강도가 그 세트 전반에서 50%만 최선을 다하라는 것이 아님을 분명히 하라. 이것은 자신의 최대 근력의 50%로 시작해 그것을 유지하는 것을 의미한다. 피로해짐에 따라서 그 수준의 힘을 유지하려면 운동하는 것이 점점 더 힘들어질 것이다. 1RM의 50% 무게로 반복해서 리프팅하는 것과 같다.

꼭 서서히 긴장을 풀어준다. 실패하기 전에 멈춘다. 이것이 중요하다! 만약 당신이 처음에 단 몇 초 동안만 수축을 유지할 수 있다면 너무 애쓰지 마라.

스쿼트하지 않는 다리를 들고 있지 마라. 쓸데없이 고관절굴근에 쥐가 나게 된다. 그 다리의 발뒤꿈치를 몸 앞 바닥에 내려놓는다.

비록 그 긴장이 최대치보다는 낮은 강도라도 단지 출력을 낮출 뿐 모든 고도의 긴장 테크닉들을 사용하려고 노력하라. 역동적인 피스톨에서 사용하는 정확한 테크닉을 모두 사용하라.

복부 압축을 유지하지만 호흡은 멈추지 마라. 얕게 호흡하라.

고관절굴근은 쉽게 과로하게 된다. 하고 나서 허벅지의 앞쪽 윗부분을 스트레치해야 한다는 것을 명심하라.

다시 말하지만 허벅지 위의 고관절굴근은 대퇴사두근이나 둔근처럼 많은 볼륨을 감당할 수 없다. 반드시 서서히 부하량을 늘려야 하고 각 세트 후 고관절굴근을 스트레치해야 한다.

등척성 운동에는 많은 장점들이 있고 역동적인 힘 훈련을 아주 훌륭하게 보완해준다.

웨이트 피스톨

앞에 나온 모든 변형법에서 앞에 웨이트를 들고 하는 웨이트 피스톨(Weighted Pistol) 수련을 할 수 있다. 5~10파운드 정도는 균형감을 향상시키고, 햄스트링과 둔근의 활성화를 도와주기 때문에 피스톨을 더 쉽게 만든다. 무거운 웨이트는 당연히 피스톨을 더 어렵게 만들 것이다.

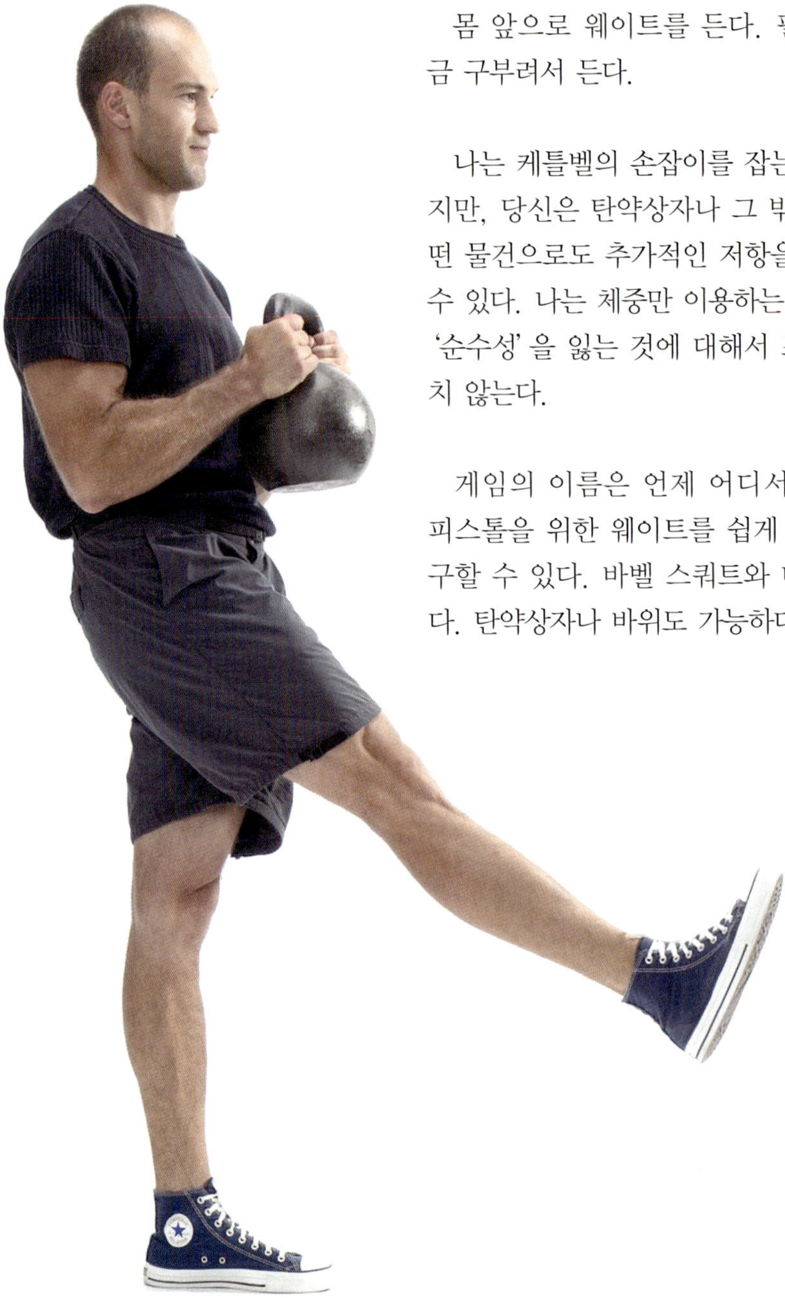

몸 앞으로 웨이트를 든다. 팔꿈치를 조금 구부려서 든다.

나는 케틀벨의 손잡이를 잡는 걸 좋아하지만, 당신은 탄약상자나 그 밖에 다른 어떤 물건으로도 추가적인 저항을 쉽게 만들 수 있다. 나는 체중만 이용하는 트레이닝의 '순수성'을 잃는 것에 대해서 조금도 개의치 않는다.

게임의 이름은 언제 어디서든 힘이고, 피스톨을 위한 웨이트를 쉽게 즉흥적으로 구할 수 있다. 바벨 스쿼트와 다르게 말이다. 탄약상자나 바위도 가능하다.

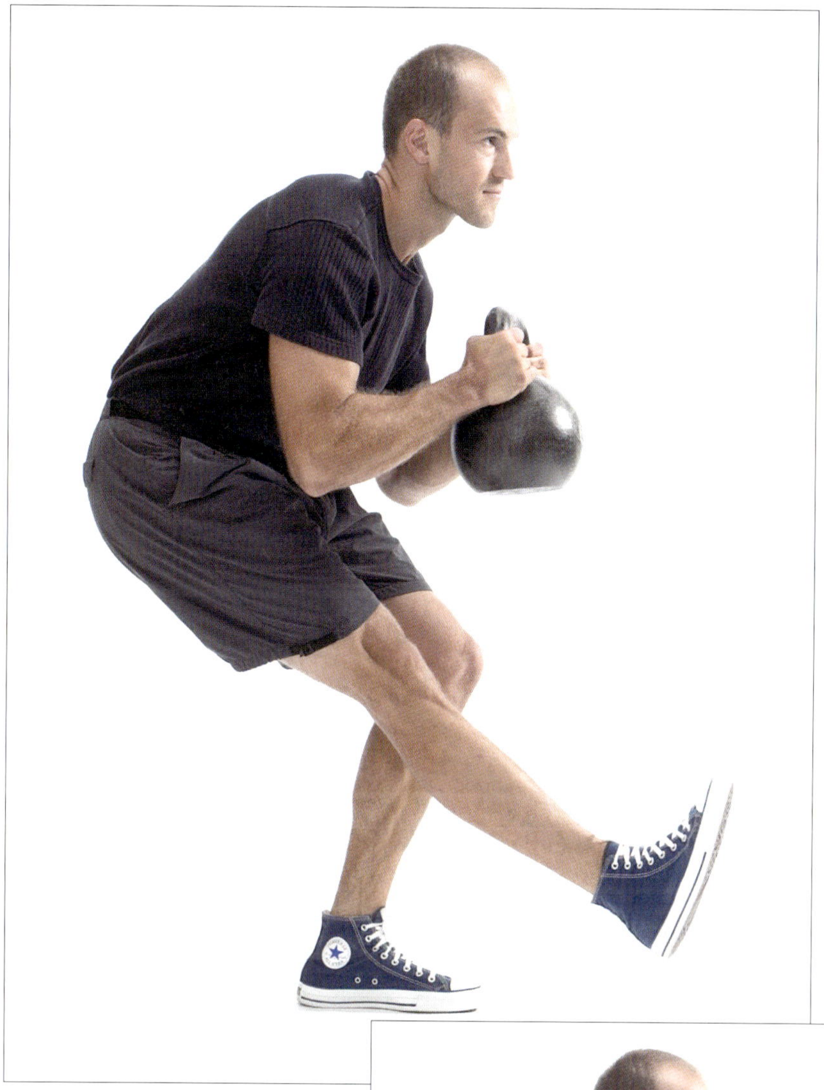

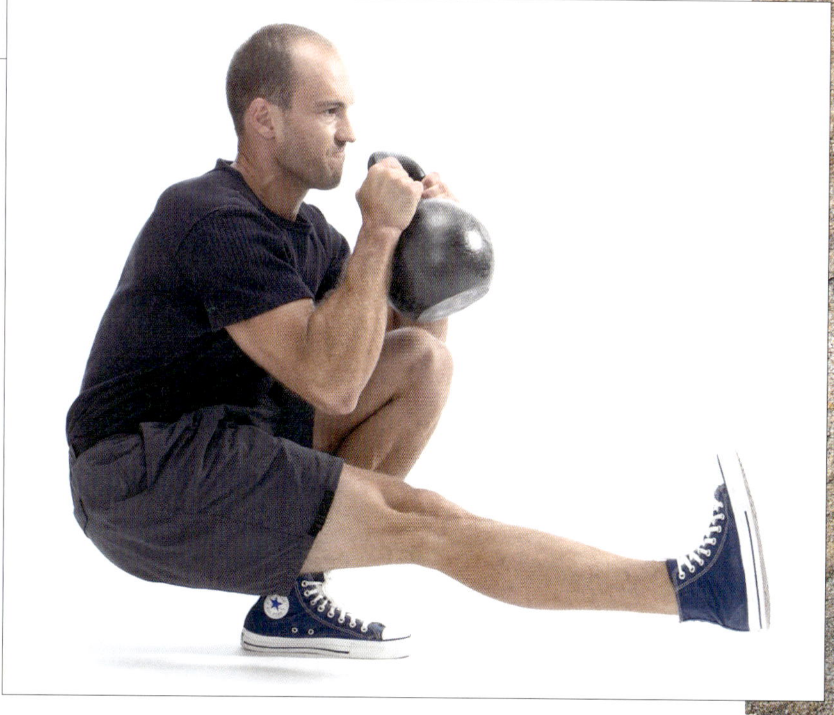

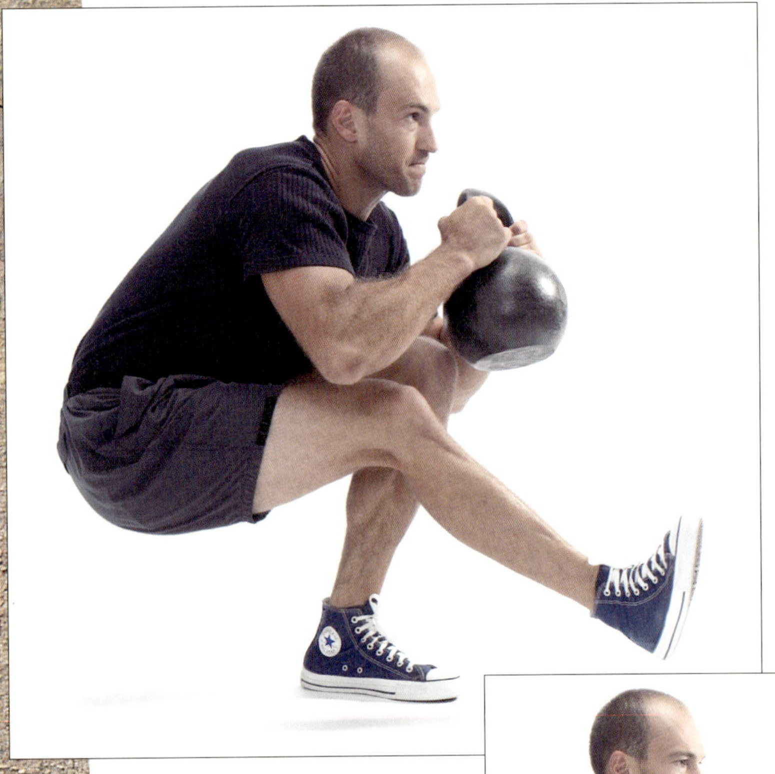

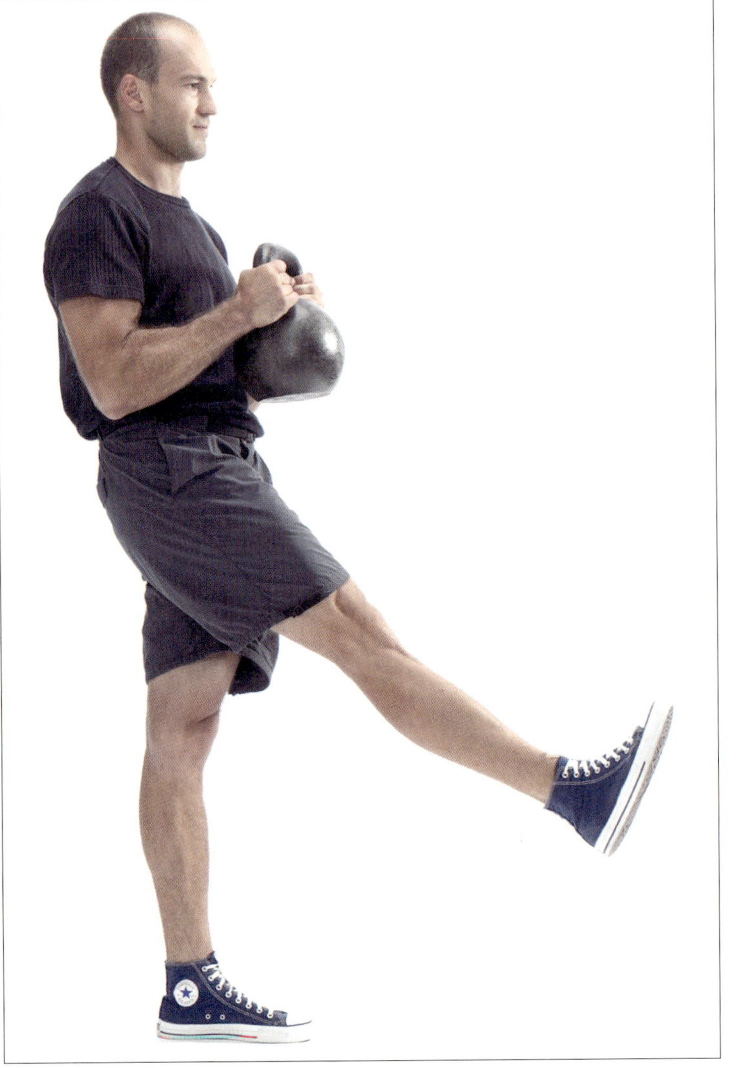

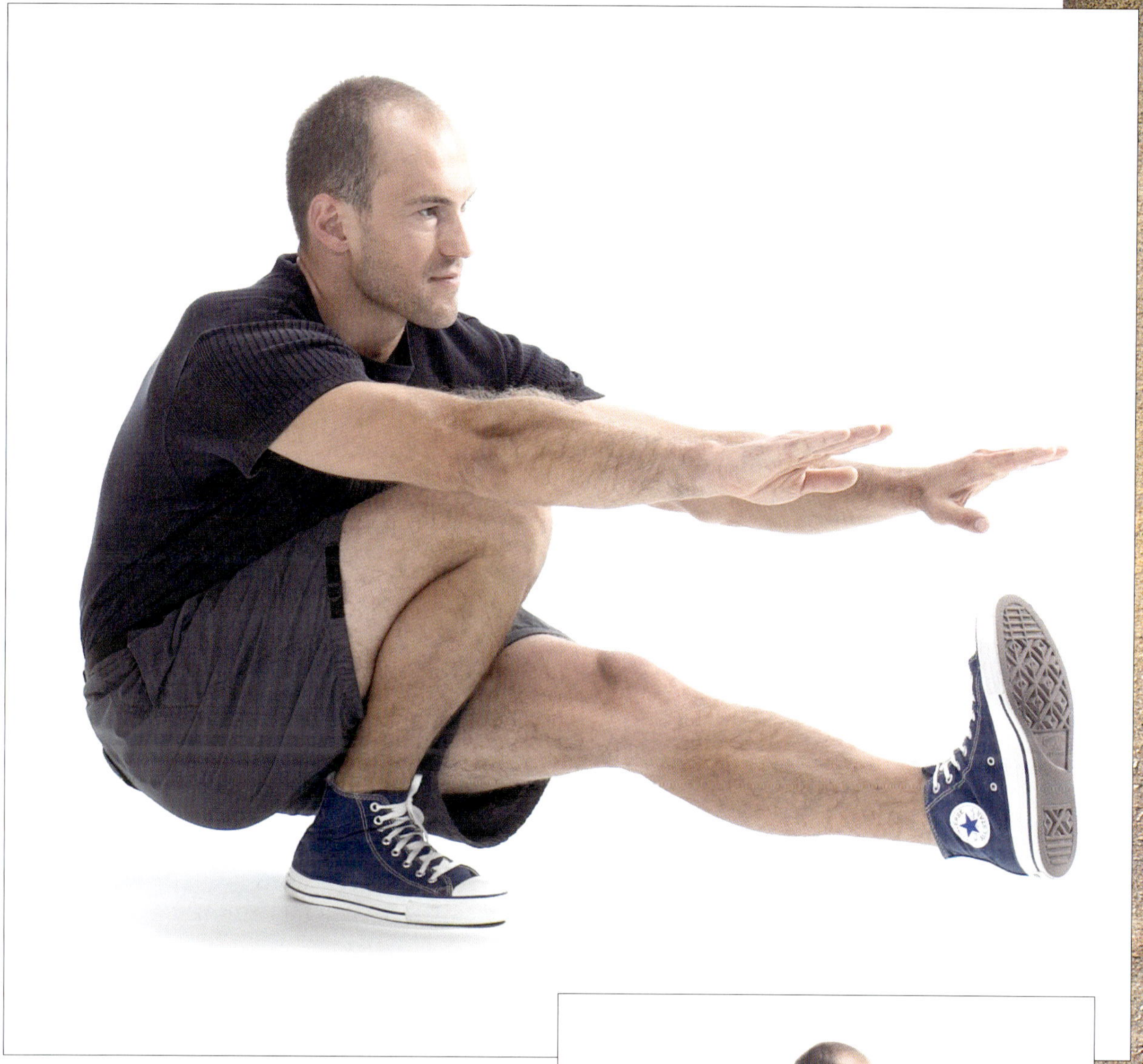

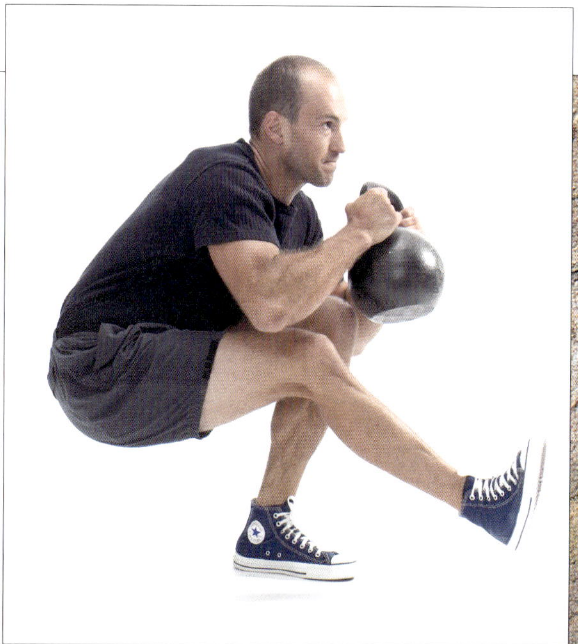

맨몸 피스톨이 상대적으로 몸을 똑바로 세운 올림픽 역도 스타일의 바벨 스쿼트에 비교된다면, 무거운 웨이트를 든 피스톨은 파워리프팅 스타일의 스쿼트에 더 가깝다. 파워리프팅 스타일은 더 많이 앞으로 기울이고, 가끔은 거의 굿모닝처럼 많이 기울인다. 그래서 이 스타일에서는 햄스트링이 많이 개입되고 심지어 허리까지도 개입된다.

비교적 가벼운 웨이트로 자신의 척추 기립근을 운동할 수 있게 한다는 것은 놀랄 만한 일이다. 대부분의 당원들은 24kg와 32kg 케틀벨을 사용한다. 만약 당신이 다음에 대해 생각한다면 일리가 있다. 케틀벨을 앞으로 들게 되면, 지렛대가 빈약해서 허리 근육에 부하를 주게 된다. 이것은 아주 좋은 뉴스다. 맨몸운동 몰락의 큰 원인 중 하나가 허리에 주는 기능적인 스트레스의 부족이었기 때문이다.

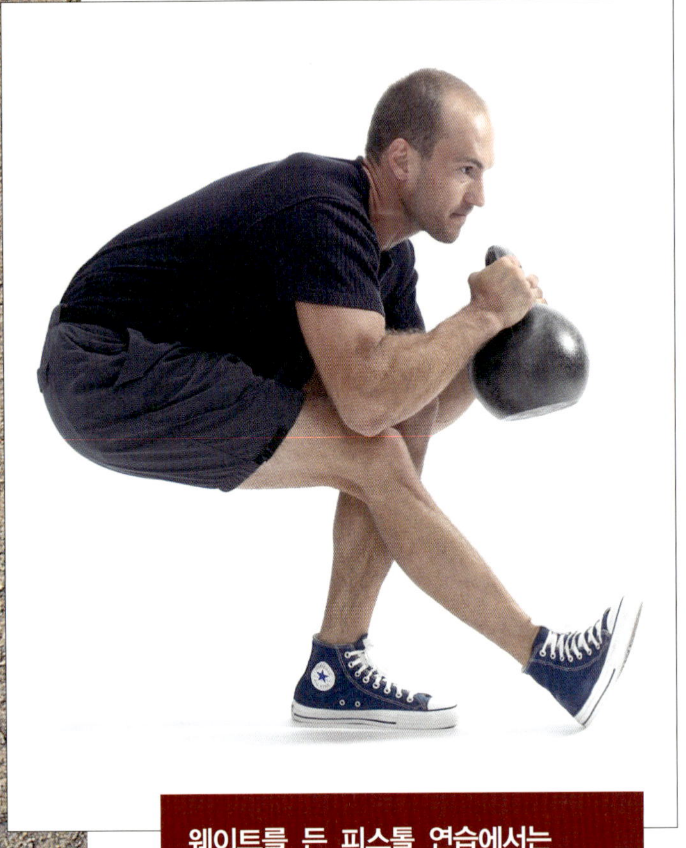

웨이트를 든 피스톨 연습에서는 스쿼트를 하지 않는 다리의 뒤꿈치를 바닥에 걸어놓고 하는 강제된 반복이 허용된다.

웨이트를 든 피스톨 연습에서는 스쿼트를 하지 않는 다리의 발뒤꿈치를 바닥에 걸어 놓고 하는 강제된 반복이 허용된다는 것에 주의하라. 그러나 이 방법은 맨몸 피스톨에서는 무릎을 앞으로 밀려 나가게 할 확률이 높기 때문에 좋은 생각이 아니다.

단 'X-셀시어' 웹 (Dan 'X-celsior' Webb)은 "피스톨이 내가 해본 하체 힘 운동 중에서 확실히 가장 뛰어난 운동이라고 믿습니다."고 드래곤도어 포럼에서 말했다. "나는 과거에 160kg 넘게 스쿼트를 했지만, 내 다리가 어찌나 두꺼워지던지 스쿼트를 그만뒀어요. 지금은 매일 케틀벨을 들고(16kg×3, 24kg×3, 24kg 또는 32kg×3) 피스톨을 하는데, 예전보다 지금 훨씬 더 강해진 것을 느낍니다."

CHAPTER SEVEN

한팔 팔굽혀펴기를 분해하기

- 한팔 팔굽혀펴기, 바닥에서 그리고 올린 채
- 등척성 한팔 팔굽혀펴기
- 한팔 다이브 바머 팔굽혀펴기
- 한팔 펌프
- 한팔 하프 바머 팔굽혀펴기
- 한팔 다이브 바머를 하기 위한 네 가지 훈련법
- 한팔/한다리 팔굽혀펴기

한팔 팔굽혀펴기, 바닥에서 그리고 올린 채

당신이 한때 일반적인 팔굽혀펴기의 놀라운 횟수, 말하자면 1백회를 너끈히 해낸 것으로 자동적으로 한팔 팔굽혀펴기도 잘할 수 있을 거라고 생각한다면 커다란 오산이다.

낮은 강도로 장시간 운동할 수 있는 능력이 짧게 높은 긴장의 운동을 잘 할 수 있게 만들지는 않는다. 게다가 한팔 팔굽혀펴기는 어려운 균형 요소가 있어서 특별히 훈련하지 않았다면 많은 횟수를 기대할 수 없다.

『캐치-22』*, 맞는가? 한팔 팔굽혀펴기를 배우기 위해서 당신은 한팔 팔굽혀펴기를 해야만 한다. 하지만 당신은 한팔 팔굽혀펴기를 할 수 없으니….

실망하지 마라, 동지. 당신은 한 손을 벤치, 바닥, 심지어 벽에다 올리고 그 훈련을 보다 쉬운 방식으로 연습할 수 있다.

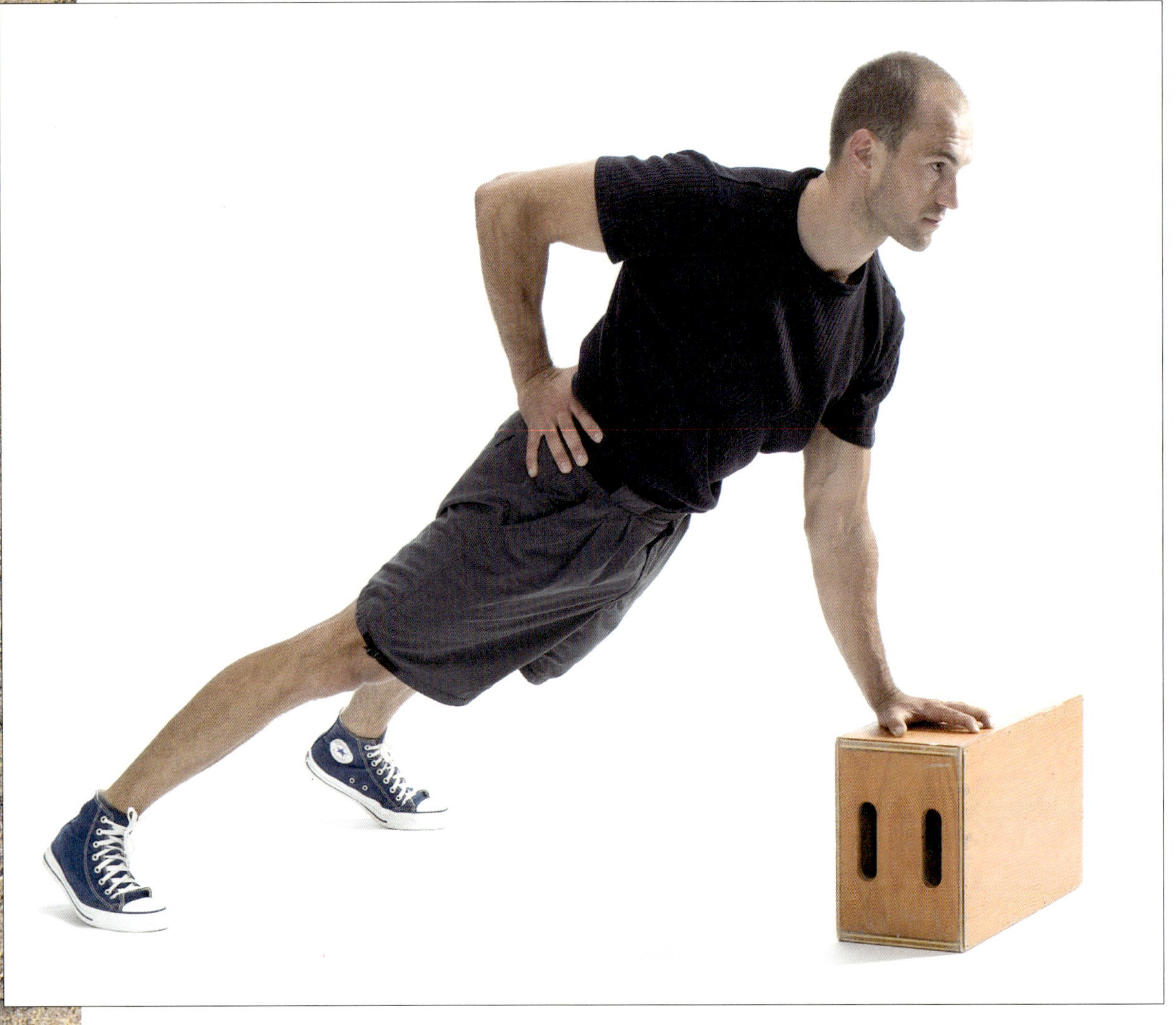

* Catch-22 : 미국의 풍자적인 반전소설. 그 소설 속에 나오는 매우 모순적인 군사규칙의 이름이기도 하다. 순환적인 모순을 가리키는 표현이 되었다.

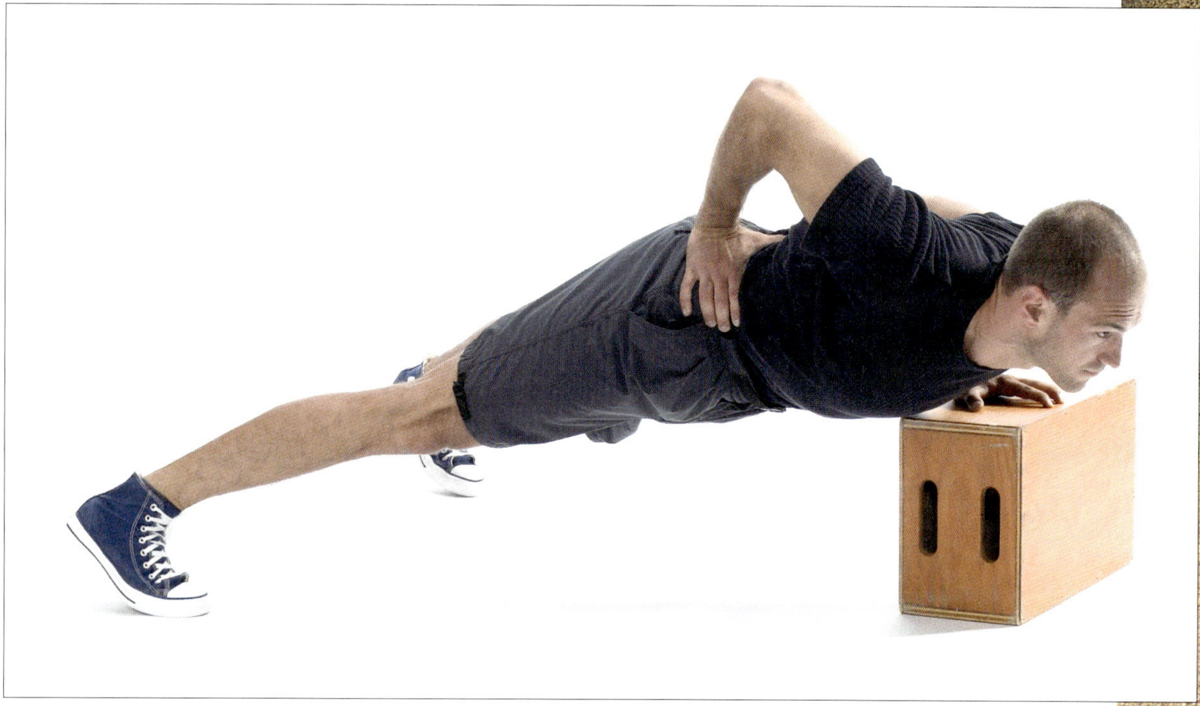

동일한 조건으로, 자신의 양발을 높여줌으로 한팔 팔굽혀펴기를 더 어렵게 만들 수도 있다.

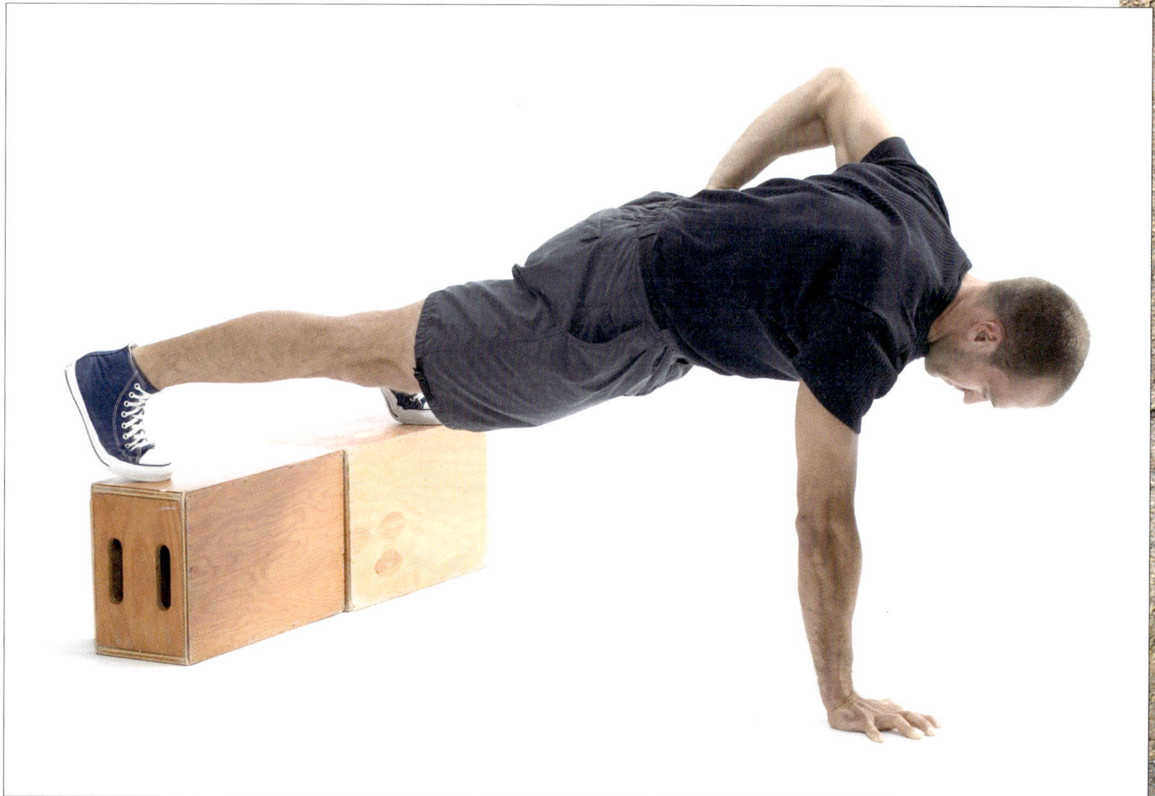

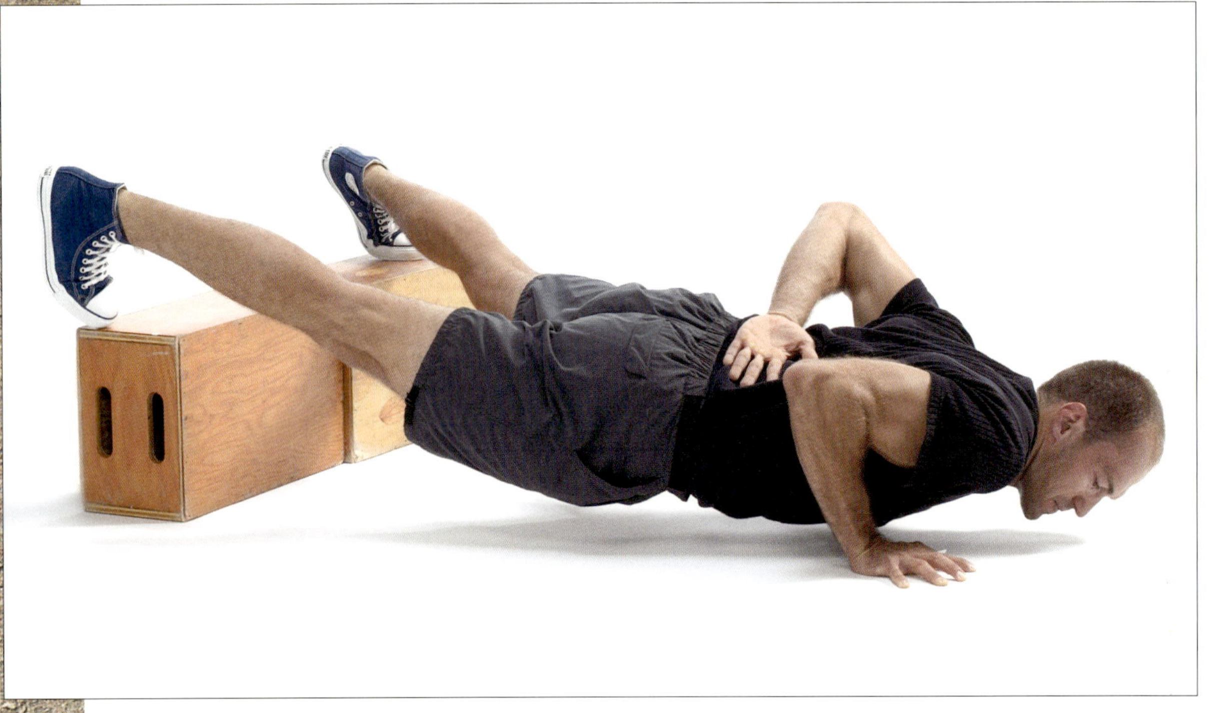

한다리 한팔 방식도 발을 높이 올림으로써 훨씬 더 어렵게 만들 수 있다. 이것이 필요하다면 말이다.

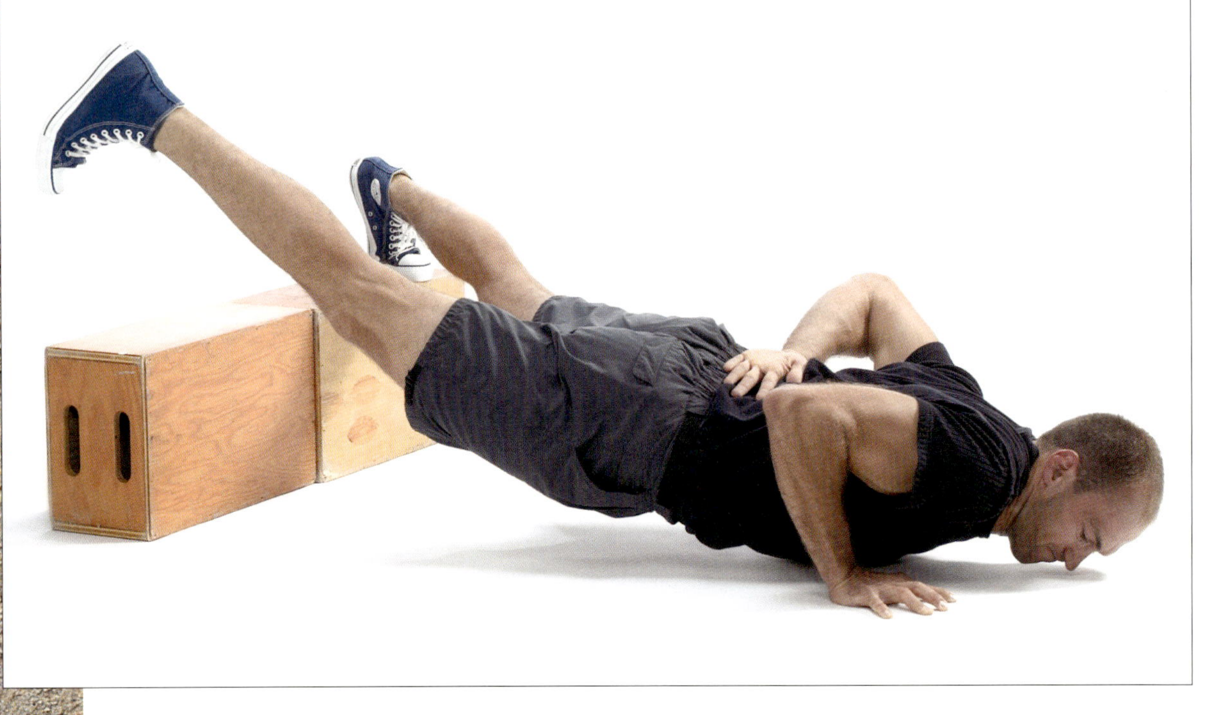

올려준 한팔 팔굽혀펴기의 방법은 (어떤 방식이든) 바닥 방식과 같다. 여기 있다.

본격적인 한팔 팔굽혀펴기가 바닥과 평행한 어깨로, 발 가장자리가 아니라 발볼 부분으로 바닥을 접촉하고 당신의 가슴이 거의 바닥에 스칠 때까지 끝까지 내려간다는 것을 분명히 하자.

여기 공인된 방법이 있다.

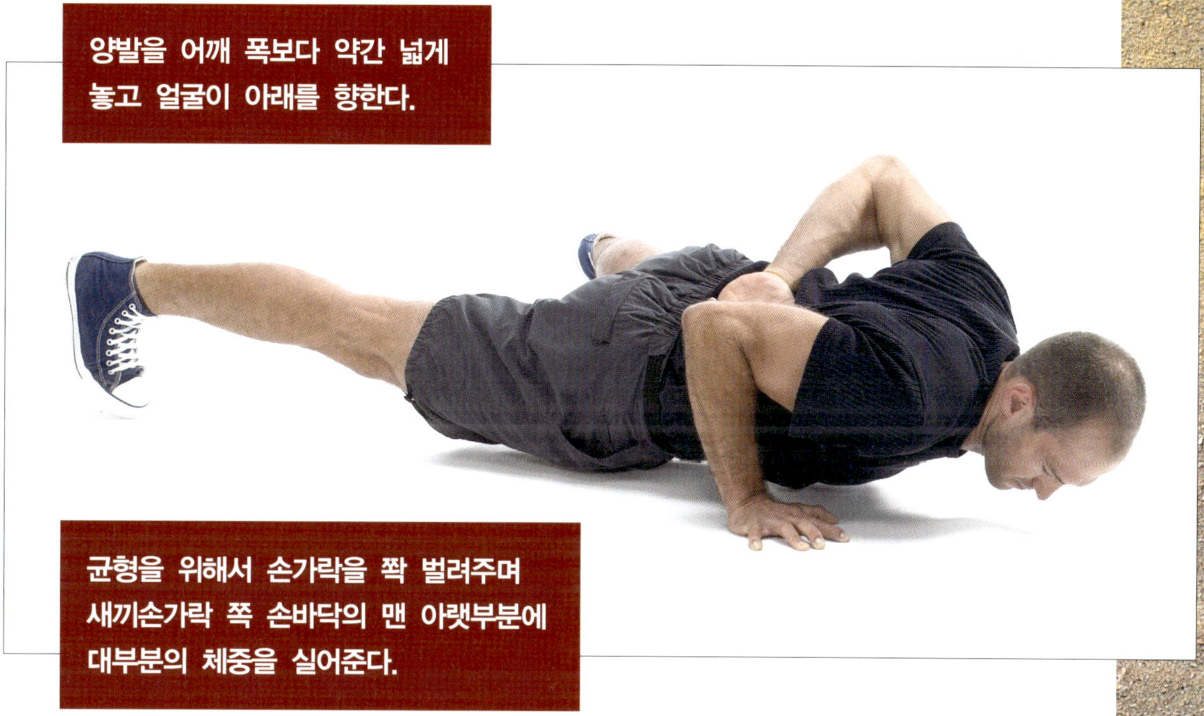

양발을 어깨 폭보다 약간 더 넓게 벌리며 바로 아래를 본다.

운동하는 손을 몸 중심선에서 5~8cm 밖으로 놓고, 중지를 정면으로 뻗는다. 균형을 위하여 손가락을 넓게 벌리며 자신의 새끼손가락 쪽 손바닥의 맨 아랫부분에 대부분의 체중을 실어준다.

이제 시작이다. 팔굽혀펴기를 한다. 아마 당신의 몸은 지리멸렬하게 '그저 신체 부분 부분의 오합지졸' 처럼 움직이거나, 낙타의 등처럼 등 가운데가 처지거나 체중을 싣지 않은 팔의 어깨가 먼저 내려올 수 있다. 이렇게 해서 무효 선언을 받을 것이다.

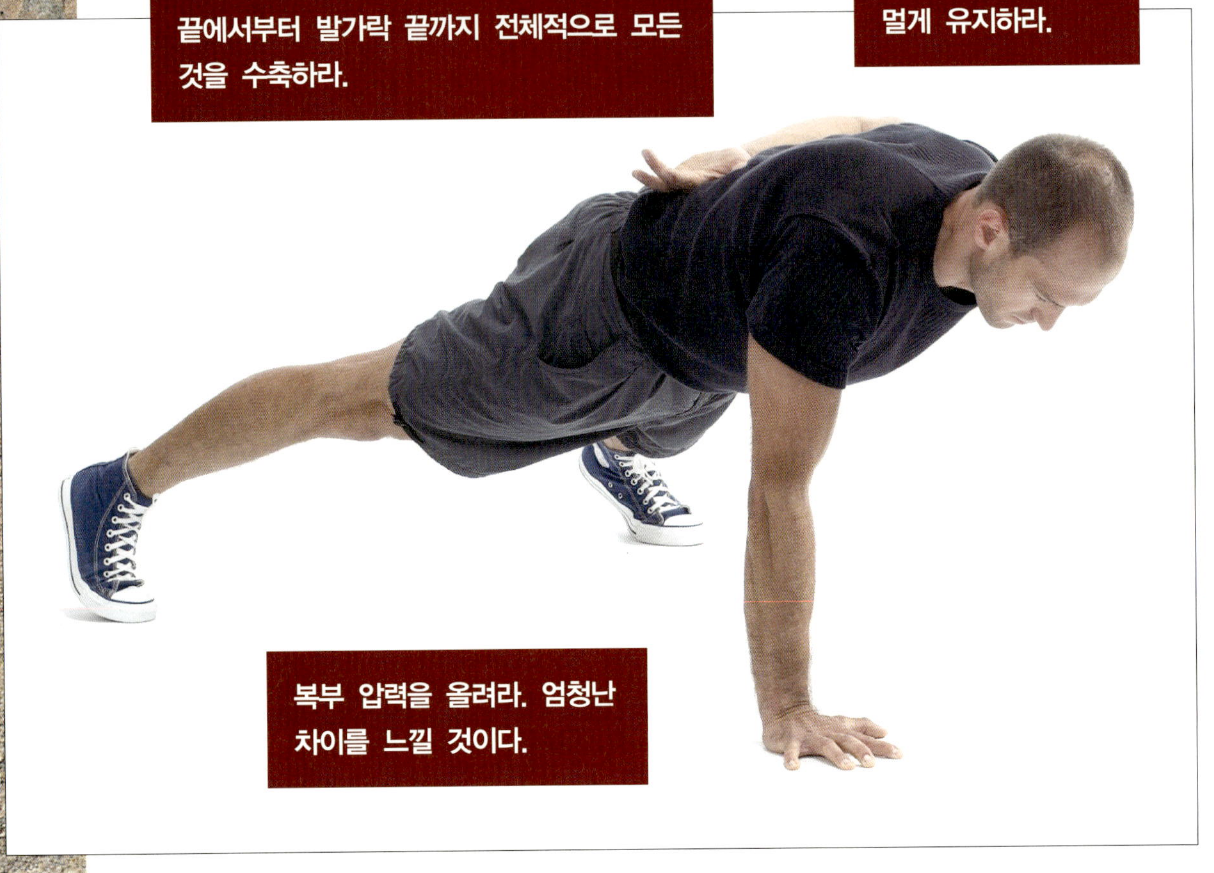
긴장은 당신을 강하고, 안정되고, 잘 보호받게 한다! 팔굽혀펴기를 하는 팔의 손가락 끝에서부터 발가락 끝까지 전체적으로 모든 것을 수축하라.
항상 어깨를 귀에서 멀게 유지하라.
복부 압력을 올려라. 엄청난 차이를 느낄 것이다.

처음부터 다시 시작하라. 가슴을 바닥, 벤치 또는 벽으로 내리기 전, 전신을 먼저 긴장시켜라. 당신을 강하고, 안정되고, 잘 보호해주는 것이 긴장임을 결코 잊어선 안 된다! 팔굽혀펴기를 하는 팔의 손가락 끝에서부터 발가락 끝까지 전체적으로 모든 걸 수축하라.

아주 잘 긴장한 채, 가슴을 바닥이나 벤치로 내려라. 아마도 바닥으로 내려오기 전에 자세가 아예 무너지거나 지나가던 사람이 본다면 당신이 요가 수련 중이라고 여길 만큼 심하게 몸이 뒤틀릴 수 있다.

제대로 통제된 하강을 어떻게 발전시킬 것인가.

삼두근에 체중을 다 맡기는 대신, 가슴을 밖으로 밀어내며 광배근을 이용해 스스로 능동적으로 몸을 바닥으로 당긴다. 그렇다. 한팔 로우 동작과 비슷하다. 이 끝내주는 러시아 방식이 훨씬 더 쉽고 어깨의 저항도 즉각적으로 멈추게 한다는 것에 깜짝 놀랄 것이다.

항상 어깨를 귀에서 멀리 유지하라. 바닥 쪽으로 코르크스크류를 적용하라. 그저 단순히 팔꿈치를 늑골 가까이 놓는 게 아니라 능동적으로 어깨를 외회전시키며, 안에서 바깥 방향으로 팔을 바닥 저편 밑을 향해 '돌려 넣어라.' 이것을 내려가는 내내 적용하고 올라오면서 더 강하게 적용하라.

복부의 압력을 높여라. 커다란 차이를 느끼게 될 것을 약속한다. 자연스럽게 대퇴사두근과 둔근도 긴장된 채 유지해야 한다.

세트 동안 어깨가 바닥과 평행이 되도록 유지하라. 즉 반대쪽 어깨가 먼저 숙여지는 것은 저질에 허접한 운동이다.

바닥에 손을 놓고 합법적인 한팔 팔굽혀펴기를 하기까지 당신이 점점 더 강해지는 만큼 벤치의 높이를 점점 더 낮추라. 바닥 다음 단계는 발의 위치를 바닥에서 처음에는 5cm 정도로, 그리고는 점점 더 높이 올려놓는 방식을 택할 수 있다.

발을 올려놓지 않고도 쇠사슬이나 모래주머니를 목 위에 감고 한팔 팔굽혀펴기를 더 어렵게 만들 수도 있다. 체인이 없다고? 그러면 바벨 원판을 수건으로 감아서 주머니처럼 만들어보라. 등에 무게를 올리기 더 편할 뿐 아니라, 목의 신전근에 가해지는 압박이 당신의 삼두근과 위쪽 등 근육에 힘을 더해줄 것이다.

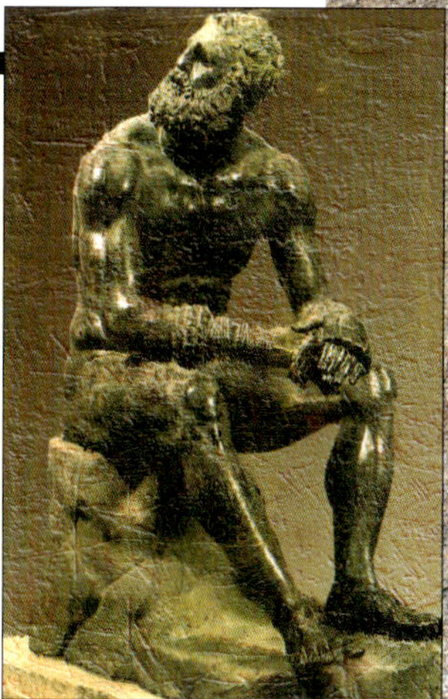

팔굽혀펴기나 비슷한 운동 후 손목이 불편한가?

특별한 의학적 문제가 없다면 세트 사이에 반대방향으로 스트레칭해서 불편함을 줄일 수 있다. 잔디, 매트, 양탄자처럼 비교적 부드러운 표면 위에서 무릎을 꿇는다. 손목을 굽힌 채로 팔꿈치는 쭉 펴고, 손바닥이 위쪽을 향하게 그리고 손가락들은 뒤쪽을 향하게 양손을 바닥에 놓는다. 몸을 조심스럽게 앞으로 기울여서 손목이 5초 동안 길게 늘어나게 하라. 몇 세트를 반복한다.

(뒤쪽에서 계속)

인대가 점점 더 강해지는 만큼 그 자세에서 팔굽혀펴기를 시도할 것이며, 스페츠나츠에서 우리는 이것을 '지느러미 팔굽혀펴기'라고 불렀다. 선택사항으로, 손가락들이 서로를 향하게 할 수도 있다. 완벽하게 팔꿈치 신전이 되도록 노력하라. 서서히 만들어가라.

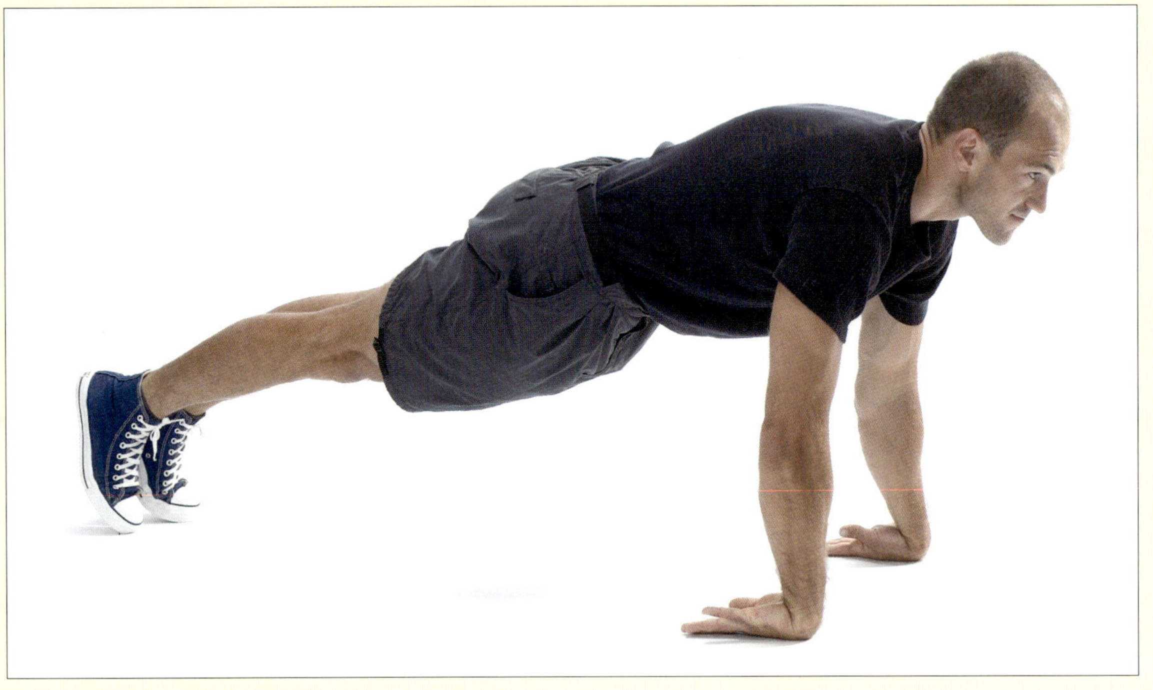

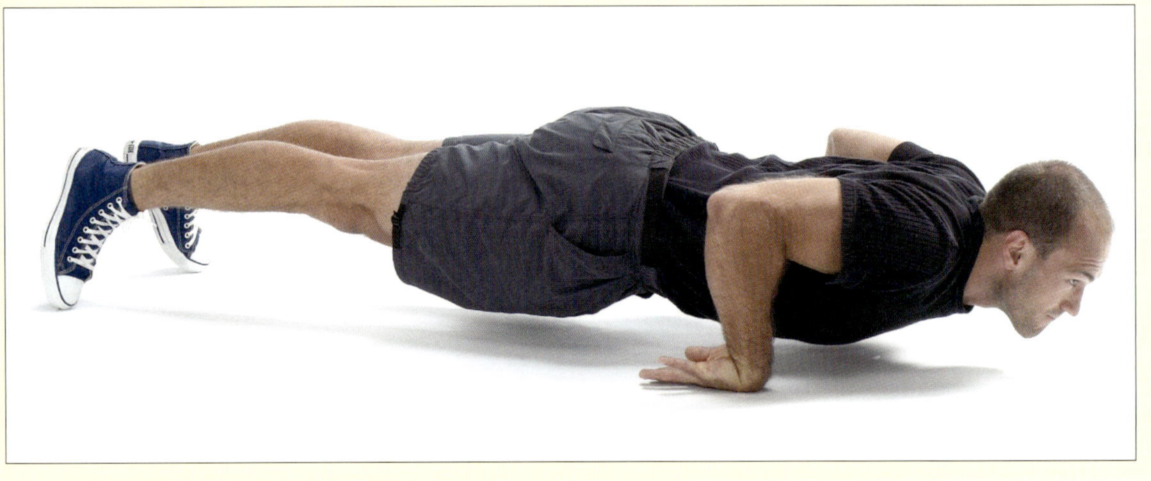

만약 통상적인 팔굽혀펴기 범위의 손목 과신전조차 감당하지 못한다면, 다른 방법이 있다.

주먹 팔굽혀펴기로 바꾸라. 오버스트레칭 없이 손목을 더 강하게 만들 것이다. 동시에 전체 운동이 더 어려워질 것이고, 늘어난 가동범위에 감사할 것이다. 더 강하게 더 안전하게.

무술의 전통에서는 횡권(橫拳)을 위해서는 주먹의 첫째와 둘째 마디로 지탱해 주먹 팔굽혀펴기를 하고 종권(縱拳)을 위해서는 둘째, 셋째 마디로 지탱해서 주먹 팔굽혀펴기를 한다. 초보단계에서는 주먹 전체를 사용하는 것도 괜찮다. 서서히 발전시켜라. 절대 손목이 꺾이지 않도록 주의하라.

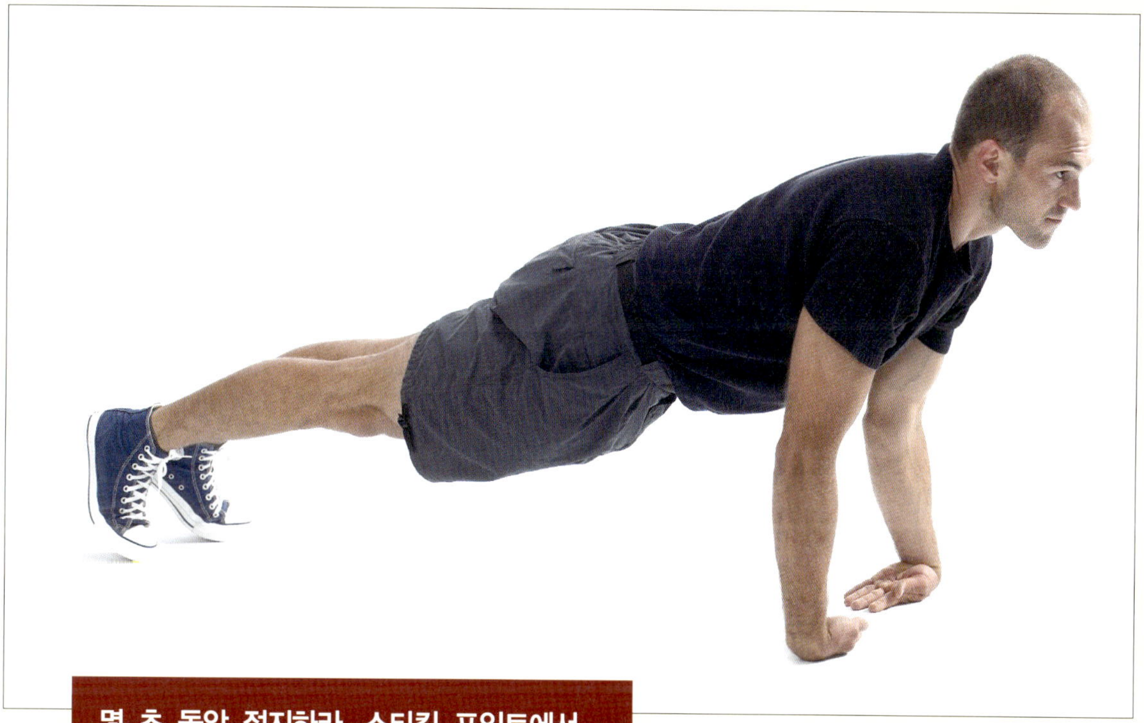

몇 초 동안 정지하라. 스티킹 포인트에서 긴장한 채 머물라.

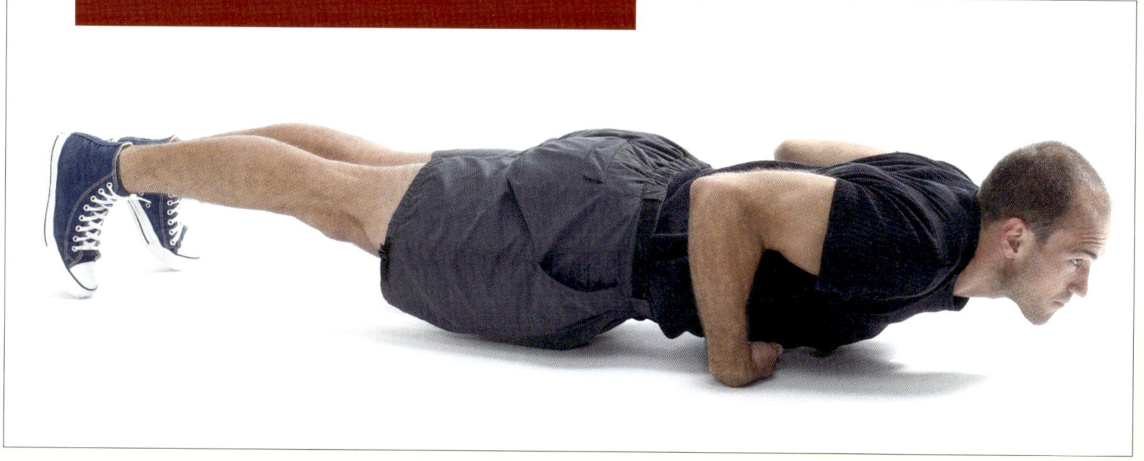

등척성 한팔 팔굽혀펴기

체조선수와 암벽 등반가는 체중 대비 놀라운 근력을 자랑한다. 그들의 비밀 중 하나는 역동적인 그리고 정적인 근력강화 트레이닝을 조합하는 것이다. 소련에서 처음으로 산악등반과 암벽등반 모두에서 스포츠의 대가 지위를 획득한 러시아 최고의 산악인 레오니드 라프신(Leonid lapshin)은 역동적인 그리고 정적인 근력 트레이닝을 70 대 30 비율로 권장한다.

배를 대고 바닥에 엎드린다. 전부 다 긴장시키고 밀어내라. 당신의 몸이 아직 준비가 되지 않았다 해도 다리와 허리를 반드시 탄탄하게 한다. 몸이 더 가볍게, 거의 이륙 준비가 된 것처럼 느껴질 것이다.

이런 방식으로 손을 어딘가에 올려놓고 심지어 손을 벽에 대고 한팔 팔굽혀펴기를 하는 게 나을 것이다. 그럴 경우 가슴을 공중에 놓는다. 상급의 맨몸의 전사들은 바닥의 한팔 팔굽혀펴기에서도 바닥에서 떨어져 있다.

발전된 맨몸 전사들은 바닥 한팔 팔굽혀펴기에서 균등하게 바닥에서 떨어진 채 유지할 수 있다.

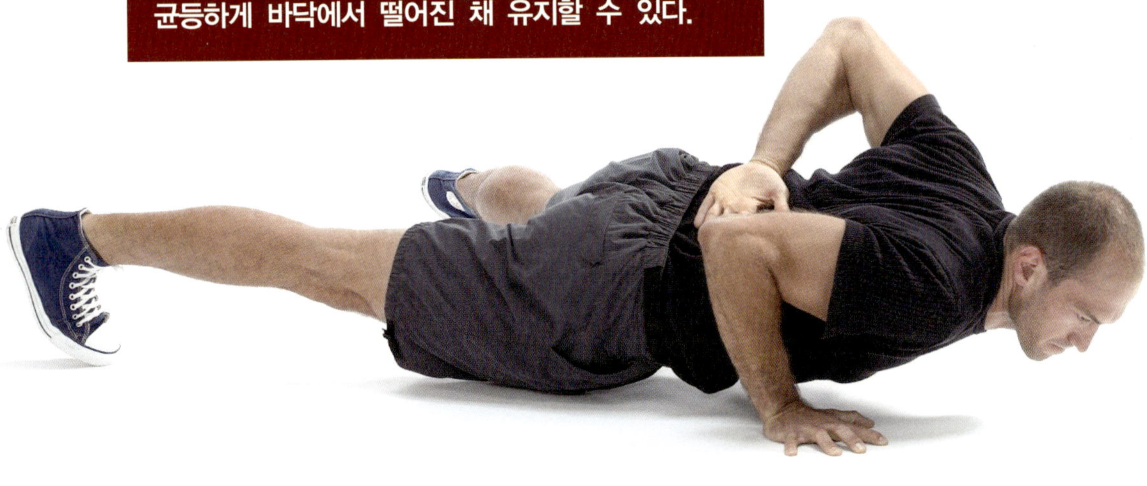

호흡을 얕게 하라. 긴장을 유지하라. 당신의 마음과 근육을 연결시키려고 노력하라. '누수 부위' 와 약한 지점을 찾아내고 긴장으로 틀어막아라. 느슨한 곳을 가려내라. 몸이 마치 하나의 단단한 벽돌처럼 느껴져야 한다. 이러한 스트렝스 기술의 향상은 등척성운동의 많은 이점 중 하나다.

'누수 부위'와 약한 지점을 찾아내라, 긴장으로 틀어막아라. 느슨한 곳을 골라내라.

길고 지속적인, 그러나 최대에 미치지 못하는 긴장을 이용하라. 등척성 피스톨과 같은 훈련이다. 1분이나 그 이상까지 지속한다. 몇 초 단위에서 시작하는 것도 괜찮다.

한팔 다이브 바머(dive bomber) 팔굽혀펴기

네이비 실이 좋아하는 이 죽여주는 변형법을 하기 위해서 당신은 직선이 아닌 곡선으로 하강해야 한다. 가상의 울타리가 있고 그 아래로 빠져나와서 한팔 코브라 자세로 끝나는 것이다.

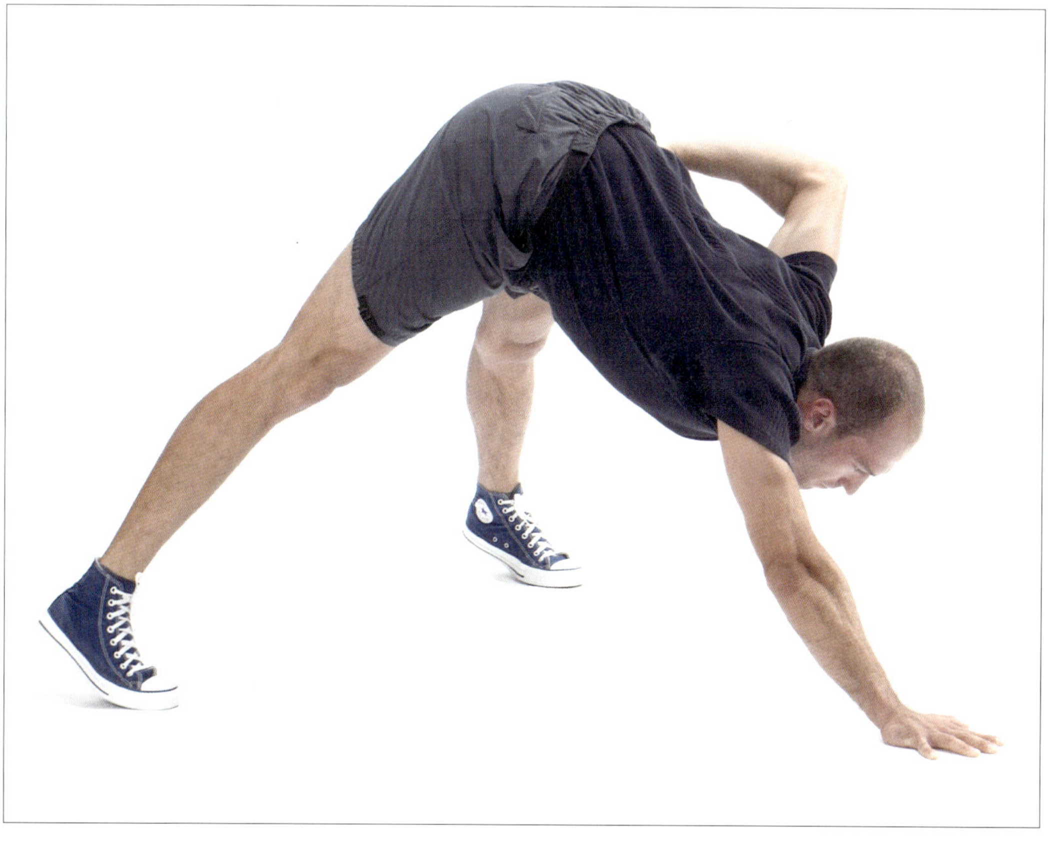

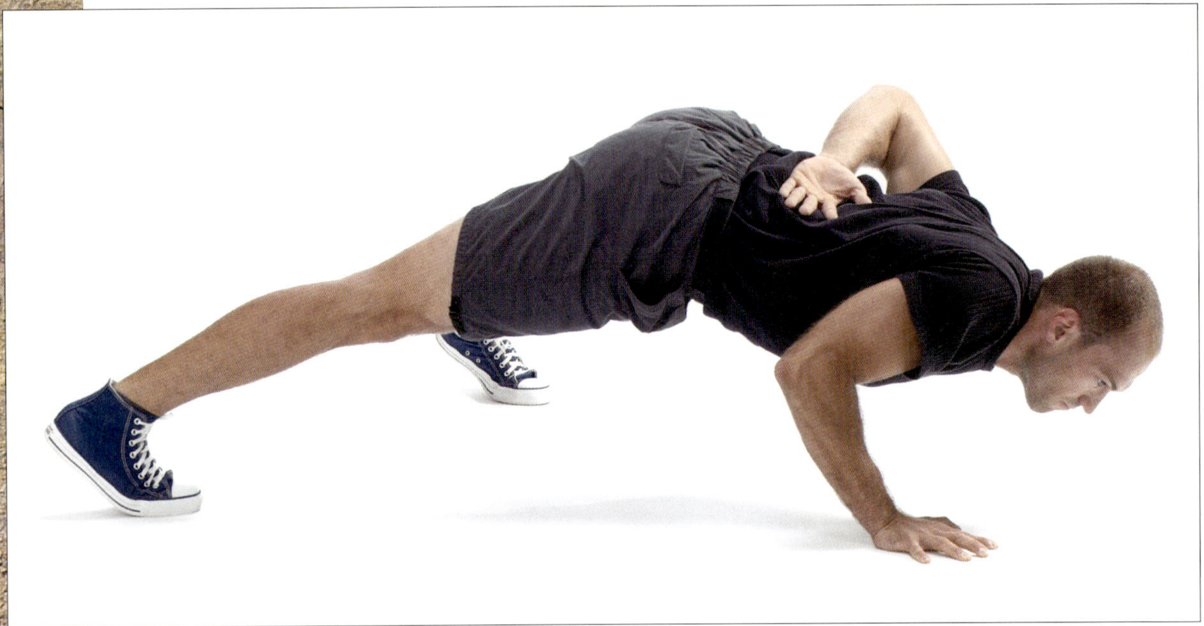

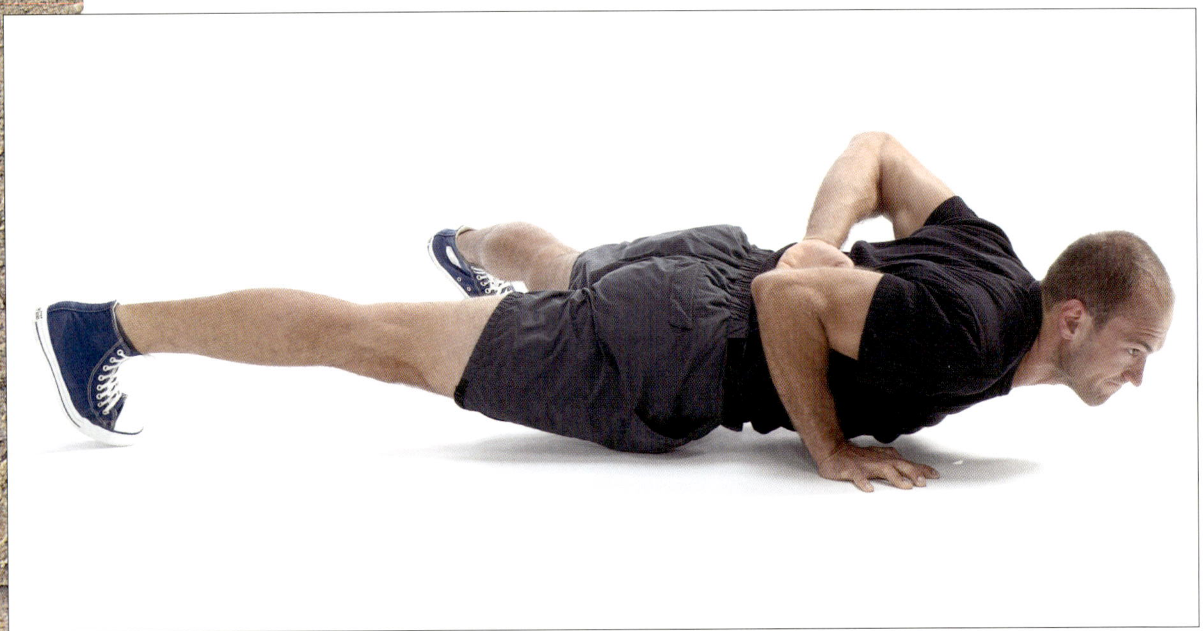

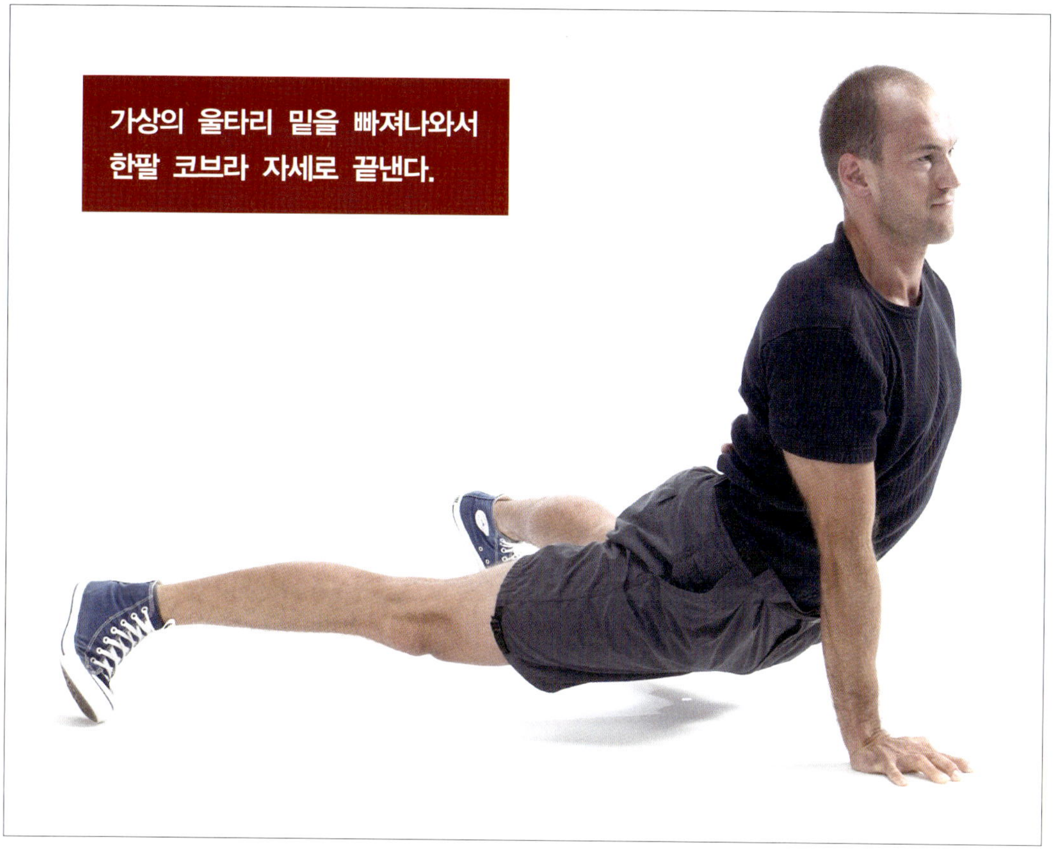
가상의 울타리 밑을 빠져나와서
한팔 코브라 자세로 끝낸다.

이어서 그 움직임을 거꾸로 한다. 힌두 푸시업에서 하듯이 팔을 곧게 편 채 몸만 뒤로 밀어 올리지 마라. 울타리 밑을 통해서 아까 움직임 그대로 되돌아간다! 여기서 깊이를 줄이고 호를 그리지 않고 움직인다면 이 운동을 속이기 쉽다! 그러지 마라!

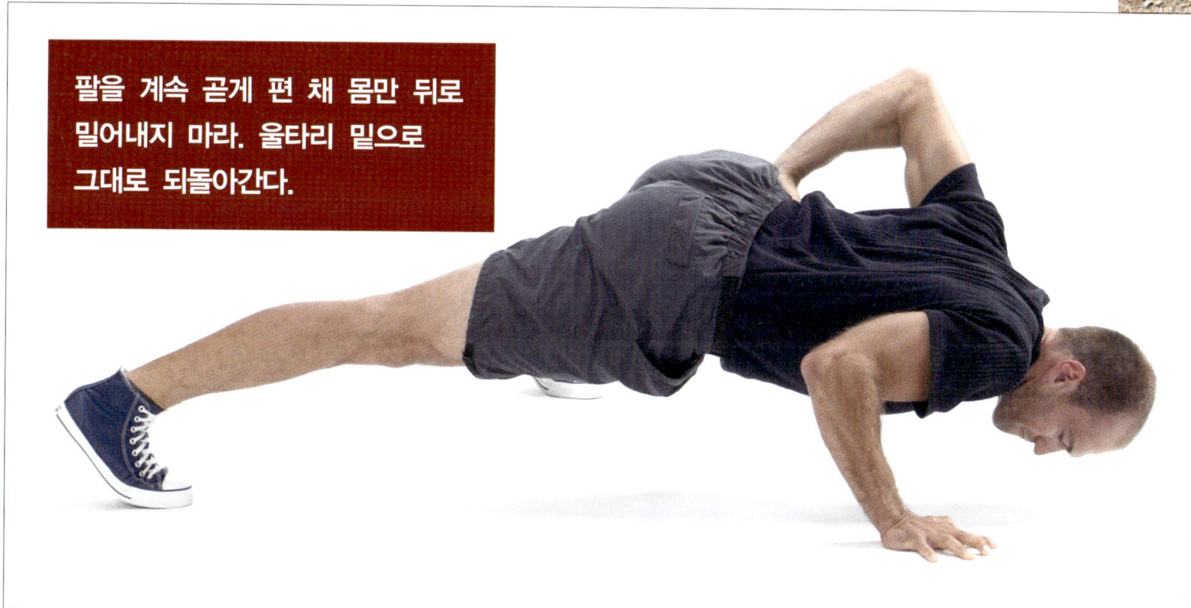
팔을 계속 곧게 편 채 몸만 뒤로
밀어내지 마라. 울타리 밑으로
그대로 되돌아간다.

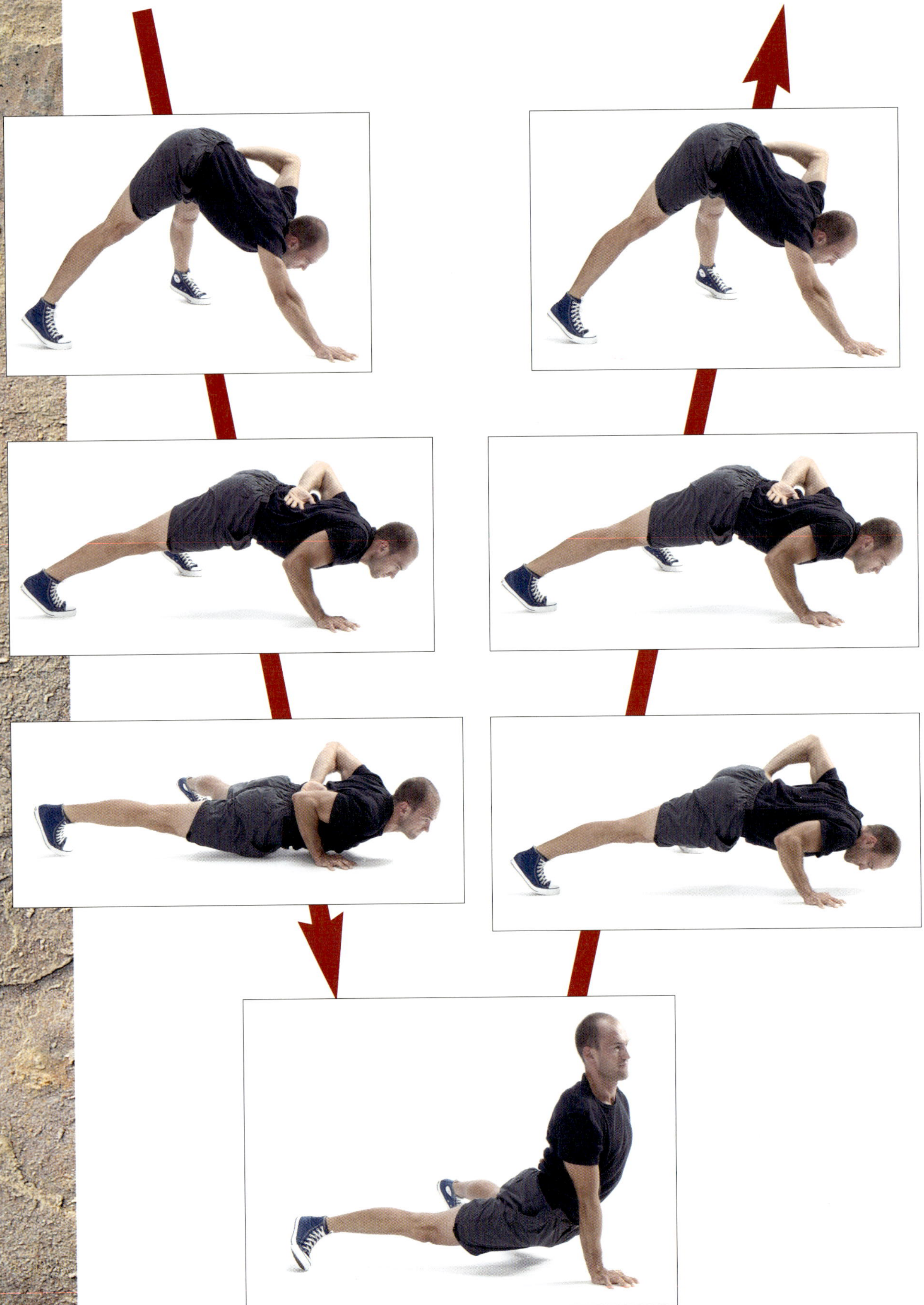

당신이 처음에 실패할 것이라는 데 러시안 루블보다 가치 있는 달러를 걸겠다. 좋은 발전 전략이 필요하다. 그것이 여기 있다.

한팔 펌프

한 손을 바닥에 뿌리박는다. 손가락을 넓게 벌린다. 거의 어깨와 일직선을 만들고 다른 손은 등 뒤에 놓는다. 팔을 곧게 유지하며 이렇게 시작해서...

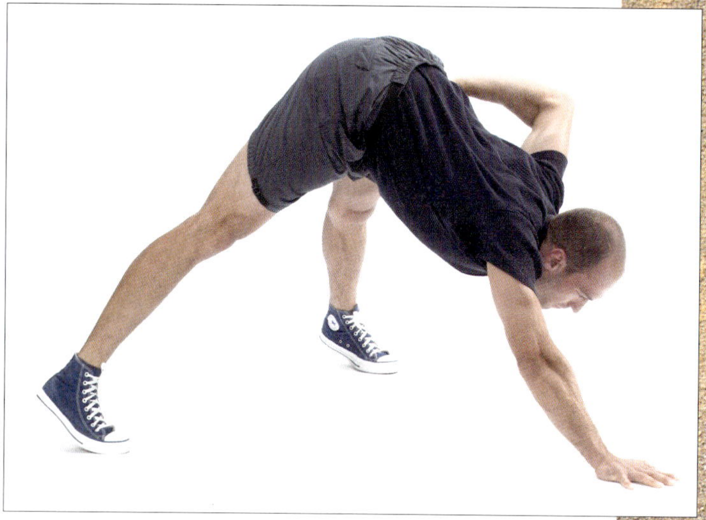

...이렇게 거쳐서...

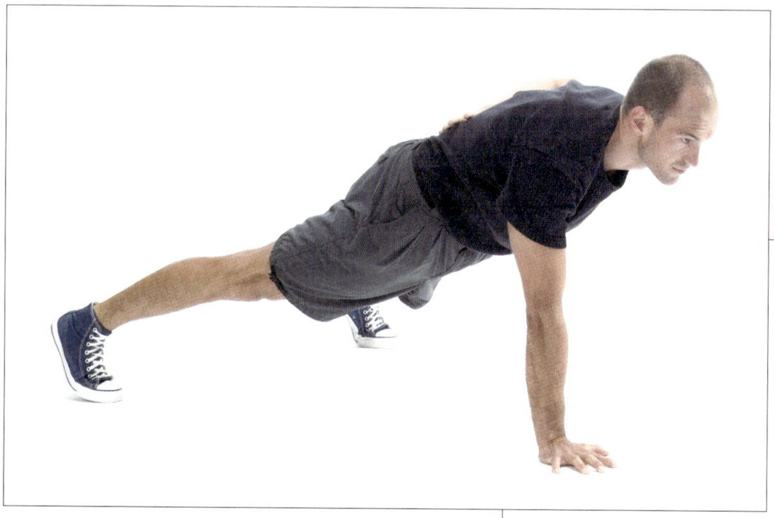

...까지...

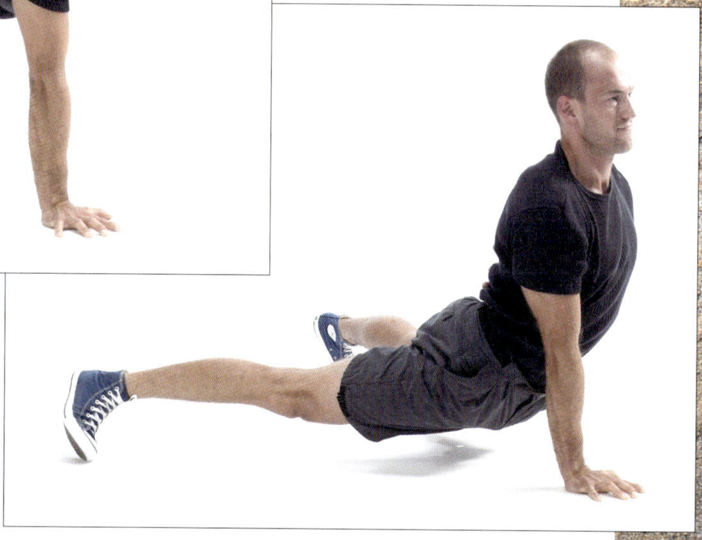

... 그리고 되돌아온다.

이러한 훈련은 러시아에서 'prokachka'(대략 '펌프[pump]'라고 번역될 수 있음)라고 불리며 한팔 다이브 바머를 위한 적절한 균형을 가르쳐줄 것이다.

광배근을 이용해 아래로 당긴다. 겨드랑이를 탄탄히 유지하면서 삼각근으로 몸을 뒤로 밀어 올린다.

양발이나 손이 적절한 위치를 찾기 위해 움직이는 것을 망설이지 마라.

한팔 하프 바머 팔굽혀펴기

표준적인 잭나이프 자세에서 마치 착륙하는 폭격기(바머)처럼 가슴이 거의 바닥을 스치고 팔꿈치가 완전히 굽혀져 몸 옆에 붙여질 때까지 내려간다.

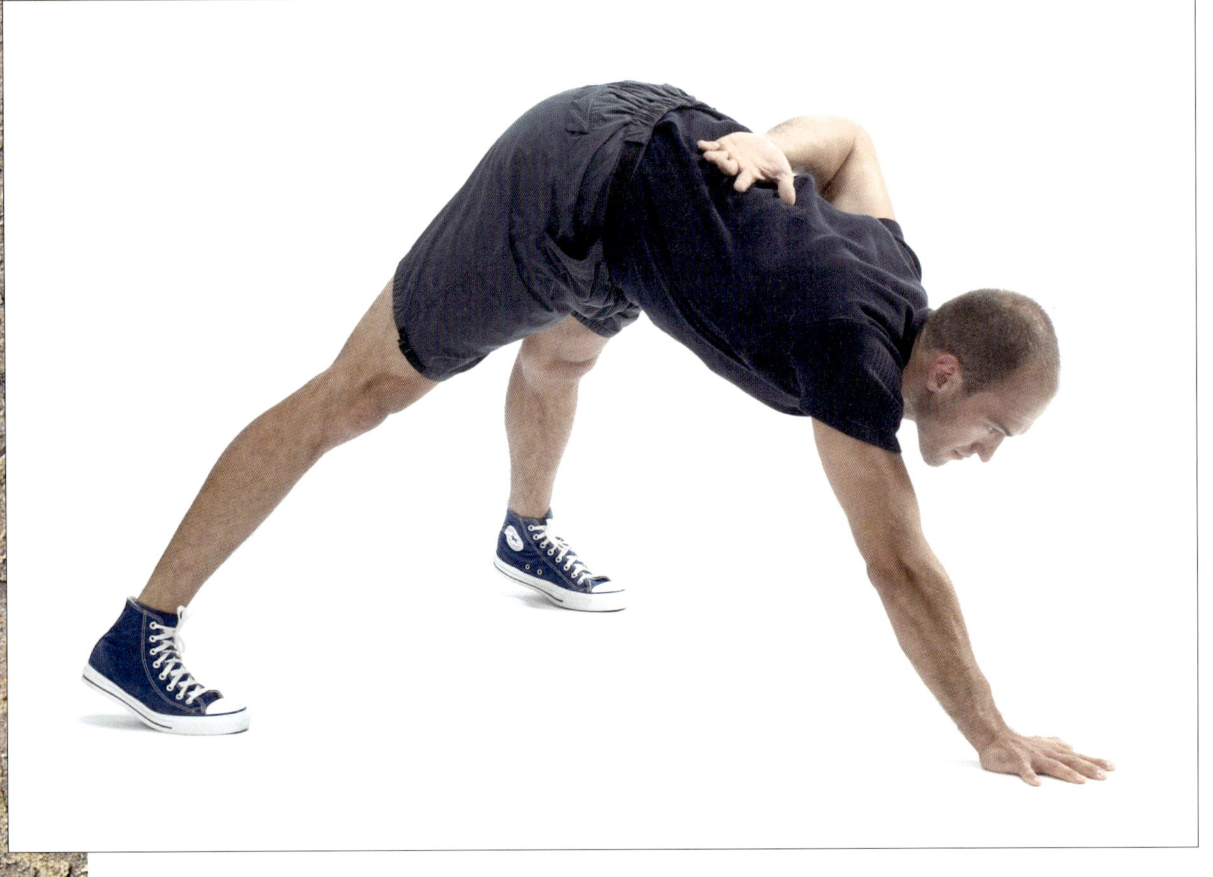

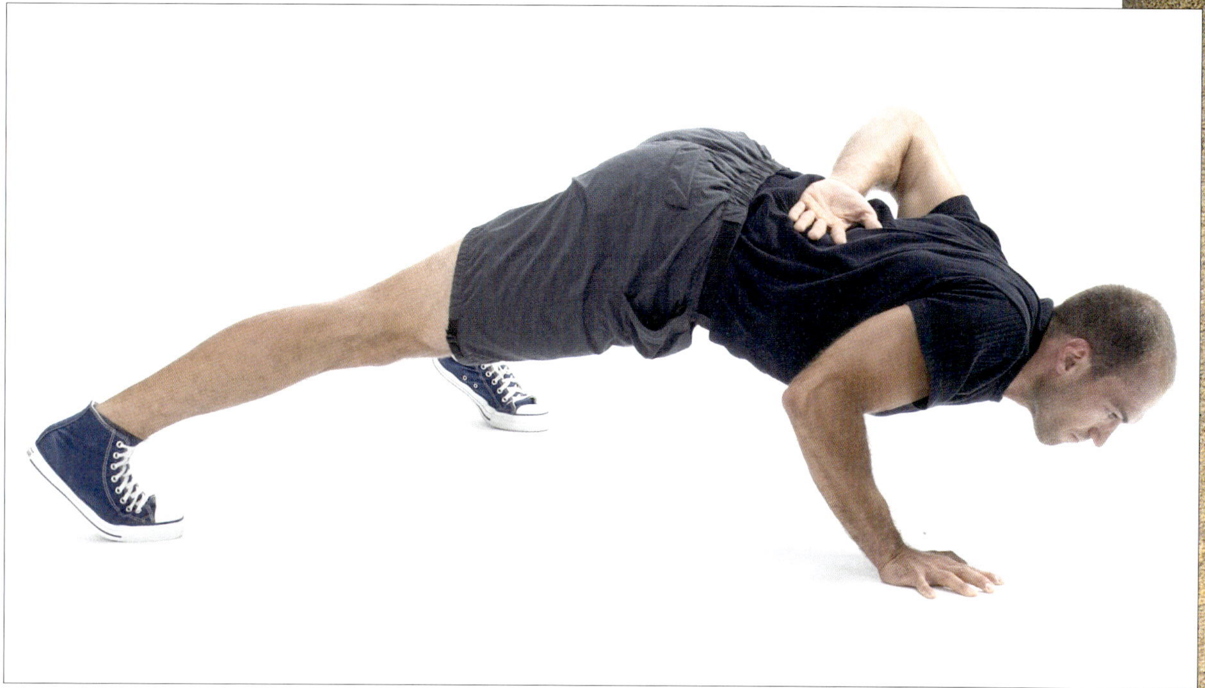

또는 적어도 거의 그 정도까지 내려간다.

똑바로 올라오지 말고 다시 내려왔던 각도로 뒤로 밀어준다. 그 동선은 밀리터리 프레스와 동일하다.

안전을 위한 몇 가지 조언. 우스꽝스럽게 넓은 보폭을 취하지 않으며 발목이 회내되거나 안으로 뒤틀리지 않도록 한다. 이는 쉽게 범하는 잘못이다. 발가락을 바닥에 대고 있지만 양쪽 발목은 거의 바닥과 직각이 되어야 한다. 이것이 왜 그리 중요한지 카이로프락터에게 물어보라.

어깨를 귀에서 멀리 유지하는 것과 뒤로 밀어내는 것은 절대적이다!

팔꿈치가 몸에 아주 가깝게 있어야 하는 것은 필수적인 것으로, 그렇지 않으면 이 운동이 불가능할 것이다.

능동적인 네거티브와 코르크스크류가 이 두 가지를 모두 해결할 것이다.

한팔 다이버 바머를 하기 위한 네 가지 훈련법

'울타리 아래로' 되돌아나가는 것이 훨씬 더 어려울 것이다.

두팔/한다리 다이브 바머가 도움이 된다.

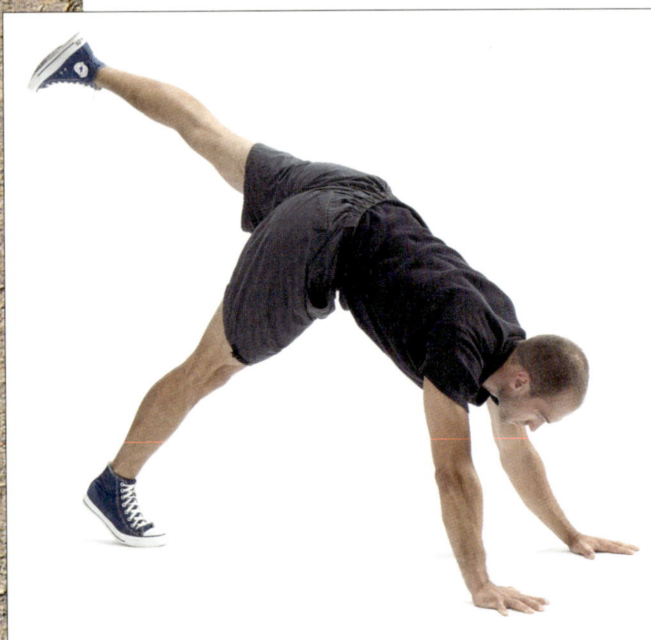

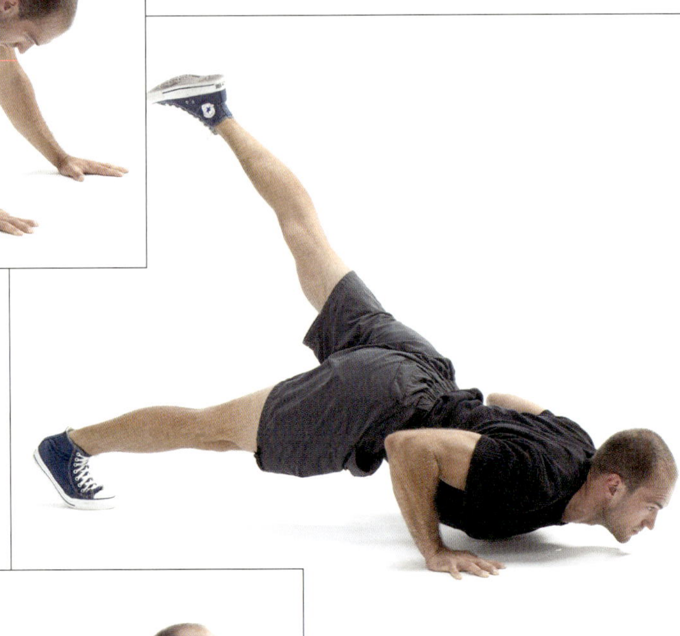

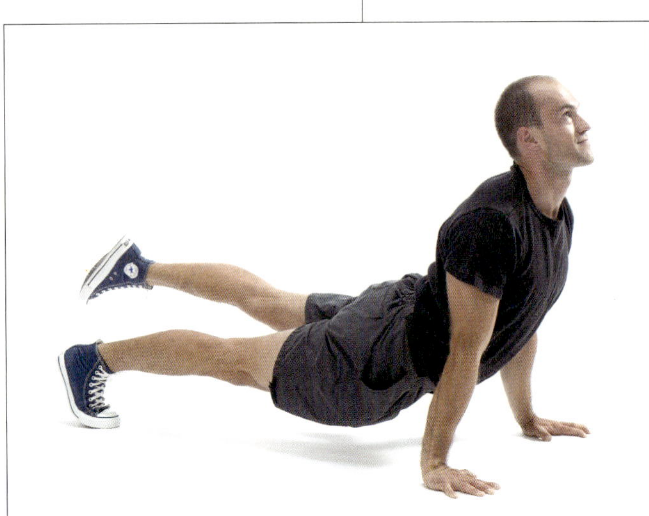

운동을 하는 팔의 손 위에 반대쪽 손바닥을 올리고 다이브 바머를 하면, 도움이 좀 될 것이다.

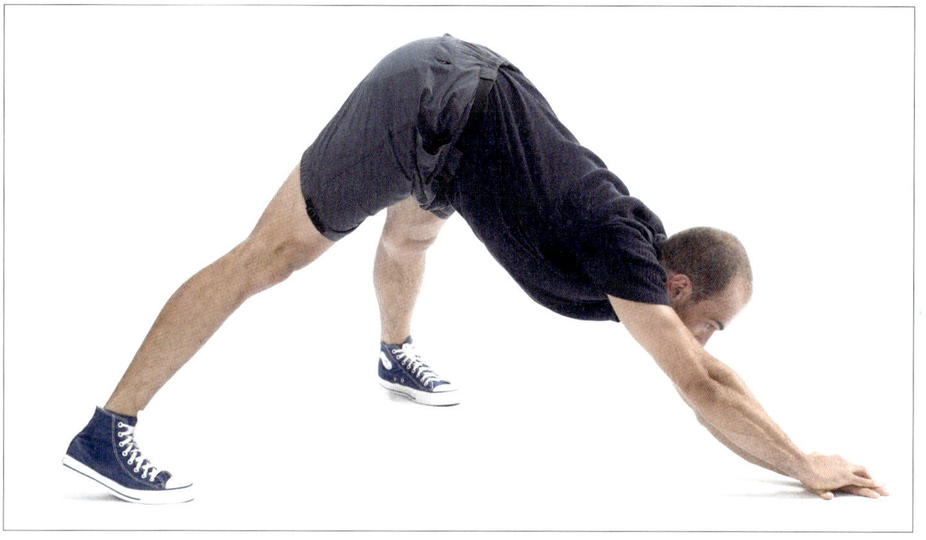

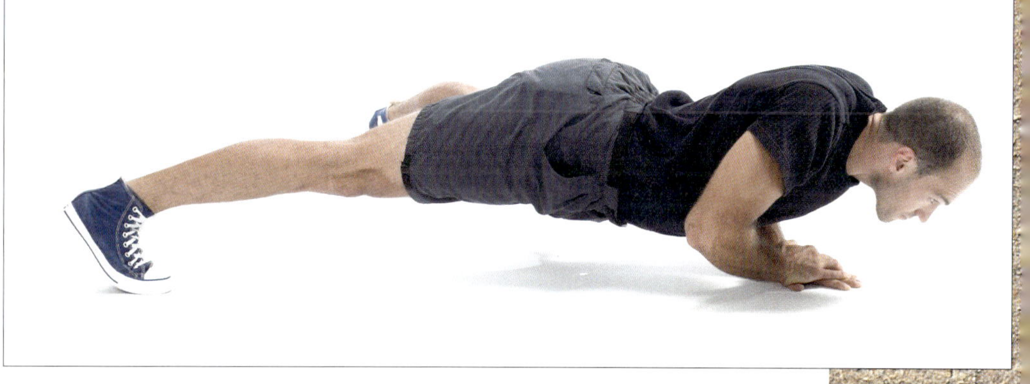

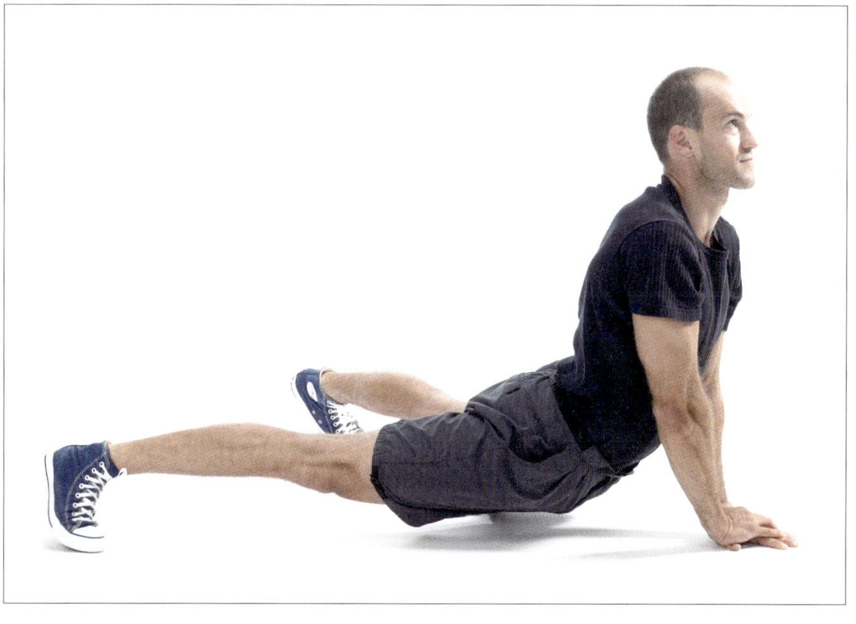

또 다른 좋은 보조운동은 활 모양을 그리는 다이버 바머의 바닥 부분에서 스티킹 포인트를 중점적으로 앞뒤로 왔다갔다 움직이는 부분적인(단 몇 인치) 두팔 다이브 바머다.

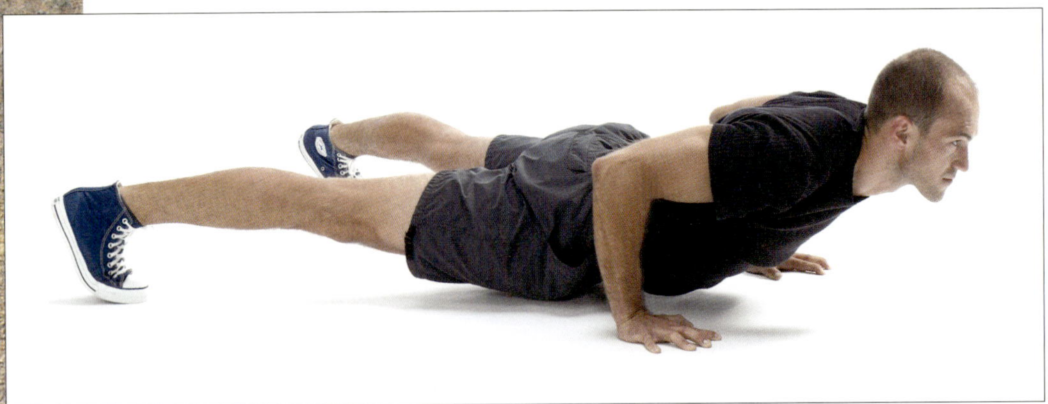

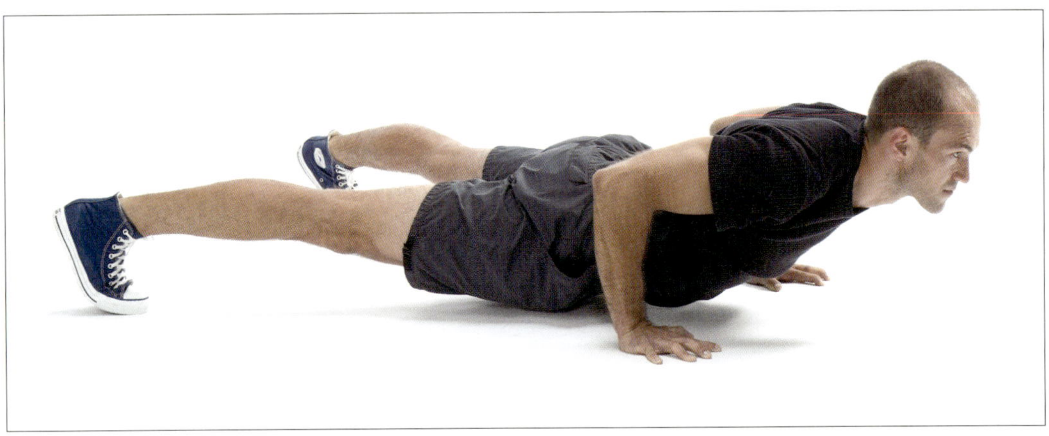

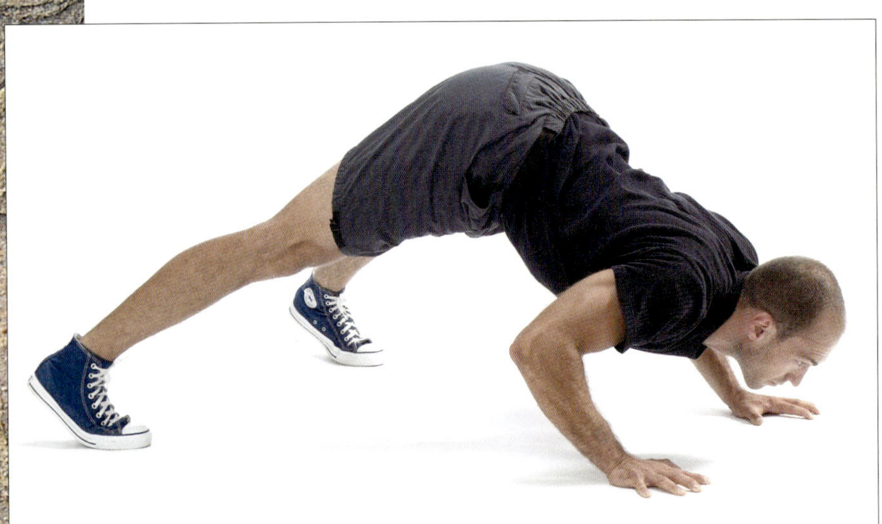

양 어깨를 소켓 안으로 돌려 넣어 유지해야 한다는 것을 기억하라. 앞으로 나아갈 때 '삼두근으로 밀어 내린다'는 것과 뒤로 돌아올 때는 '밀리터리 프레스'를 한다는 것을 생각하라.

한팔/한다리 팔굽혀펴기

마지막으로 한팔 팔굽혀펴기의 차르(Tsar)다.

일반적인 한팔 팔굽혀펴기에 대한 설명과 같고, 단 두 가지 팁만 덧붙이면 된다.

첫째, 스스로 몸을 긴장시켜 바위처럼 단단하게 만들고 깊이 뿌리박은 손, 발, 들어 올린 다리를 움직여서 균형을 잡는다.

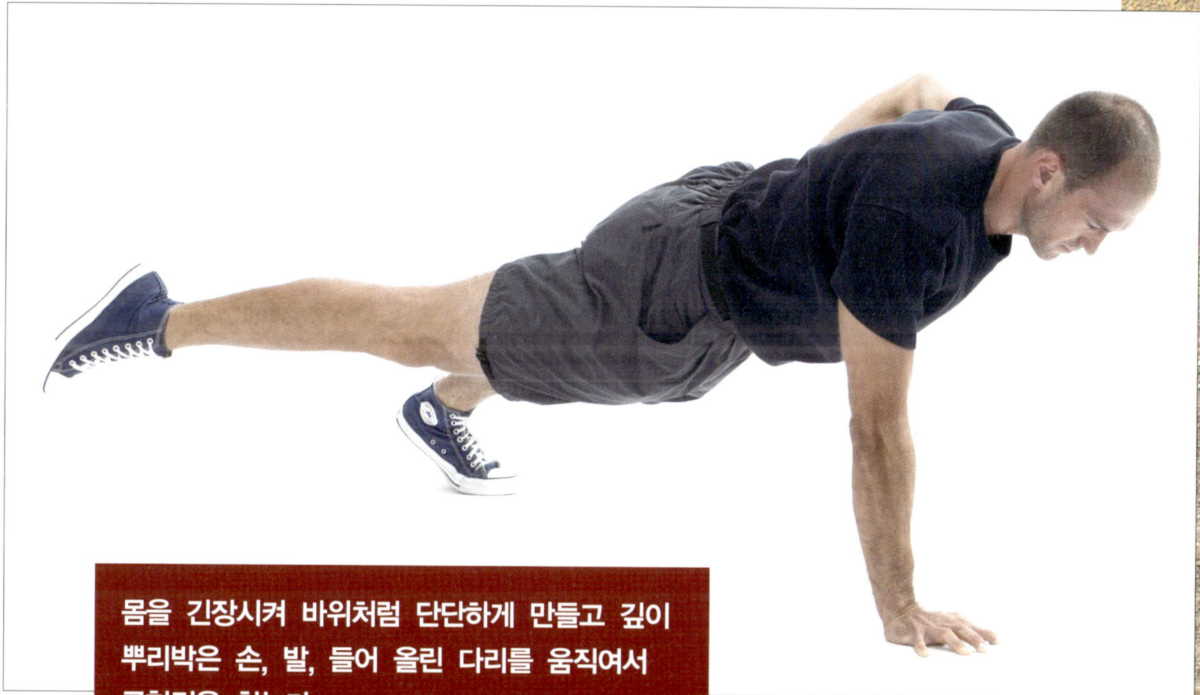

몸을 긴장시켜 바위처럼 단단하게 만들고 깊이 뿌리박은 손, 발, 들어 올린 다리를 움직여서 균형점을 찾는다.

전신을 단단히 조이고, 왼발의 발가락들부터 바위처럼 단단한 복부, 수축된 오른쪽 광배근을 거쳐 오른손 손가락들 끝까지 타이트한 '파워라인'을 만들지 않는다면, 탈레반처럼 붕괴할 것이다.

발 가장자리에 체중을 실을 생각은 추호도 하지 마라. 그것은 속임수다!

하나 더, 팔굽혀펴기를 하는 내내 밀고 있는 손, 뿌리박은 발과 하복부를 엄격하게 일직선으로 유지하라. 다시 마사토시 나카야마를 인용하면 "복부의 앞과 옆에 있는 근육을 긴장시키는 것은 골반과 어깨를 이어준다. 안정된 골반과 상호보완적인 허벅지 근육 그룹은 강한 움직임과 안정된 자세를 만든다. 이 강력한 토대는 엉덩이의 파워가 팔로 전달되는 것을 가능하게 만들어 준다."

고통을 즐겨라!

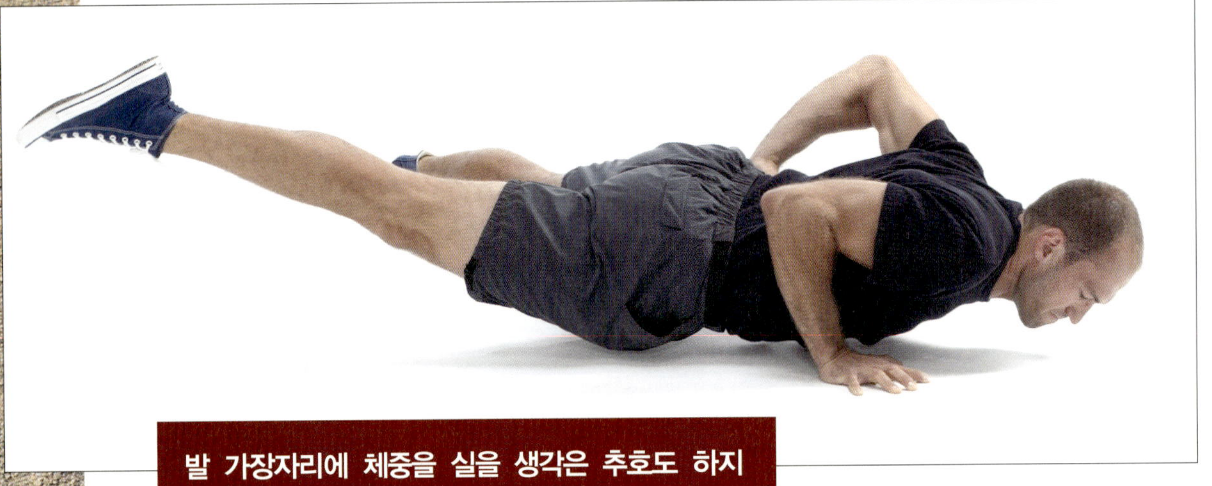

발 가장자리에 체중을 실을 생각은 추호도 하지 마라. 그것은 속임수다!

CHAPTER EIGHT

맨몸의 전사 Q&A

- 맨몸운동이 웨이트운동보다 더 뛰어난가요?
- 왜 무술을 하는 사람들은 웨이트운동보다 맨몸운동이 더 나은지 격렬하게 논쟁하나요?
- 맨몸운동만으로 아주 강해질 수 있나요?
- 다른 힘 훈련도구들을 섞어서 훈련할 수 있나요?
- 맨몸운동을 케틀벨과 바벨 훈련에 집어넣는 방법은?
- 고도의 긴장 테크닉과 GTG 시스템을 웨이트운동에도 적용할 수 있을까요?
- 고도의 긴장 테크닉과 GTG 시스템을 힘의 지구력 훈련에도 적용할 수 있을까요?
- 오버 트레이닝을 할 수밖에 없습니다. 어떻게 할까요?
- 맨몸의 전사 프로그램을 지속적으로 따라할 수 있나요?
- 맨몸의 전사 프로그램에 다른 운동을 추가할 수 있을까요?
- 단 두 가지 운동만 하면 발전에 불균형이 생기지 않나요?
- 웨이트나 철봉을 사용할 수 없을 때 당기는 운동으로 광배근을 작동시키는 방법이 있나요?
- 특정 스포츠 컨디셔닝에 맨몸의 전사 테크닉을 어떻게 적용할 수 있나요?
- 맨몸운동으로 하는 힘 훈련에 대해서 어디서 더 배울 수 있지요?
- 저반복으로 실패지점을 피해 운동하기? 이런 훈련은 너무 쉬워요!

- 비상시에는 모든 테크닉들을 잊어버리지 않을까요?
- 책 내용이 테크닉에 너무 할애된 것 아닌가요?
- 파워 투 유, 맨몸의 전사여!

맨몸운동이 웨이트운동보다 더 뛰어난가요?

어느 것도 뛰어나지 않다. 다양한 유형의 저항은 장점도 있고 단점도 있다. 서로 비교할 만한 가장 일반적인 것들을 보자.

체중

맨몸운동/맨손체조의 장점은 무엇보다 접근성이다. 나는 이 운동의 자연스러움에 대한 비과학적인 주장 혹은 열리고 닫힌 운동 사슬에 대한 유사과학적 주장을 할 수 있지만, 하지 않을 것이다. 맨몸으로 하는 힘운동의 가장 큰 장점은 언제 어디서든 할 수 있다는 것이다.

맨몸운동은 기능적인 체중과 건강한 신체 구성을 강제한다. 벤치프레스를 잘하더라도 심장마비로 죽을 수 있다. 한팔 팔굽혀펴기에서는 그런 일이 발생하지 않는다. 당신이 고도비만이라면(또는 근육비만이라면) 체중 대비 힘 비율이 높지 않을 것이다.

맨몸운동의 가장 큰 단점은 맨몸운동의 접근법으로는 데드리프트, 스내치, 클린과 같은 전신으로 당기는(full-body pulling) 움직임을 할 수 없다는 점이다. 그러나 그러한 움직임은 대부분 스포츠에서 훈련의 기본이 된다. 백 브리지, 백 익스텐션, 리버스 하이퍼로 후방 사슬(posterior chain) 근육들을 발달시킬 수 있지만, 오뎃사의 러시아 하드 타운에서 말하듯이 근육을 훈련하는 것과 움직임을 훈련하는 것은 '두 가지 큰 차이'가 있다.

권위 있는 러시아 권투 연감은 권투선수가 체중과 같은 무게로 폭발적인 스내치를 할 것을 추천한다. 프랭크 샴록(Frank Sharmrock)은 시니어 RKC 마이크 마흘러(Mike mahler)와의 인터뷰에서 이렇게 말했다. "클린은 발끝에서부터 폭발력을 만들어낸다. 그것은 MMA에서 우리가 시작하는 바로 그것이다. 모든 것은 발가락에서 시작해 손으로 뻗어나간다. 연속성 그 이상이다. 몸이 돌진하고 에너지를 폭발시킬 수 있다면 다른 것에도 에너지를 집중시킬 수 있다. 몸은 기억할 것이고, 강해질 것이다. 펀치를 하는 것과 매우 비슷하다."

바벨

바벨은 아주 무거운 것을 들 수 있다. 이것은 담백한 즐거움이다. 바가 구부러질 정도의 데드리프트를 마무리하기 위한 노력에 견줄 만한 것은 없다.

남성호르몬도 넘친다. 그러나 바벨의 진정한 장점은 정확히 측정되는 저항이라는 점이다. '1RM의 82.5%'와 같은 것을 쉽게 명시할 수 있다. 이것이 왜 중요한가? 파워 사이클을 할 수 있기 때문이다. 정확한 훈련 무게의 양을 명시하고 개인기록 측정으로 마무리되는 여러 주에 걸친 프로그램이 파워 사이클이다. 그러한 사이클은 실행하기 쉽고 아주 효과적이다.

바벨과는 잘 맞는 사이클 설정이 다른 전통적인 저항의 형태들과는 잘 맞지 않을 것이다. 덤벨이 5파운드씩 증량된다고 해도 바벨만큼 정밀하지는 않다. (20에서 25파운드로 늘어나면 갑자기 25%가 뛰는 것이다!) 케틀벨은 의도적으로 무게에서 상당한 도약이 생기도록 디자인된 것이다. 맨몸운동 역시 바벨만큼 정확하게 지렛대 변화주기를 할 수는 없다.

덤벨

덤벨은 (한 팔로 하기 때문에) 안정화에 도전적인 요소가 더 있고, 바벨보다 양쪽을 동등하게 사용하도록 만든다. 덤벨의 단점은 아주 많은 덤벨이 필요하게 된다는 점이다. 돈과 공간을 낭비하게 된다. 원판으로 무게를 조절하는 덤벨이 있긴 하다. 그런 덤벨을 사려면 반드시 아이언 마인드처럼 평판 좋은 회사 제품을 사야 한다. 덤벨이 떨어져나가 당신의 두개골을 부술 수도 있다.

덤벨은 몇몇 훌륭한 운동을 하는 데 부적합하다. 예를 들어 강한 훈련생은 덤벨을 이용해 질 좋은 하체운동을 하기 어렵다. 덤벨은 데드리프트를 할 만큼 충분히 무겁지 않다. 프론트 스쿼트를 위해 랙을 할 수 없다. 피스톨을 하기 위해 편하게 들 수도 없다.

케틀벨

나는 아직 러시안 케틀벨을 들어보고도 그것이 힘과 컨디셔닝에 있어 최고라는 설득이 먹히지 않는 강한 사람을 본 적이 없다. 카이로프라틱 박사이자 그레코로만형 레슬링 올림픽 은메달리스트이고 RKC인 데니스 코스로우스키(Dennis Koslowski) 박사는 단호하게 말했다. "케틀벨 훈련은 웨이트 리프팅의 10배는 되는 것 같다. 내가 만약 80년대 초반에 파벨을 만났다면, 금메달을 2개는 땄을 거다. 농담 아니다."

꽉 채워진 무게 중심 밖에 있는 두꺼운 손잡이. 케틀벨은 디자인 덕분에 여러 독특한 장점이 있다. 두껍고 부드러운 손잡이는 많은 탄도성 운동과 결합돼 강철 같은 그립과 손목을 만들어낸다. 마지막으로 중요한 점을 말하면, 전완을 죽여주는 케틀벨 운동 목록에는 거꾸로 클린(bottom up clean)과 그 비슷한 훈련방법들이 있다. 독특한 무게중심은 어깨 힘, 건강, 유연성을 극대화한다.

손잡이의 위치는 또 매우 다양한 파워풀한 저글링운동, 즉 손을 바꾸며 케틀벨을 역동적으로 움직일 수 있게 해준다. 이것은 러시아 연방 체육위원회의 강력한 지지를 받고 있다. 이 훈련은 역동적인 힘을 발달시키고 전통적인 직선형 운동과 달리 다양한 차원에서 몸의 부상을 막아준다.

케틀벨 훈련의 또 다른 장점은 많은 무게들을 구비할 필요가 없다는 점이다. 케틀벨 훈련은 다른 방법들을 통해서 점진적인 부하를 줄 수 있게 진화해왔다. 예를 들어 스쿼트에서 케틀벨 '손잡이 양옆' 을 잡아서 양견갑골 사이에 두고 백 스쿼트를 할 수 있고(덤벨은 할 수 없다), 가슴에 두고 할 수 있고(덤벨은 프론트 스쿼트를 할 수 없고, 바벨은 손목에 잔인할 수 있다), 허리 뒤로 케틀벨을 들고 핵 스쿼트(이것도 덤벨로는 할 수 없다)를 하고 나서 다시 몸 앞에서 '손잡이의 양옆' 을 잡고 한다리 스쿼트를 할 수 있다. 마침내 매우 강한 동지는 케틀벨을 랙 자세로 들고 한다리 스쿼트를 할 수 있다.

그러므로 케틀벨 단 하나로 타협하지 않고 하체 힘을 발달시킬 수 있다. 바벨이나 스쿼트 랙처럼 비싸지도, 공간을 차지하지도 않는다. 그래서 케틀벨은 '특수부대를 위한 로우테크/하이 컨셉 스트렝스 솔루션' 이라 불린다.

케틀벨 리프터, 케틀벨 지도자, 케틀벨 사업가로서 나는 끝없이 계속 늘어놓을 수 있다. 그러나 당신은 이제 영감을 얻어야 할 것이다. 케틀벨은 '쇠공을 가지고 하는 운동' 이다.

시장에 있는 모든 종류의 저항 장비에 대해 논평하지는 않겠다.

마지막 생각을 하나 말하면, 자신이 하는 스포츠의 특수성은 저항 종류의 기본적인 선택을 좌우할 만하다. 즉 체조선수는 반드시 맨몸 훈련을 강조해야 하고, 파워 리프터는 반드시 바벨을 리프팅해야 할 것이다.

왜 무술을 하는 사람들은 웨이트운동보다 맨몸운동이 더 나은지 격렬하게 논쟁하나요?

왜냐하면 무엇이 저항을 제공하는지와 워크아웃의 설계(세트 수, 반복횟수, 휴식시기, 속도 등)가 혼동되기 때문이다.

이 무의미한 논쟁으로 파워 리프팅과 분홍 덤벨을 들고 하는 고반복 트라이셉스 킥 백이 모두 '웨이트 트레이닝'으로 취급된다. '맨몸 훈련'이란 꼬리표 역시 꼭 그렇게 오해받곤 한다. 바닥 자세에서 1초 정도 머무는 한다리 스쿼트와 힌두 스쿼트는 몸에 완전히 다른 영향을 준다. 일종의 사과와 오렌지다. 피스톨의 효과는 고반복 힌두 스쿼트보다 바벨 스쿼트(정확히 무겁게 저반복하는 바벨 스쿼트)와 매우 가깝다.

요점은 이렇다. 무엇으로 저항을 주는지 집착하지 마라. 자신이 발전시키고자 노력하는 특성에 초점을 맞춰라. 격투가는 리프터나 장거리 주자와 달리 힘과 지구력이라는 다른 종류의 혼합이 필요하다.

매트나 링 위에서 패배한 파워 리프터를 보았다고 바벨이나 헤비 트레이닝이 격투가에게 적합하지 않다는 뜻이 아니다. 패배한 파워 리프터는 단지 퍼즐의 한 조각일 뿐이며 (그는 힘, 지구력, 기술 등에서 하나 혹은 그 이상의 특수한 다른 조각들을 소홀히 한 것이다) 시베리아에서 온 극진가라데 헤비급 세계 챔피언이며 '세계 최강의 가라데 선수'인 야코브 조브닌(Yakov Zobnin)은 농구선수만큼 큰 키에도 불구하고 모든 파워 리프팅 대회에서 주목받기 충분할 정도인 거의 500파운드(약267kg)를 스쿼트한다. 그러나 그는 또 엄격한 턱걸이를 최대 25개를 하고 폭발적인 팔굽혀펴기 등을 수련한다.

요컨대 쇳덩이냐 맨몸이냐 하는 논쟁은 입냄새만 풍기는 쓸데없는 짓이다. 해야 할 것은 자신의 운동 스타일에서 필요한 다른 종류의 힘을 찾아낸 다음, 자신이 이용할 수 있는 저항의 형태를 사용해서 발전시키는 것이다. 『맨몸의 전사』와 『파워 투 더 피플』의 핵심을 따라서, 즉 저반복, 고도의 긴장, 최대한의 힘 훈련을 하라. 폭발적인 훈련을 하라. 그리고 지구력을 잊지 마라. 혹시 모르는 사람들을 위해 말하는데 『러시안 케틀벨 챌린지(The Russian Kettlebell Challenge)』는 무술의 힘과 컨디셔닝 패키지를 다루고 있다. 거기다 기술과 이기는 것만 더하라!

맨몸운동만으로 아주 강해질 수 있나요?

'강함'이 무엇이냐에 따라 다르다. 목표가 턱걸이 마스터나 플렌체 성공이라면, 그렇다. 오직 맨몸운동만으로도 가능하다. (추가적인 저항을 활용하면 이 과정에 더 속도가 붙을 수 있긴 하다.) 목표가 웨이트 리프팅을 경쟁하는 것이라면, 아니다. 무술을 위해서는 맨몸운동/맨손체조와 케틀벨 훈련을 혼합하라.

다른 힘 훈련도구들을 섞어서 훈련할 수 있나요?

노스캐롤라이나의 웨이크포레스트대학의 스트렝쓰와 컨디셔닝 수석 코치인 RKC 에단 리브(Ethan Reeve)는 맨몸운동, 케틀벨, 바벨과 다른 힘을 위한 도구를 사용해 그의 선수들을 훈련시킨다. 그래서 대답은 예스다. 다른 힘 훈련도구들을 섞어서 쓸 수 있다.

진짜 질문은 사실 이것이다. 당신에게 리브 코치의 지식과 경험이 있는가? 아니, 당신은 갖고 있지 않다. 만약 당신에게 그런 지식과 경험이 있어도, 그런 모든 장비들이 갖춰져 있는 훈련시설을 규칙적으로 가서 훈련을 할 것 같지는 않다. 그렇다면 문제를 완전히 다시 생각해야 한다.

훈련이 복잡하지 않아야 실패할 확률이 낮아진다. AK-47*의 발명가 칼라슈니코프처럼 생각하라. 간단하고 단순한 구성이지만, 임무를 다한다. (그 이상이다.)

이것이 제프 마라톤과 마이크 마흘러 같은 많은 강인한 남자들이 케틀벨을 고수하고, 강력한 맨몸운동을 선택한 이유다. 링 위에서든 전쟁을 위해서든 격투를 훈련하고 있다면 케틀벨과 강력한 맨몸운동 모두 필요하다.

맨몸운동을 케틀벨과 바벨 훈련에 집어넣는 방법은?

다시 말하지만 저항의 종류에 대해서 생각하지 마라. 당신이 노력을 기울이길 원하는 힘의 종류에 대해 생각하라.

예를 들어 박수 팔굽혀펴기, 케틀벨 저반복 스내치와 투척, 바벨 파워 클린은 모두 폭발적인 힘의 움직임들이고 같은 부류로 다뤄져야 한다. 한팔 팔굽혀펴기, 데드리프트, 케틀벨 거꾸로 클린과 프레스는 모두 최대 근력의 움직임들이다. 팔굽혀펴기 반복, 케틀벨 스내치, 바벨 스쿼트 20회 반복은 모두 힘의 지구력에 관련된 움직임들이다.

그러므로 훈련들을 분류하라. 경험적으로 폭발적인 힘 훈련에서 최대한의 힘 훈련으로, 힘의 지구력 훈련으로, 한 워크아웃 안에 집어넣거나 혹은 그 주 전체의 훈련 안에 넣는다.

* Avtomat Kalashinikova-47. 1947년 구소련이 주력 돌격소총으로 채택한 자동소총. 단순함과 높은 신뢰성으로 20세기에 가장 많이 생산된 돌격소총. 구조가 단순해 분해와 조립, 사용이 쉽다. 추위와 더위에 강하고 사막처럼 먼지가 많은 곳에서도 고장이 거의 없다.

고도의 긴장 테크닉과 GTG 시스템을 웨이트운동에도 적용할 수 있을까요?

물론이다! 고도의 긴장 테크닉들은 모든 종류의 고도의 힘 적용에 사용 가능하다.

하루 종일 여러 웨이트를 사용할 수 있다면, 마찬가지로 GTG 역시 웨이트운동에 적용할 수 있다. 그렇지만 체육관에서 일을 하거나 일을 안 하고도 살 수 있거나 부잣집 아들딸이 아니고서야 어려운 일이다. 만약 케틀벨을 직장에 둘 수 있다면, 피스톨과 한팔 팔굽혀펴기에 케틀벨 스내치를 추가할 수 있다.

고도의 긴장 테크닉과 GTG 시스템을 힘의 지구력 훈련에도 적용할 수 있을까요?

그렇다. 지구력이란 홈에 '기름칠' 할 때는 최대 반복횟수의 거의 절반만 반복한다. 고도의 긴장 테크닉은 테스트 중 마지막 횟수를 성공시키기 위해서 아껴둔다.

오버 트레이닝을 할 수밖에 없습니다. 어떻게 해야 할까요?

GTG를 이틀에 한 번 한다. 또 다른 방법은 연달아 며칠 계속 훈련한 다음, 피로가 시작될 때 쉬는 것이다.

맨몸의 전사 프로그램을 지속적으로 따라할 수 있을까요?

그렇다. 하지만 바벨 데드리프트, 클린 또는 케틀벨 스내치와 같은 빅 풀 운동을 추가하면 더 좋다. 이 운동들 중 어느 것도 GTG 체제 안에서 매일 반드시 해야 하는 것은 아니다. 그 운동들을 독립적으로 보다 전통적인 워크아웃으로 훈련할 수 있다. 5×5로 일주일에 2차례처럼 말이다.

맨몸의 전사 프로그램에 다른 운동을 추가할 수 있을까요?

GTG는 관계없는 운동 2종류보다 많이 하지 않는 것이 최선이다. 그러나 피스톨과 한팔 팔굽혀펴기와 심하게 겹치지 않는 다른 운동을 추가할 수도 있다. 예를 들면 데드리프트나 턱걸이는 좋지만 벤치프레스는 좋지 않다. 물구나무 팔굽혀펴기도 효과가 적다. 한팔 팔굽혀펴기에 연관된 많은 근육들이 물구나무 팔굽혀펴기에서 '녹초가 된다.' 하지만 다른 면(plane)으로 작용하긴 한다. 해보고 어떻게 되는지 보라.

단순함을 유지하기 위해 맨몸운동이든 쇠붙이운동이든 힘운동을 할 때 5×5로 일주일에 두세 번 한다. 다만 일일훈련에 더 많은 것을 추가할수록, 당신이 더 오버 트레이닝하게 된다는 점을 알아두라.

단 두 가지 운동만 하면 발전에 불균형이 생기지 않나요?

지도를 잘 따른다면 그럴 리가 없다. 피스톨과 한팔 팔굽혀펴기를 올바르게 하면 주요 근육 그룹의 대부분을 강하게 운동하게 만든다. 코르크스크류 작전을 쓰면 광배근까지 쓸 수 있다. 복근은 한팔 팔굽혀펴기를 하는 동안 복부를 압축하고 몸을 안정화하기 위해 강하게 운동할 것이다.

별로 쓰지 않는 곳은 종아리, 허리, 승모근, 전완이다. (종아리 근육을 제외한) 다른 부분들은 바벨 데드리프트나 케틀벨 스내치로 운동할 수 있다. 종아리 근육은 줄넘기가 효과가 있다.

웨이트나 철봉을 사용할 수 없을 때 당기는 운동으로 광배근을 작동시키는 방법이 있나요?

그렇다. 내가 무술 세계 챔피언에게서 배운, 언제 어디서든 할 수 있는 훈련을 알려주겠다.

문짝 턱걸이

'문짝 턱걸이'는 프로 킥복싱의 전설인 빌 '슈퍼발' 월리스가 만들어낸 것이다. 당신의 체중을 견딜 만한 튼튼한 문이 있고, 턱걸이를 했을 때 천장이 머리가 닿지 않을 만큼 높기만 하면 된다. 싸구려 모텔에 묵고 있다가 문짝 턱걸이를 해서 문을 떨어뜨리고 박살낸다면, 그건 당신 탓이지 '슈퍼발' 탓이 아니다.

문을 열고 매달린다. 손을 어깨 너비로 벌리고 발이 바닥에서 떨어지도록 무릎을 구부린다. 수건을 문짝 위에 덮어둘 수도 있다. 골반이 문에 더 가까워지도록 둔근을 조이면서 몸을 당겨 올린다.

팔꿈치가 문을 밀고 팔꿈치 굴근이 최소의 지렛대를 갖게 되기 때문에 광배근에 강력한 과부하가 걸린다는 것을 알아차리게 될 것이다. 무릎과 문 사이의 마찰이 광배근을 더 힘들게 만들 것이다. 네거티브 방식은 쉬울 테지만, 모든 것을 가질 수는 없다.

벽이나 담을 이용해서 할 수도 있다.

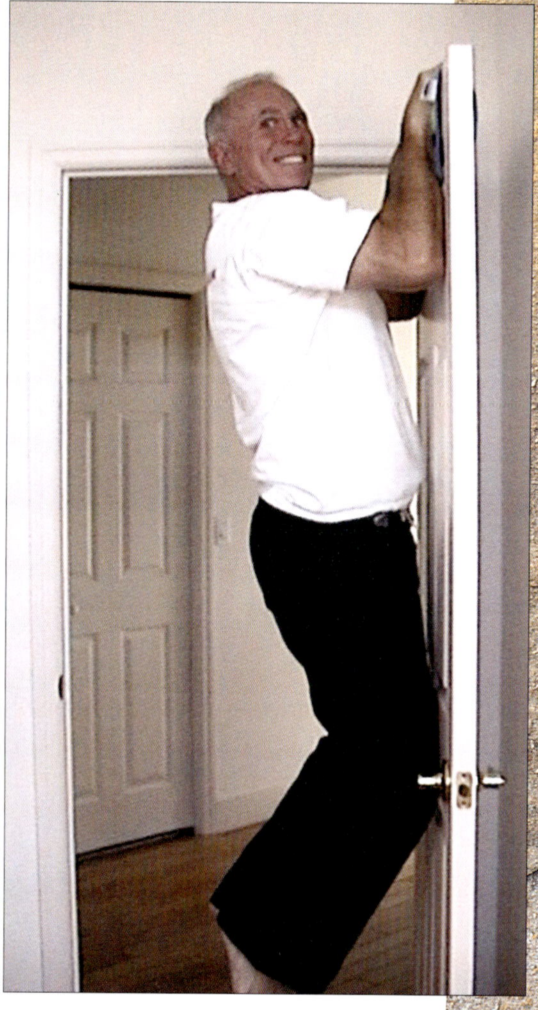

킥복싱의 전설 빌 '슈퍼발' 월리스가 문짝 턱걸이를 하고 있다(사진 : superfoot.com).

특정 스포츠 컨디셔닝에 맨몸의 전사 테크닉을 어떻게 적용할 수 있나요?

이 질문에 대한 답은 이 책의 범위를 넘어선다. 당신의 코치나, 최소한 당신의 상식을 따르라.

맨몸운동으로 하는 힘 훈련에 대해서 어디서 더 배울 수 있지요?

내 책의 출판사 웹사이트인 dragondoor.com은 맨몸 힘 훈련, 케틀벨 훈련, 힘 훈련과 파워 리프팅, 컨디셔닝, 택티컬과 무술, 무술과 근접전투 기술 같은 광범위한 주제에 걸쳐 여러 뛰어난 글들이 있음을 자랑한다. 모든 글들을 무료로 볼 수 있다. 'article'을 클릭하고 나의 파워 바이 파벨(Power by Pavel) 뉴스레터(역시 무료다)를 구독하면 된다. 내 뉴스레터는 홍보 내용보다 무료 훈련 정보가 훨씬 더 많다.

다음은 내 뉴스레터에 있는 훈련 조언의 한 예다.

RKC이자 『오금희(The Five Animal Frolics)』의 저자인 존 두 케인 동지는 내게 중국 기공 수련자들에게 인기 있는 맨몸 스쿼트의 한 변형인 '면벽 스쿼트'를 보여주었다. 면벽 스쿼트는 건강에 좋을 뿐 아니라 파워 리프팅 전문가처럼 허리를 타이트하게 잠그는 방법을 가르쳐준다. 또 아주 성공적으로 몸을 풀게 될 것이다.

벽에서 10cm 정도 떨어져서 벽을 바라보고 서서, 데드리프트를 할 때처럼 팔을 늘어뜨린다. 발을 평행으로 서로 가깝게 놓는다. 내려갈 수 있는 만큼 최대한 스쿼트해서 내려가서 풀 스쿼트까지 시도해본다. 반드시 이마가 거의 벽을 스칠 듯이 최대한 벽 가까이 서야 한다. 엉덩이가 바닥과 거의 평행이 될 때 허리에서 분명히 알 수 있을 만한 엄청나게 좋은 일이 생길 것이다.

매우 강한 동지들은 벽 피스톨에 도전해보라. 벽 모서리에 선다. 무게를 실은 다리의 무릎과 머리는 벽에 닿게 될 것이고, 든 다리는 모서리를 타고 뻗어나가게 된다.

저반복으로 실패지점을 피해 운동하기? 이런 훈련은 너무 쉬워요!

고도의 긴장 훈련이 더 나은 사람으로 만들어주지 않는다고 불평하지 마라. 고도의 긴장 훈련의 예리하고 선명한 초점은 그게 아니다. 힘이다.

그러나 당신이 더 나은 인간이 되는 수업을 찾고 있다면, 힘 훈련을 다 마쳤을 때 고반복 스내치로 당신의 근성을 시험해보라. 한 리콘 마린(Recon Marine)*이 케틀벨의 진가를 맛보고 한 말이다. "내가 살아오면서 해본 것 중에서 가장 힘든 것이었다." 당신이 제법 터프하다고 생각한다면, 한 번 해보라. 죽고 싶을 거다.

막상 비상시에는 모든 테크닉들을 잊어버리지 않을까요?

"스트레스가 많은 상황에선 훈련 때 하던 대로 회귀하기 마련이다." 이것은 군과 법집행기관 세계의 진리다. 올바른 움직임을 많이 수련했다면, 아드레날린이 분출할 때도 자동으로 올바른 것을 한다. 그렇지 않고 잘못된 것을 한다면 그것도 수련의 결과다.

모든 실(SEAL) 팀을 담당하는 해군 제독을 위한 전직 특수전투 정보요원이자 특수부대와 민간인을 가르치는 현직 맨손격투 강사인 RKC 팀 라킨(Tim Larkin)은 티끌 하나 없이 깨끗한 자신의 사격장에 탄피가 나뒹구는 것을 질색하는 결벽증을 가진 경찰 사격 연습장 관리인 이야기를 좋아했다. 그 관리인은 경찰들이 사격 연습을 할 때마다 꼭 탄피를 주워서 주머니에 넣으라고 고집을 피웠다. 그 후 2명의 경찰관들이 총격전에서 사망했다. 무슨 일이 있었는지 맞춰보라. 두 경찰관은 탄피를 꼭 쥐고 주머니에 손을 넣은 채 발견됐다. 탄피를 줍지 않았다면, 그들은 살았을 것이다.

마찬가지로 전투시 재장전을 평소 올바로 수련한다면 생사의 기로에 선 상황에서 '그런 일이 그대로 일어난다.' 어떤 행동을 충분한 시간 동안 의식적으로 실행하면, 그 행동은 자동적이 된다.

마찬가지로 고도의 긴장 테크닉들도 성실한 수련으로 척수 신경에 단단히 연결될 수

* 미 해병대 중 정예부대인 수색대.

있다. 충분히 수련하면, 필요할 때 자동으로 복부가 탄탄히 조여질 것이다. 『맨몸의 전사』에 있는 다른 모든 것들을 관통하는 이 원리가 무술가들이 여러 세대에 걸쳐 수련해 온 원리다.

책 내용이 너무 테크닉에만 할애된 것 아닌가요?

힘은 테크닉이다. 누군가 불가리아 역도 코치 앤젤 스파조프(Angel Spassov)에게 그의 훈련이 "평범하지 않다"고 말했을 때, 그는 "누가 평범하길 바라는가? 우리는 비범해지길 바란다"고 재치 있게 말했다.

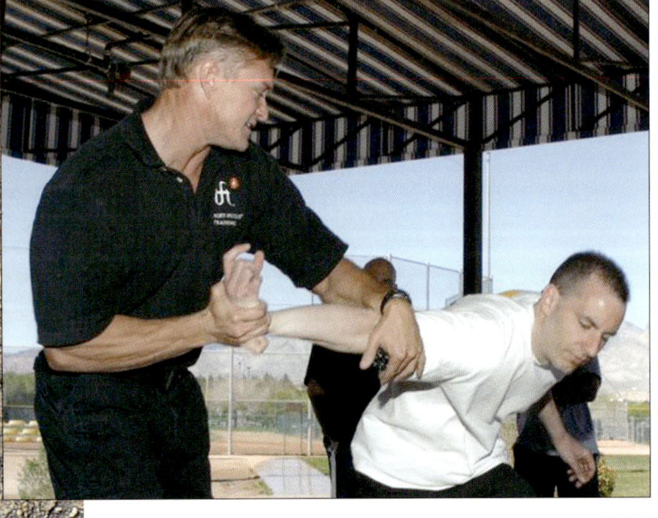

"스트레스가 많은 상황에선 훈련 때 하던 대로 회귀하기 마련이다." 근접전투 전문가 RKC 팀 라킨이 말한다(사진 : tftgroup.com).

맨몸의 전사 프로그램도 마찬가지다. 힘 훈련에 대한 전형적인 책들은 '네거티브에 집중하라, 저크 하지 마라, 아치 만들지 마라, 내려갈 때 들이마시고 올라올 때 내쉬라' 고 말하면서 힘의 테크닉 쟁점을 대수롭지 않게 여긴다. 이런 지시사항들이 기억하기는 쉬울 수 있다. 그러나 따라하면 전형적인 ('그저 그래요' *를 읽어보라) 결과만 얻을 것이다. 무술에 비유하자면, 원인치 펀치의 테크닉을 '1인치 떨어져서 펀치를 친다' 라고 설명하는 것과 다를 바 없다. 행운을 빈다!

최대 파워 발생은 과학이며 예술이다. 아주 극소수의 타고난 선수들만 '하면 된다(just do it)' 가 통할 뿐, 최고의 자리에 오른 최고의 선수들은 모두 다 맹렬히 테크닉을 연마했다. 벤치프레스 세계 챔피언 조지 할버트는 벤치프레스를 하면서 삼두근이 하는 일이 진짜 무엇인지 이해하는 데 13년이 걸렸다고 말했다!

힘 훈련에 이 정도로 집중력과 인내심을 기울이고 싶지 않다면, 약한 것에 만족하는 법을 배워라. 떠돌아다니는 여러 꽃미남 프로그램 중 하나를 고르거나 동네에 있는 헬스스파

* 상품 평에서 '좋아요' 말고 '그저 그래요(marginal at best)' 라는 평을 읽어보라는 뜻.

에서 '머슬 컨디셔닝' 수업에 등록하고 '핏(fit)' 해져라. 대체 그게 무슨 의미인지. 그들에게 여자애들 안녕하신가라고 전해다오.

작별의 말 한 마디 하겠다. 변명은 없다!

구소련 육군 장교이자 전설적인 역도 챔피언 유리 블라소프(Yuri Vlasov)의 코치 슈렌 보그다사로프(Suren Bogdasarov)는 1970년 말에서 1980년 초반, 군대에서 힘 훈련을 고취시켰다. 그가 어떤 부대에서 군인들에게 적합한 장비가 없다는 불평을 들은 적이 있다.

훌륭한 코치는 "의자 두 개를 가져와서"라는 말로 그 추억을 회상하기 시작했다.
"의자 두 개를 등받이가 서로 향하게 어깨 너비로 떼어놓았습니다. 그러고는 등받이를 잡고 딥을 하기 시작했습니다. … 8개에서 10개 정도 딥을 하고, 그 다음에는 복부운동을 시작했습니다. L자 버티기를 유지하면서 다리를 쭉 펴서 어깨 높이까지 들어 올렸다가 내렸죠. 그 다음에는 한 발로 의자 위에 올라가서 한다리 스쿼트를 시작했습니다. 의자에서 내려온 다음에는 후굴을 하고 전굴을 했다가 점프로 마무리하는 점핑 굿모닝을 했습니다. 그 다음에 나는 불평을 한 군인들에게 몇 개의 맨몸운동을 더 보여주었습니다."

쇠붙이에 중독된 남자인 보그다사로프는 결코 바벨과 케틀벨 리프팅을 그만두지 않았다. 그러나 그는 힘이란 것에 훨씬 더 중독돼 있었다. 그래서 그가 사랑해마지 않는 무거운 금속들이 주변에 없다고 아무것도 하지 않고 가만히 있지 않았다. 이 맨몸의 전사가 군인들에게 설명을 끝마치면서 한 말처럼 "하늘의 은총만 바라지 말고, 수중에 이용할 수 있는 것이 있다면 그것이 무엇이든 반드시 이용하라."

파워 투 유! 언제, 어디서든. 장비가 있든 없든.

POWER TO YOU,
NAKED WARRIOR!
PAVEL

저자 파벨에 대해

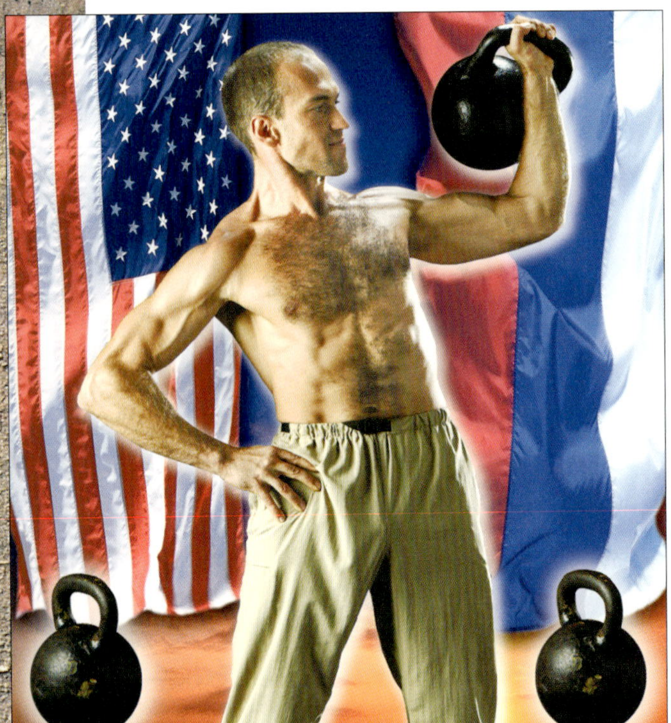

운동의 장인(匠人), 파벨 차졸린(Pavel Tsatsouline). 전직 소비에트 특수부대 체력 교관이었던 그는 서구에 러시안 케틀벨 혁명을 발발시킨 '케틀벨의 현대판 왕'이라 불리는 남자다.

1998년 파벨은 그의 체제전복적인 기사 〈보드카, 피클 쥬스, 케틀벨 리프팅 그리고 다른 러시아의 오락거리들〉을 통해서 멋모르는 미국인들에게 이 고대 러시안 툴을 소개했다. 이 기사는 철을 구부리거나 바위를 들어 올리는 거친 사내들을 위한 잡지 〈밀로(MILO)〉에 기재됐다. 그 후 파벨은 코가 주저앉고 귀가 말리고 흉터가 있거나, 적어도 폭주족 문신이 있는 남자들에게서 편지를 받기 시작했다. 그리고 그의 출판인은 이 사실에 주목하기 시작했다.

2001년 드래곤 도어는 파벨의 혁신적인 베스트셀러, 『러시안 케틀벨 챌린지(The Russian Kettlebell Challenge)』를 출판했다. 그리고 첫 미국산 러시안 스타일의 주철 케틀벨을 생산했다. 그 후 곧바로 아메리카 땅에서 생겨난 첫 번째 케틀벨 지도자 과정인 RKC™이 시작됐다.

몇 년 후 드래곤 도어는 케틀벨 교육에서 최고의 기준이 되어버린 파벨의 책 『엔터 더 케틀벨!』과 뒤이어 최상급의 러시안 스트렝스와 근육 만들기 테크닉을 소개하는 『리턴 오브 더 케틀벨』을 출판했다.

파벨은 미 해병대, 비밀 경호국, 네이비 실의 주제 전문가다. 그는 자신의 주먹 안에 케틀벨을 말아 쥐고서 잡지 〈롤링스톤〉이 선정한 '올해의 핫한 트레이너'로 선발되었고, 〈프라우다(Pravda)〉에서 〈폭스 뉴스(Fox News)〉까지 등장했다. 스트렝스 세계에서 가장 존경받는 명사들 중 한 명인 랜달 스트로즌 박사(Dr. Randall Strossen)는 이렇게 말했다. "우리가 보기에 파벨 차졸린은 영원히 현대 케틀벨의 왕으로 군림할 것 같다. 왜냐하면 케틀벨 개종자들로 가득 찬 이 나라에, 그것(케틀벨)을 대중화시킨 사람이 바로 파벨이기 때문이다…."

스쿨오브무브먼트

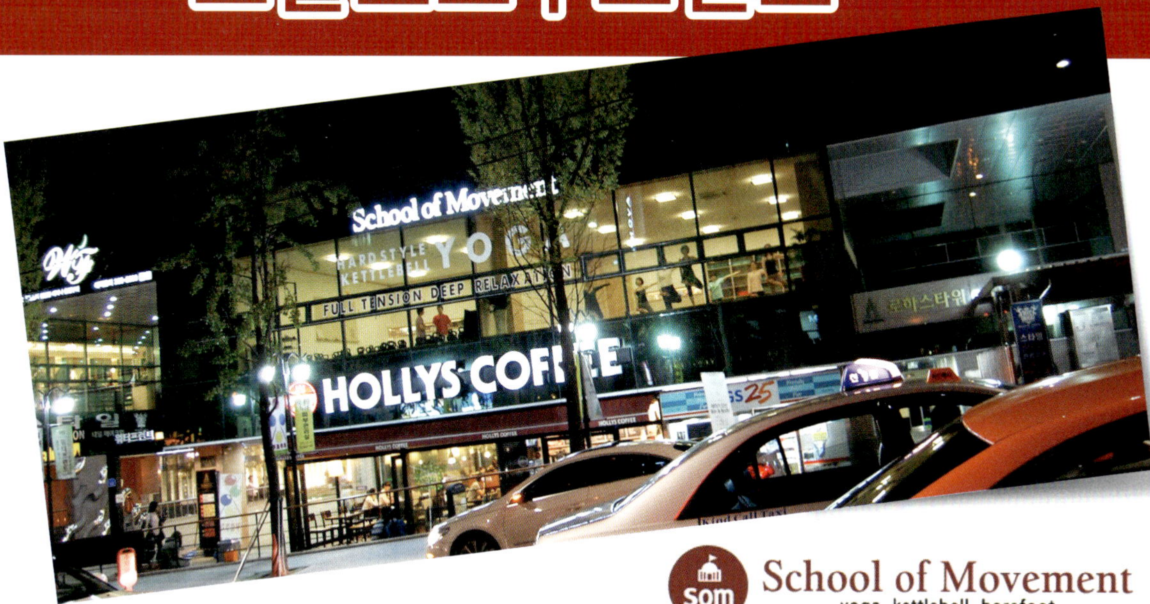

som School of Movement
yoga, kettlebell, barefoot

움직임의 학교 / 수련의 학교 / 긴장과 이완의 학교.

CK-FMS, RKC 하드스타일, 케틀벨, 인디언 클럽, 인양(陰陽)요가 수업이 있습니다.

타이요가마사지 세미나, KMG 크라브 마가 세미나, HKC/RKC 국제 지도자 자격증 코스 등 각종 설명회와 세미나, 자격증 과정 등을 개최합니다.

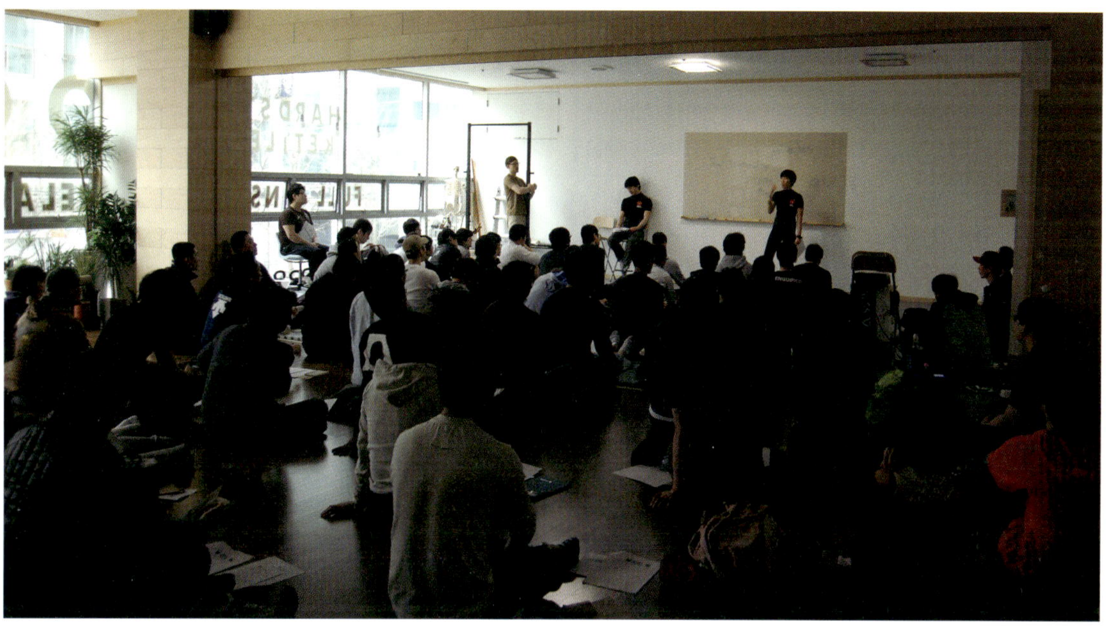

더 많은 정보와 깊은 내용을 원하십니까?
홈페이지를 방문하십시오.

GTG를 압축시킨 트레이닝을 알고 싶습니까?
좀더 정확하게 수련하고 싶습니까?
홈페이지를 방문하십시오.

한국어 : www.schoolofmovement.org
English : www.rkckorea.org

파벨의 RKC 케틀벨 지도자 과정이 서울에서 열립니다.

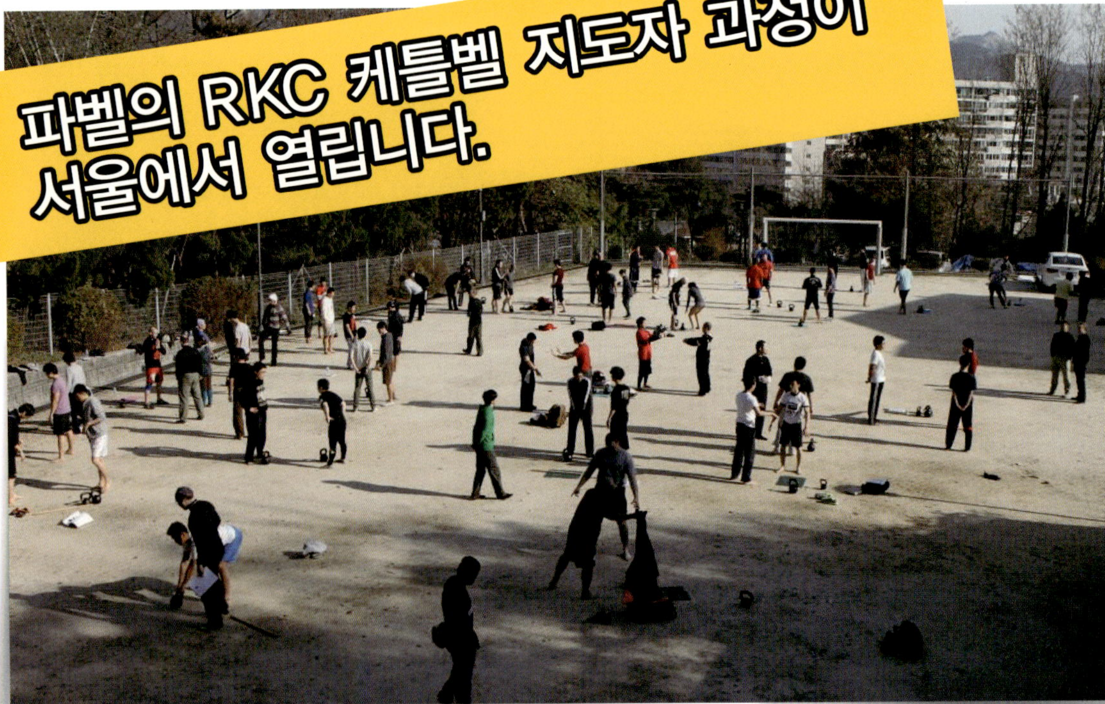

케틀벨 트레이닝의 "블랙 벨트"
최고의 운동지도자 자격증 코스

2012년 10월 26일~28일 | www.schoolofmovement.org | www.dragondoor.com

Dragon Door와 RKC의 아시아 최초에 연이은 두 번째 RKC 인스트럭터 과정

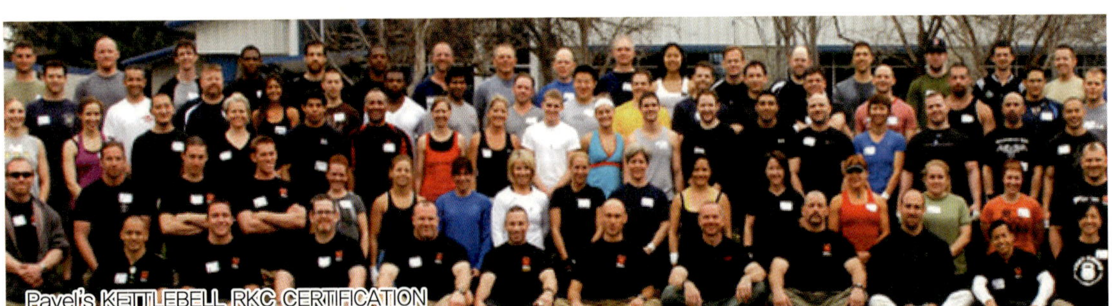

Pavel's KETTLEBELL RKC CERTIFICATION

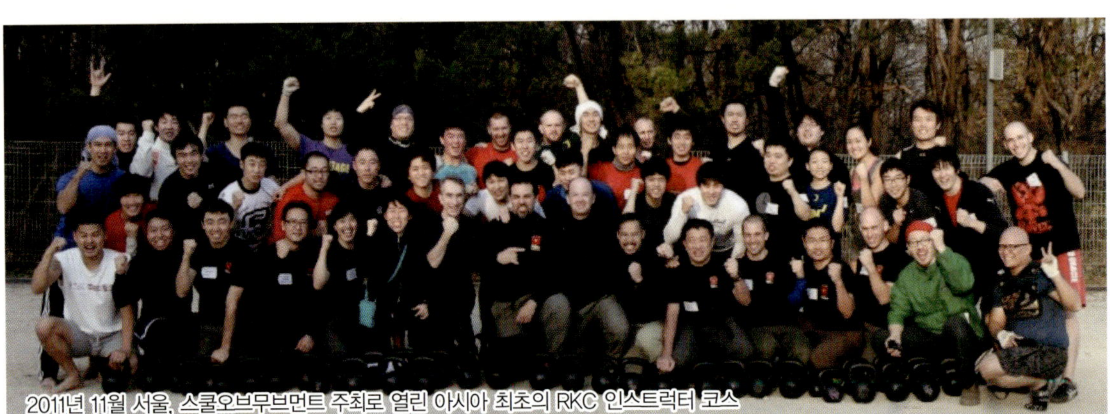

2011년 11월 서울, 스쿨오브무브먼트 주최로 열린 아시아 최초의 RKC 인스트럭터 코스

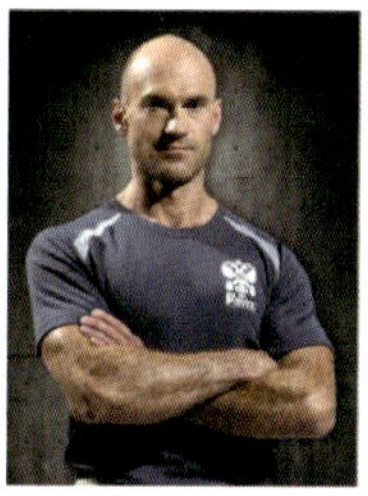

전 세계로 케틀벨 운동을 보급한
현대 케틀벨 운동의 오리지날

RKC 창립자 파벨이 직접 디자인한

Designed by Pavel

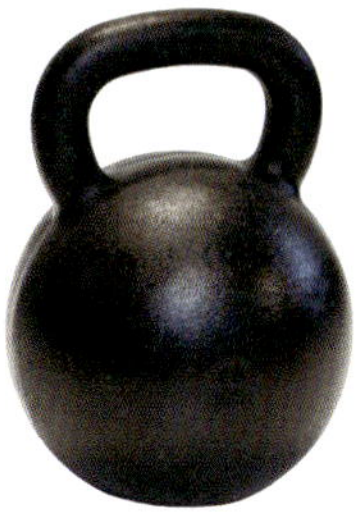

RKC 밀리터리 그레이드 케틀벨은 RKC의 소프트웨어 하드스타일(Hard Style)에 가장 적합한 하드웨어입니다.

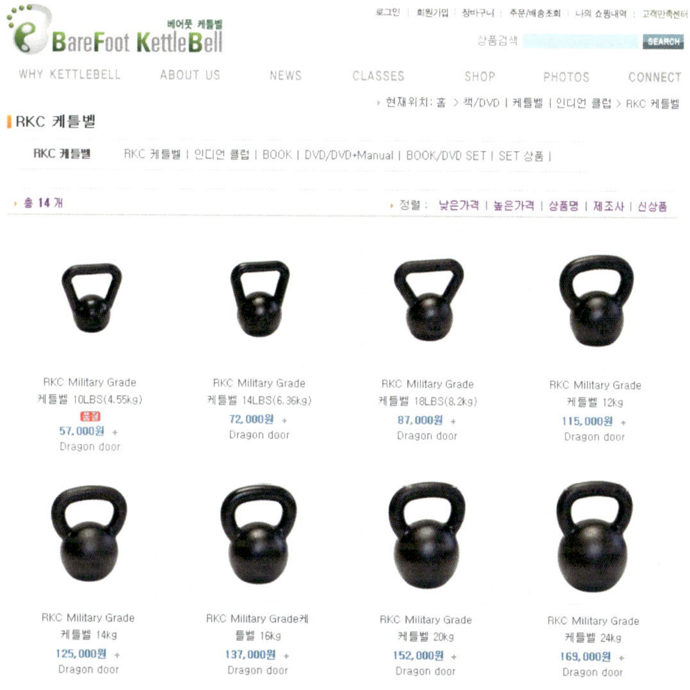

베어풋 케틀벨 www.barefootkettlebell.com

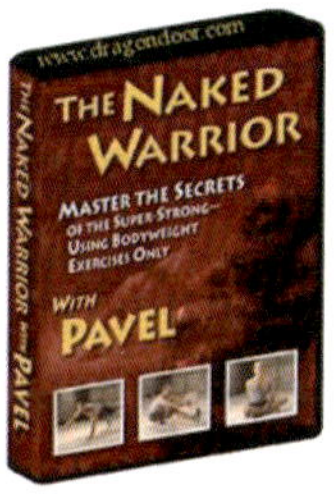

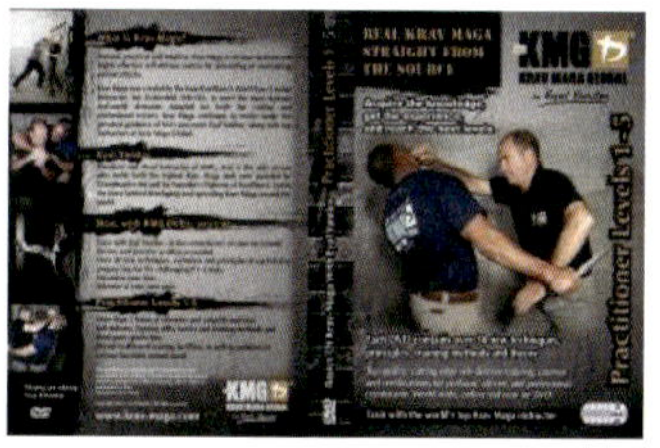

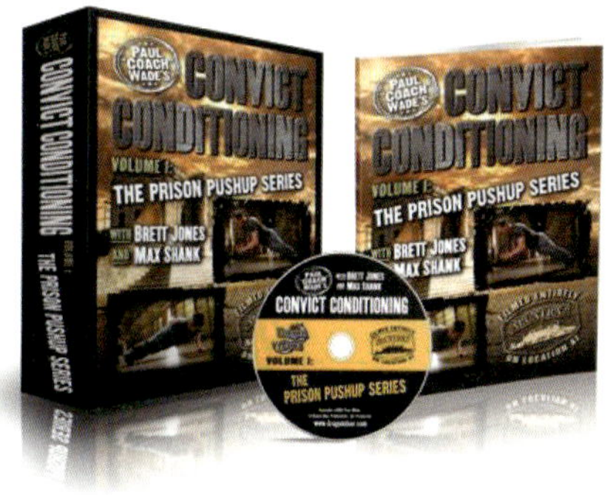

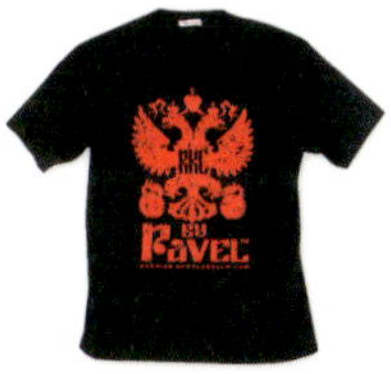

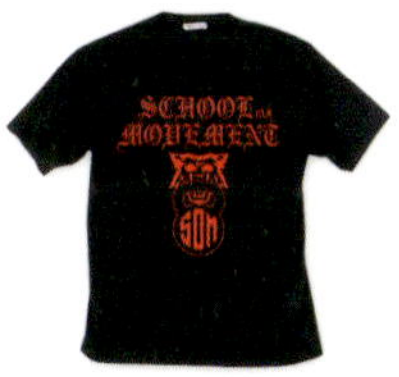

스쿨오브무브먼트의 온라인 쇼핑몰. 미국 RKC의 공식 한국 디스트리뷰터.

RKC 창립자 파벨이 직접 디자인한 RKC 밀리터리 그레이드 케틀벨을 판매합니다. 4.55kg~48kg까지 다양한 무게의 RKC 케틀벨과 RKC 인디언 클럽, RKC 공식 티셔츠, RKC 로고 비니, 각종 서적들과 케틀벨, TRX, 스트레칭, KMG 크라브마가에 대한 DVD들, 발가락 신발 비브람 파이브 핑거스 등을 판매합니다.